MASSAGE

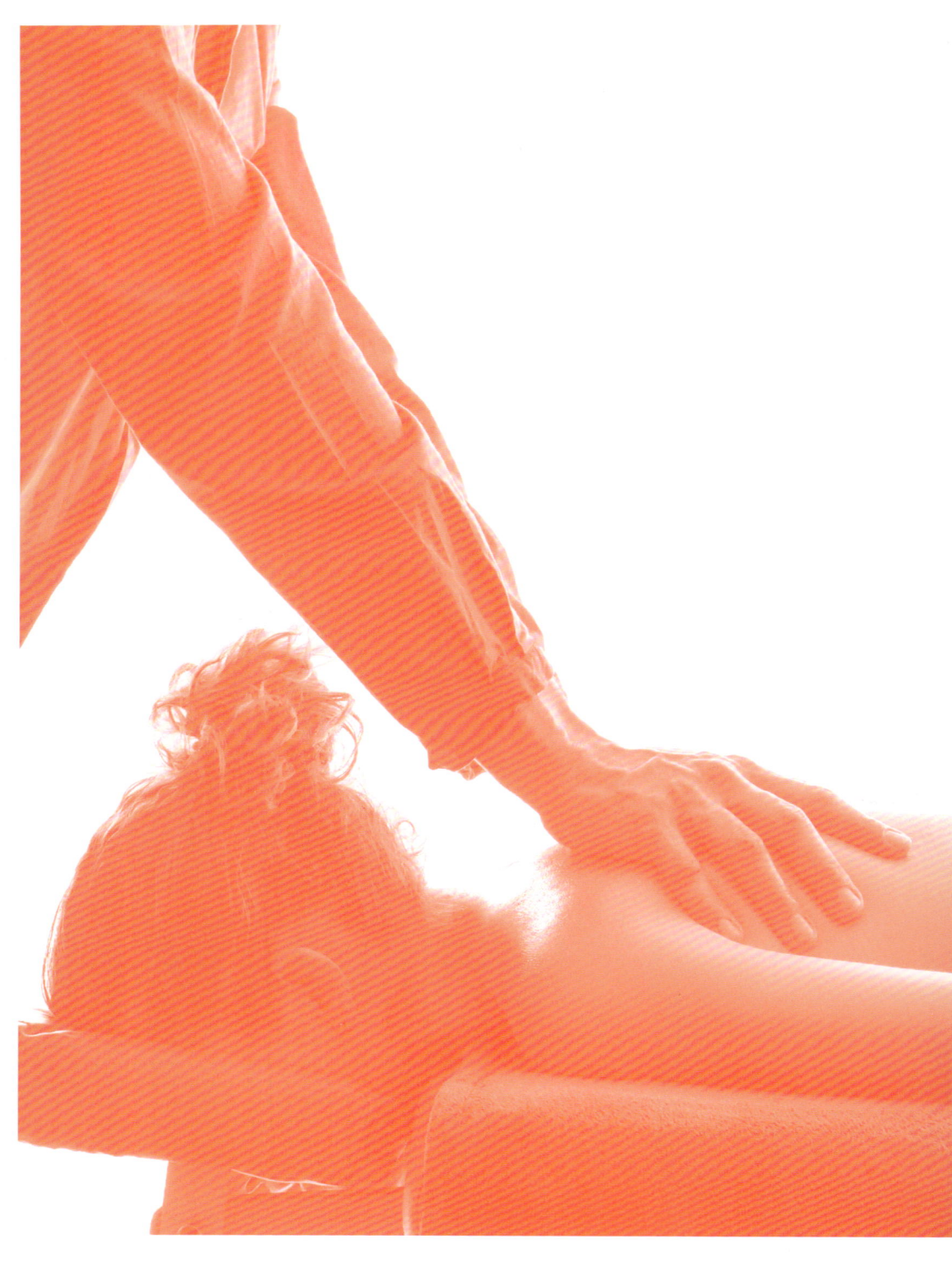

MASSAGE

CATHY MEEUS &
BHAVESH T. JOSHI

Librero

Die Originalausgabe erschien 2017 unter dem Titel:
Secrets of Massage

© 2017 Librero IBP (für die deutschsprachige Ausgabe)
Postbus 72, 5330 AB Kerkdriel, Niederlande

© 2017 The Ivy Press Limited

Produktion der deutschsprachigen Ausgabe:
Tanja Timmerman vertaling & redactie
Übersetzung: Judith Muhr
Satz: Studio Spade

Printed in China

ISBN: 978-90-8998-927-7

Bei der Zusammenstellung der Texte und Abbildungen wurde mit größter Sorgfalt vorgegangen. Trotzdem können Fehler nicht vollständig ausgeschlossen werden. Verlag und Autor können für fehlerhafte Angaben und deren Folgen weder juristische noch irgendeine Haftung übernehmen. Für Verbesserungsvorschläge und Hinweise auf Fehler sind Verlag und Autor dankbar.

Hinweis des Herausgebers

Es wurden alle Bemühungen unternommen, um sicherzustellen, dass die in diesem Buch enthaltenen Informationen korrekt sind. Die Autoren und der Herausgeber können jedoch nicht für Verletzungen verantwortlich gemacht werden, die aufgrund seiner Benutzung möglicherweise entstehen.

Der Aufbau dieses Buchs 6

Einführung 8

Kapitel 1: **Tradition der Massage** **10**

Kapitel 2: **Wichtiges Wissen** **20**

Kapitel 3: **Vorbereitung auf eine Massage** **50**

Kapitel 4: **Grundlegende Techniken** **82**

Kapitel 5: **Ganzkörpermassage verfahren** **112**

Kapitel 6: **Spezifische Massagen** **164**

Kapitel 7: **Sportmassage** **182**

Kapitel 8: **Selbstmassage** **204**

Weitere Schritte 214

Glossar 216

Register 218

Danksagungen 224

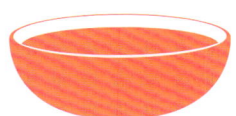

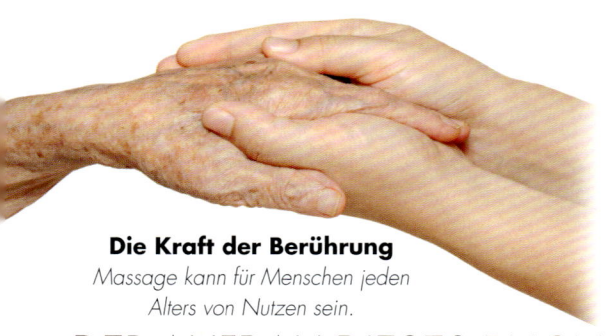

Die Kraft der Berührung

*Massage kann für Menschen jeden
Alters von Nutzen sein.*

DER AUFBAU DIESES BUCHS
Dieses Buch besteht aus acht Kapiteln. Das erste Kapitel widmet sich der Massage in der Geschichte der Menschheit. Es beschreibt die verschiedenen Situationen, in denen diese Therapie gesundheitsverbessernd eingesetzt wurde. Anschließend werden die Vorteile der Massage für unterschiedliche Körpersysteme beschrieben. Die darauffolgenden Kapitel vermitteln Ihnen eine grundlegende Anleitung, die Sie brauchen, um Massagen durchführen zu können. Darin geht es von der mentalen und körperlichen Vorbereitung bis hin zur Einrichtung der Massageumgebung. Die gebräuchlichsten Griffe werden übersichtlich beschrieben. Es folgt ein Kapitel mit schrittweisen Anweisungen für eine Ganzkörpermassage. Die letzten Kapitel beschreiben Massageverfahren, die sich auf bestimmte Körperregionen konzentrieren, Sportmassage sowie Selbstmassagetechniken.

Sicherheit
*Die Informationen in diesem
Buch sind nützlich für alle,
die mehr über die Massage
erfahren wollen. Beachten Sie
jedoch unbedingt, dass es
keinen Ersatz für die Anleitung
durch einen qualifizierten
Massagelehrer darstellen kann.
Geben Sie Kranken
oder Frauen im ersten
Schwangerschaftsdrittel keine
Massage, ohne zuvor einen
qualifizierten Masseur zu Rate
gezogen zu haben.*

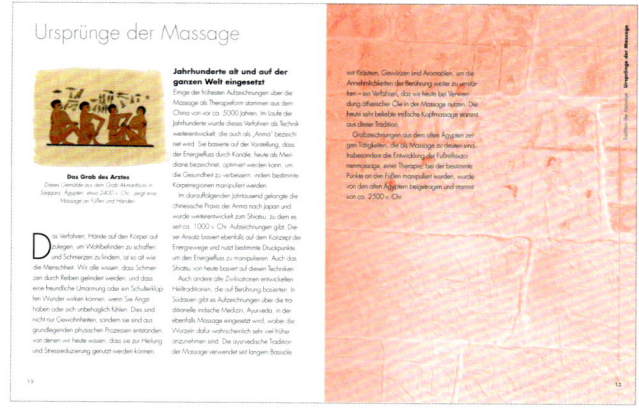

Hintergrund

*Das erste Kapitel dieses Buchs beschäftigt sich mit der
Geschichte der Massage.*

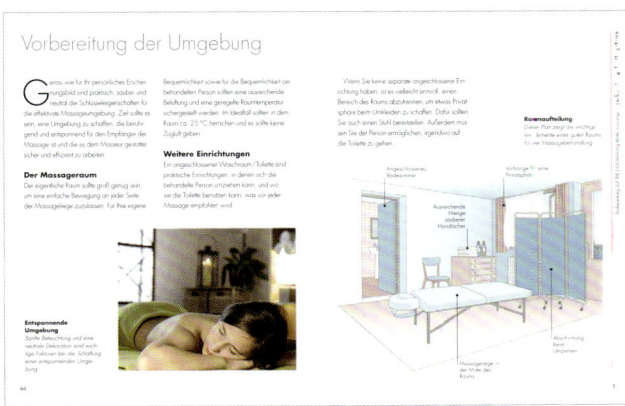

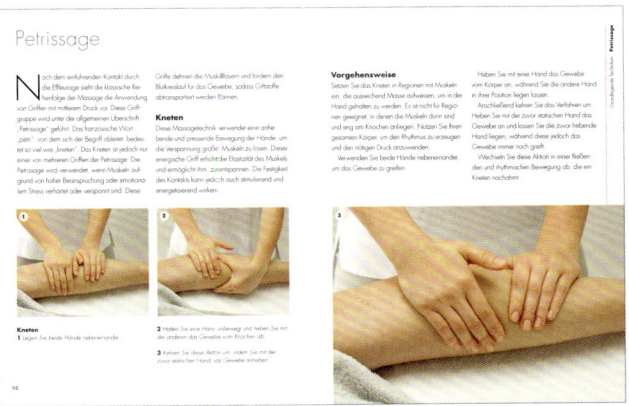

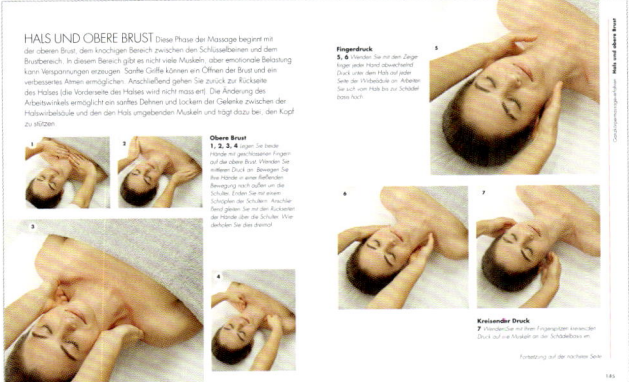

Vorbereitung

Hier finden Sie eine klare, übersichtliche Anleitung, wie Sie das Umfeld vorbereiten, in dem Sie Massagen ausführen wollen.

Die wichtigsten Techniken

Hier werden die wichtigsten Massagegriffe detailliert beschrieben, sodass Sie diese Techniken in Ihre Massageverfahren einbauen können.

Massageverfahren

Hier finden Sie umfassende, schrittweise Anleitungen mit Illustrationen für eine Ganzkörpermassage, Sportmassagen sowie Massagen bestimmter Körperregionen.

Einführung

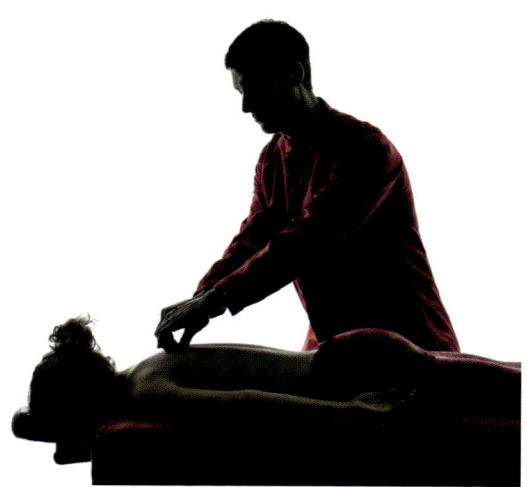

Heilsame Berührung
*Massage wirkt heilend auf Körper
und Geist.*

Massage ist eine althergebrachte Therapieform, deren Geschichte so alt ist wie die Menschheit selbst. Und auch heute noch spielt sie eine wichtige therapeutische Rolle in unserer modernen Welt. Man interessiert sich zunehmend dafür, wie die Massage nicht nur für die Behandlung zahlreicher Probleme des Bewegungsapparats genutzt werden kann, sondern auch gegen stressbedingte Erkrankungen. Seit langem schon ist bekannt, dass Körper und Geist untrennbar miteinander verbunden sind, und dass die Massage als Therapie auf beides wirkt.

Eine unmittelbar verfügbare Therapie

Eine wohltuende Berührung ist ein Geschenk, das jeder von uns einer Person machen kann, die körperliche oder emotionale Schmerzen hat. Jeder ist in der Lage, eine solche informelle Massage durchzuführen. Sie können jedoch effektiver und fokussierter auf die spezifischen Bedürfnisse der betreffenden Person eingehen, wenn Sie Ihr Wissen über Theorie und Praxis der Massage erweitern.

Nutzen Sie Ihre Talente

Dieses Buch dient als Einführung in die Theorie und die Verfahren, wie sie auch von professionellen Therapeuten angewendet werden. Sie können es nutzen, um die Massagen zu verbessern, die Sie Ihren Freunden und Ihrer Familie geben. Es kann aber auch als Einführung für diejenigen dienen, die sich auf eine formellere Schulung als Massagefachkraft vorbereiten wollen.

Unabhängig von Ihrer Motivation sollten Sie alle Sicherheitshinweise lesen und daran denken, dass eine Massage eine angenehme Erfahrung für beide Seiten darstellen soll. Nutzen Sie Ihre neu erlernten Fähigkeiten mit Respekt und Sorgfalt, sodass Sie und die von Ihnen behandelten Menschen davon profitieren.

Keine Einbahnstraße

Eine ordnungsgemäß durchgeführte Massage ist
sicher eine positive Erfahrung für die Behandelten.
Möglicherweise weniger berücksichtigt werden
die Vorteile für den Massierenden. Das Verfahren
beinhaltet eine ähnlich stressmindernde Achtsamkeit, wie man sie auch durch die Meditation
erzielt. Es kann eine sehr befriedigende Erfahrung
darstellen, zu erkennen, dass die eigene Berührung der behandelten Person Wohlbefinden und
Heilung vermittelt.

TRADITION DER MASSAGE

Massage ist ein therapeutisches Verfahren, dessen Wurzeln so alt wie die Menschheit sind. In diesem Kapitel erfahren Sie, wie die Massage seit dem Altertum in den unterschiedlichsten Kulturen auf der ganzen Welt als heilende Therapie eingesetzt wird, vom klassischen Rom bis hin zum kaiserlichen Japan. Sie erfahren, wie die Massage durch die Arbeit der wichtigsten Pioniere in diesem Bereich zu einer festen Komponente der Naturheiltherapien geworden ist, die heute neben der orthodoxen Medizin immer mehr Anwendung finden. Massage ist eine lebendige und im Wandel befindliche Therapie. Die Methoden werden ständig weiterentwickelt, um neues Wissen aus der konventionellen Medizin, aber auch aus anderen Formen der natürlichen Heilung aufzunehmen.

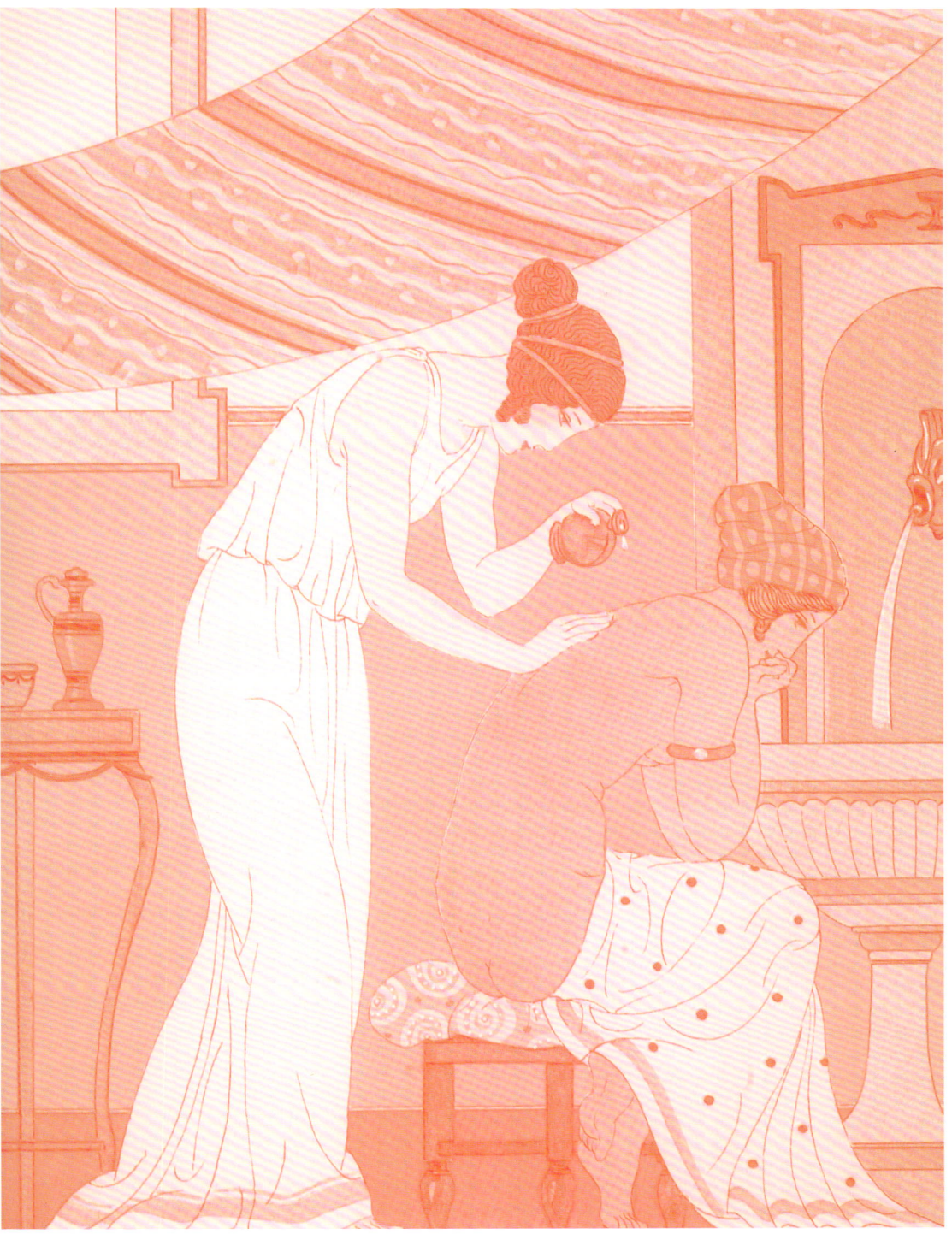

Ursprünge der Massage

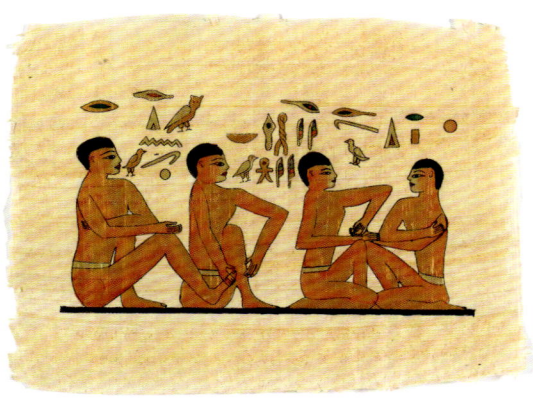

Das Grab des Arztes
Dieses Gemälde aus dem Grab Akmanthors in Saqqara, Ägypten, etwa 2400 v. Chr., zeigt eine Massage an Füßen und Händen.

D as Verfahren, Hände auf den Körper aufzulegen, um Wohlbefinden zu schaffen und Schmerzen zu lindern, ist so alt wie die Menschheit. Wir alle wissen, dass Schmerzen durch Reiben gelindert werden, und dass eine freundliche Umarmung oder ein Schulterklopfen Wunder wirken können, wenn Sie Angst haben oder sich unbehaglich fühlen. Dies sind nicht nur Gewohnheiten, sondern sie sind aus grundlegenden physischen Prozessen entstanden, von denen wir heute wissen, dass sie zur Heilung und Stressreduzierung genutzt werden können.

Jahrhunderte alt und auf der ganzen Welt eingesetzt

Einige der frühesten Aufzeichnungen über die Massage als Therapieform stammen aus dem China von vor ca. 5000 Jahren. Im Laufe der Jahrhunderte wurde dieses Verfahren als Technik weiterentwickelt, die auch als „Anma" bezeichnet wird. Sie basierte auf der Vorstellung, dass der Energiefluss durch Kanäle, heute als Meridiane bezeichnet, optimiert werden kann, um die Gesundheit zu verbessern, indem bestimmte Körperregionen manipuliert werden.

Im darauffolgenden Jahrtausend gelangte die chinesische Praxis der Anma nach Japan und wurde weiterentwickelt zum Shiatsu, zu dem es seit ca. 1000 v. Chr. Aufzeichnungen gibt. Dieser Ansatz basiert ebenfalls auf dem Konzept der Energiewege und nutzt bestimmte Druckpunkte, um den Energiefluss zu manipulieren. Auch das Shiatsu von heute basiert auf diesen Techniken.

Auch andere alte Zivilisationen entwickelten Heiltraditionen, die auf Berührung basierten. In Südasien gibt es Aufzeichnungen über die traditionelle indische Medizin, Ayurveda, in der ebenfalls Massage eingesetzt wird, wobei die Wurzeln dafür wahrscheinlich sehr viel früher anzunehmen sind. Die ayurvedische Tradition der Massage verwendet seit langem Basisöle mit Kräutern, Gewürzen und Aromaölen, um die Annehmlichkeiten der Berührung weiter zu verstärken – ein Verfahren, das wir heute bei Verwendung ätherischer Öle in der Massage nutzen. Die heute sehr beliebte indische Kopfmassage stammt aus dieser Tradition.

Grabzeichnungen aus dem alten Ägypten zeigen Tätigkeiten, die als Massage zu deuten sind. Insbesondere die Entwicklung der Fußreflexzonenmassage, einer Therapie, bei der bestimmte Punkte an den Füßen manipuliert wurden, wurde von den alten Ägyptern beigetragen und stammt von ca. 2500 v. Chr.

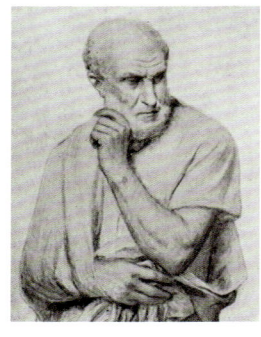

MASSAGE IM WESTEN

Die physische Therapie, die wir heute als Massage bezeichnen, ist etwa 700 v. Chr. zu einem Heilverfahren geworden. Sie wurde von dem griechischen Arzt Herodikos und seinem Schüler Hippokrates im 5. Jahrhundert v. Chr. sehr geschätzt und die Römer folgten dieser Tradition.

Massage im alten Rom

Galenos, der berühmteste römische Arzt, wies auf die Bedeutung der Massage für die Gesundheit hin. Die Besucher der römischen Bäder, darunter die Gladiatoren, konnten oft von einer Massage profitieren, die Muskelverhärtungen und -schmerzen linderte. Man sagt, Julius Cäsar habe täglich eine Massage genossen.

Massage in der Renaissance

Neben vielen anderen klassischen Lehren, die nach dem Niedergang Roms scheinbar in Vergessenheit geraten waren, entdeckten die Schüler der Renaissance die Massage im 16. Jahrhundert neu. Beispielsweise empfahl der berühmte französische Bader Ambroise Paré (ca. 1510-1590) die Massage für die Genesung.

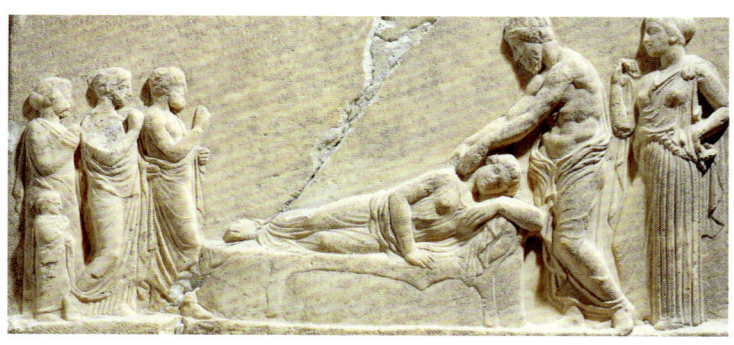

Griechische Massage

In diesem Marmorrelief aus dem 5. Jahrhundert v.Chr. ist ein Arzt dargestellt – vielleicht Äskulap oder Hippokrates –, der eine Massage an einem Patienten ausführt.

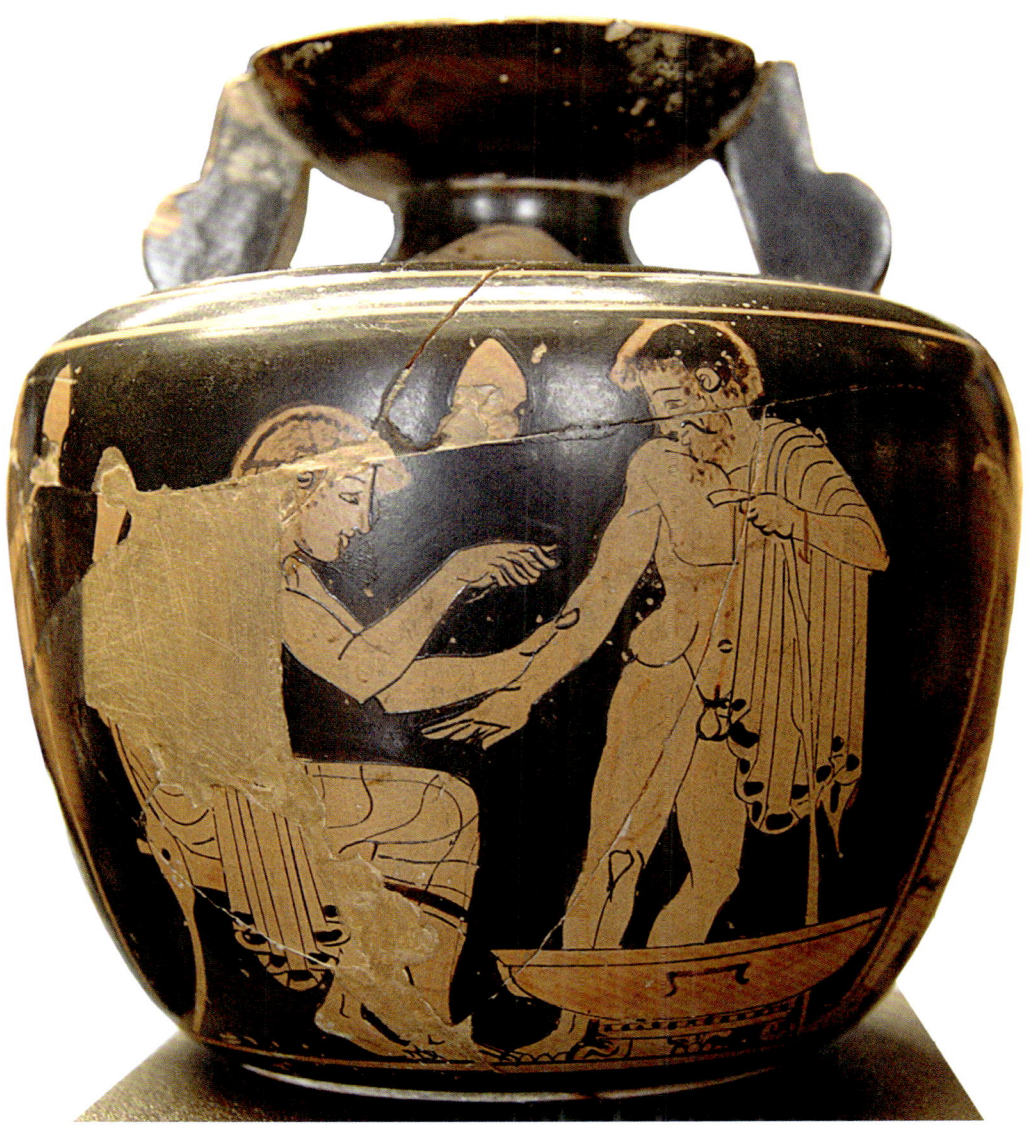

Schnellreparatur

Dieses Bild auf einer griechischen Vase von ca. 370 v. Chr. zeigt einen Arzt, der einem stehenden Patienten – vielleicht einem Soldaten oder Athleten – seine Hände auflegt, um möglicherweise unmittelbare Linderung für eine Verletzung zu erreichen.

Massage im modernen Zeitalter

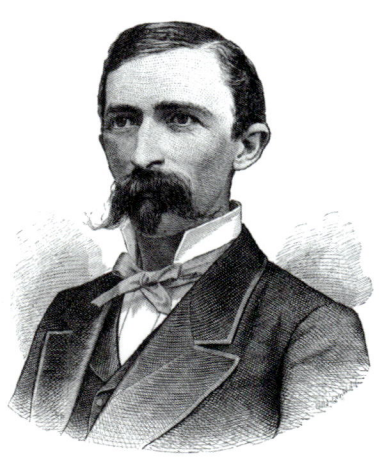

Amerikanischer Verfechter
John Harvey Kellogg, hier als junger Mann dargestellt, war ein einflussreicher Verfechter der Massage als wertvolle Gesundheitstherapie.

Viele Quellen verfolgen die Geschichte der Massage, wie wir sie heute kennen, zurück bis auf Per Henrik Ling (1776-1839), den Sohn eines schwedischen Pfarrers. Häufig fälschlicherweise als Vater der schwedischen Massage bezeichnet, beschäftigte sich Ling mehr mit der Lehre gymnastischer Übungen, die er als Schlüssel zu Gesundheit und Wohlbefinden betrachtete.

Schwedische Massage

Man kann jedoch sagen, dass seine Arbeit im frühen 19. Jahrhundert den Weg für den Thera-peuten ebnete, der die Grundlagen des Verfahrens gelegt hat, das wir heute als schwedische oder klassische Massage bezeichnen, den niederländischen Arzt Johann Georg Mezger (1838-1909, wie auf der folgenden Seite gezeigt). In seiner Praxis entwickelte und definierte er die vier grundlegenden Griffe der klassischen Massage: Effleurage, Petrissage, Friktion und Klopfen, später ergänzt um die Vibration.

John Harvey Kellogg

Ende des 19. Jahrhunderts lobten zahlreiche Ärzte und andere Fachleute die Vorteile dieser Form der physischen Manipulation. Als wichtigster Vertreter gilt der amerikanische Arzt John Harvey Kellogg (1852-1943), berühmt für seine Erfindung der Cornflakes. In seinem Buch „The Art of Massage" beschrieb Kellogg 1929 das damalige Verständnis der Anatomie und Physiologie, um die Wirkungen und Vorteile der Massage in den unterschiedlichsten Situationen zu erklären. Das Buch enthält detaillierte und bebilderte Anweisungen für die Massage unterschiedlicher Körperregionen.

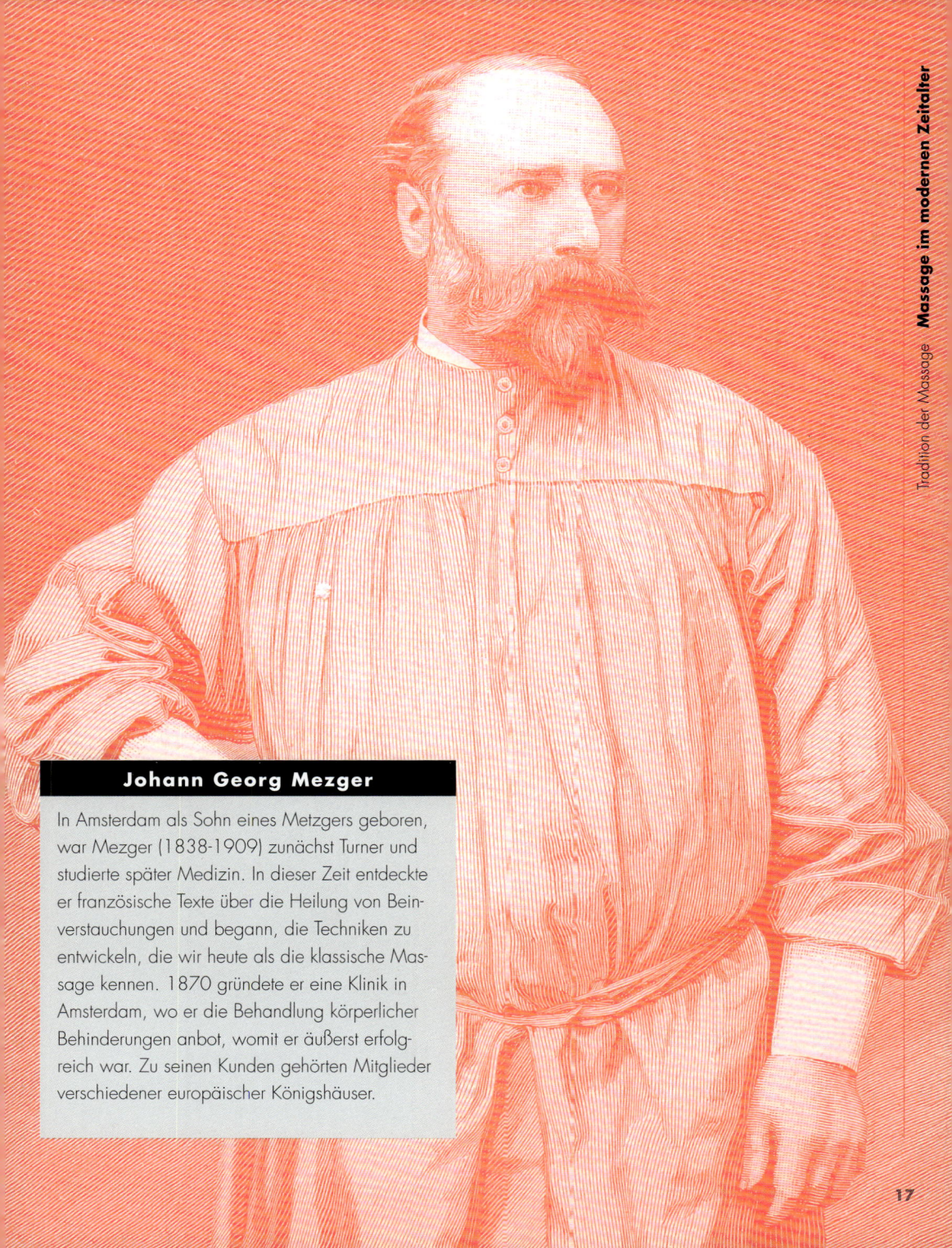

Johann Georg Mezger

In Amsterdam als Sohn eines Metzgers geboren, war Mezger (1838-1909) zunächst Turner und studierte später Medizin. In dieser Zeit entdeckte er französische Texte über die Heilung von Beinverstauchungen und begann, die Techniken zu entwickeln, die wir heute als die klassische Massage kennen. 1870 gründete er eine Klinik in Amsterdam, wo er die Behandlung körperlicher Behinderungen anbot, womit er äußerst erfolgreich war. Zu seinen Kunden gehörten Mitglieder verschiedener europäischer Königshäuser.

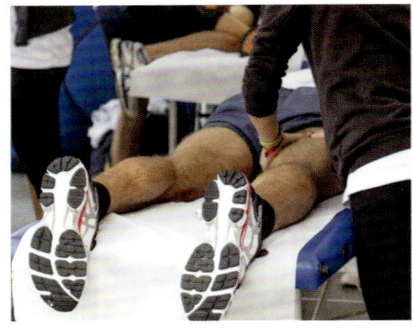

Sportmassage
Heute hilft die Massage Athleten und anderen Sportlern, in optimaler Form zu bleiben.

VOM 2. WELTKRIEG BIS ZUR GEGENWART Nach dem 2.

Weltkrieg wurde die Massage häufig als Rehabilitationsmaßnahme für die Verwundeten eingesetzt und schnell als anerkanntes Heilverfahren in das Schulungsprogramm von Physiotherapeuten aufgenommen. Gleichzeitig wurde die Massage auch im nicht medizinischen Kontext beliebt, als Methode, das physische und mentale Wohlbefinden zu verbessern und kleinere Schmerzen zu heilen.

Klassische Massage heute

Die moderne klassische Massage basiert weiterhin auf den Prinzipien der frühen Therapeuten, wie beispielsweise Johann Mezger, nutzt aber auch die Weisheit anderer Kulturen – beispielsweise durch Anwendung ätherischer Öle oder auf dem Shiatsu basierender Druckmassagetechniken. Es wird eine Vielfalt an Massagetechniken angeboten – von der sanften, wohltuenden Massage, die für chronisch erkrankte Personen angeboten wird, bis hin zu intensiveren und belebenderen Massagen, die Sportlern vor und nach dem Wettkampf angeboten werden –, die jedoch alle von dem grundlegenden Verständnis der heilenden Wirkung der Berührung ausgehen.

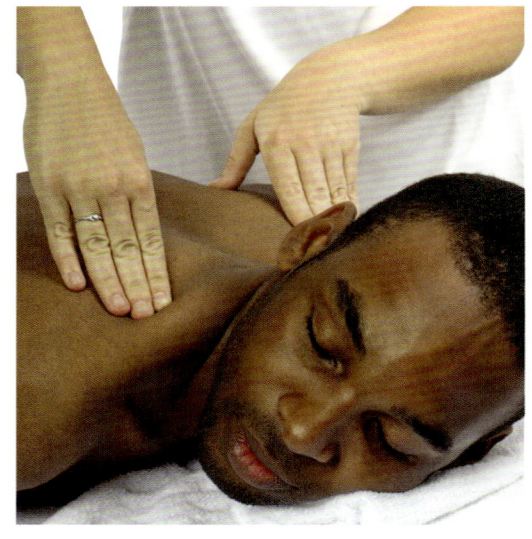

Druckmassagetechniken
Die Anwendung von Druck auf verspannte Muskeln ist eine wichtige Technik in der klassischen Massage.

WICHTIGES WISSEN

Für alle Ausübenden einer Heiltherapie ist es unabdingbar, sich mit den Theorien und Grundlagen der von ihnen angebotenen Behandlung vertraut zu machen. Dieses Kapitel skizziert die wissenschaftliche und empirische Basis für die Vorteile der Massage. Es beschreibt die wichtigsten Körpersysteme, auf die die Massage einwirkt, und erklärt die Mechanismen, wie die Massage ihre Funktion beeinflusst. Im gesamten Kapitel wird auch immer wieder auf Situationen hingewiesen, in denen Sie vorsichtig sein müssen. Achten Sie unbedingt darauf.

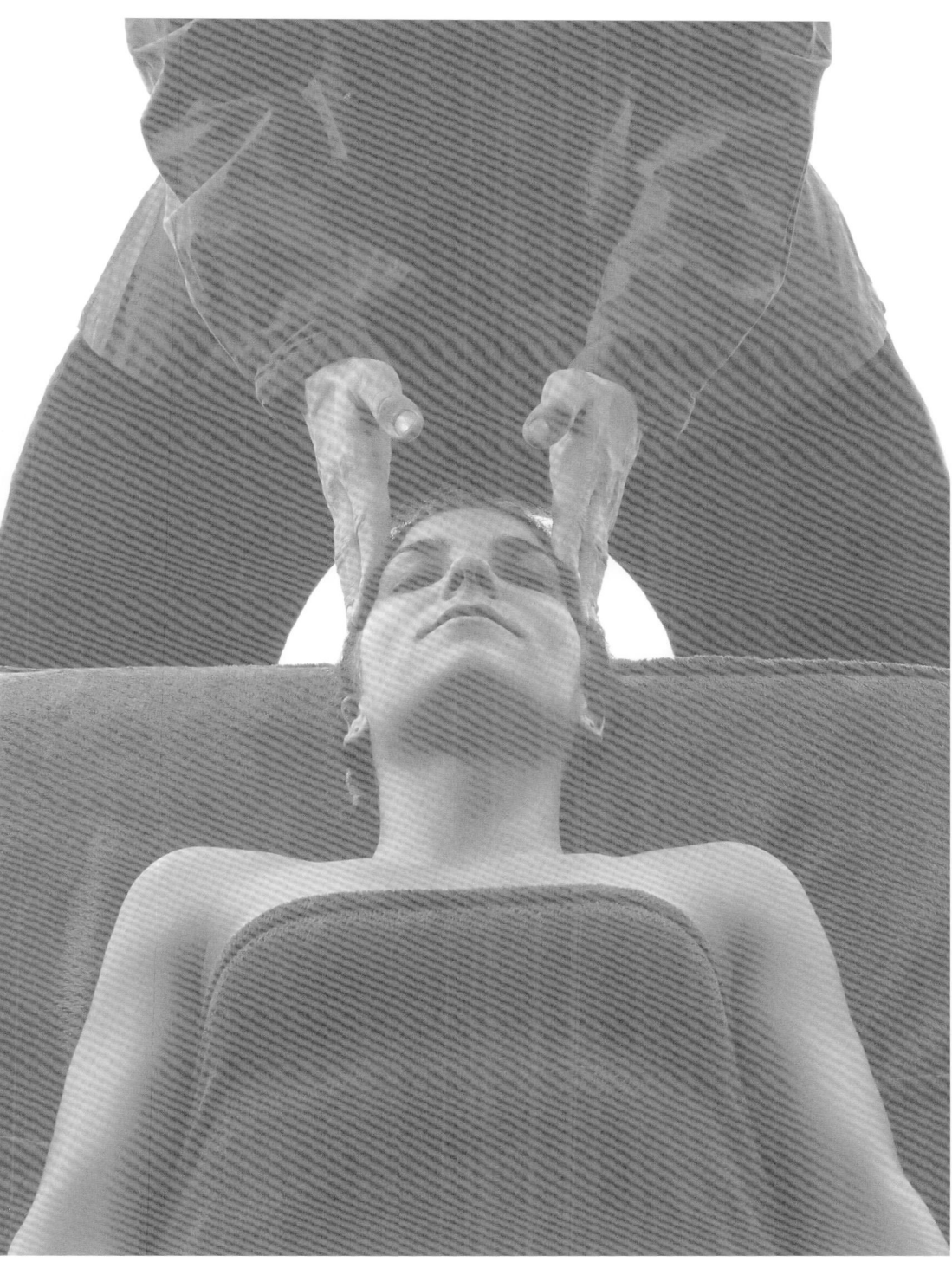

Massage und Gesundheit

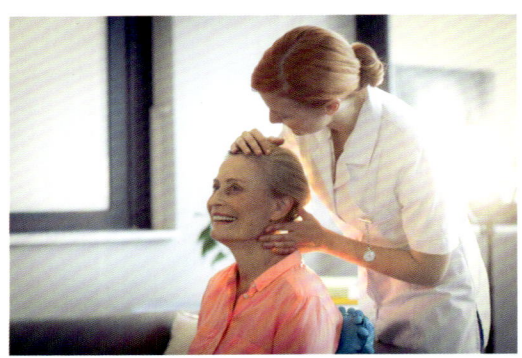

Ganzheitliche Heilung
*Die Massage geht auf körperliche und emotionale
Bedürfnisse in jeder Lebensphase ein.*

Wir alle kennen das Gefühl der Verspannung und Härte in Muskeln nach dem Sport oder nach langem, unbewegtem Sitzen am Schreibtisch, und wir wissen auch, wie entspannend es ist, die betroffenen Regionen zu reiben, um den Muskel zu entspannen und weich zu machen. Dies ist der grundlegende Mechanismus der Massage. Ihre Wirkungen können jedoch in viel komplexerer Weise hilfreich sein – sowohl für den Körper als auch für die Seele.

Belegte Heilfunktion

Die heilende Kraft der Berührung wurde jahrzehntelang in wichtigen Studien und Experimenten untersucht und ausgewertet. In den 1920er-Jahren, als die Massage zunehmend beliebter wurde, führte der Anatom Frederick Hammett in Philadelphia ein berühmtes Experiment durch, wobei eine Gruppe behandelter Ratten mit einer Gruppe nicht behandelter Ratten verglichen wurde. Die behandelten Ratten wuchsen schneller und hatten einen besseren Allgemeinzustand als die nicht behandelten. Studien zwischen 1910 und 1935 durch die US-Forscher Chapin, Knox und Brennemann berichten von einer schlechten Entwicklung bei Kleinkindern in Institutionen, wenn ihnen die taktile Stimulation fehlt.

Viele weitere, neuere Untersuchungen haben die vorteilhaften Auswirkungen der Berührung auf wichtige Gesundheitsindikatoren bescheinigt, wie beispielsweise Blutdruck und Puls, ebenso wie positive mentale und emotionale Reaktionen. Die moderne wissenschaftliche Forschung hat physiologische Erklärungen für diese Effekte gefunden, von der direkten Einwirkung auf die Muskeln und das Bindegewebe und die von ihnen betätigten Gelenke, bis hin zu subtileren Vorteilen, die über die Haut und das Nervensystem vermittelt werden. Und die Erfahrung derjenigen, die die Massage in ihr tägliches Leben aufgenommen haben, belegt die unzähligen Vorteile für zahlreiche chronische Erkrankungen, die sich auf die unterschiedlichsten Körpersysteme auswirken, von Verdauungsproblemen bis zu Arthritis, von Depressionen bis zu Kopfschmerzen.

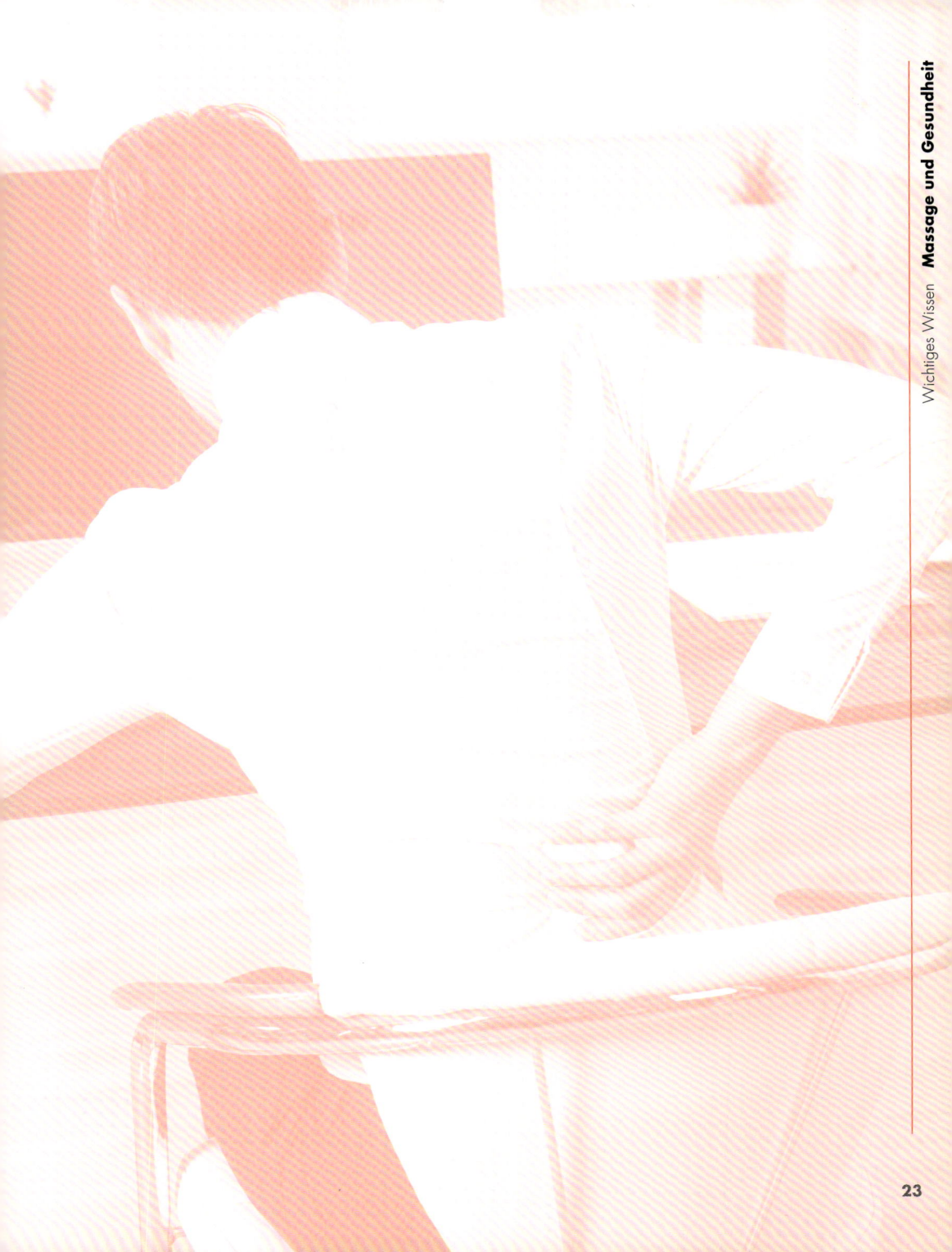

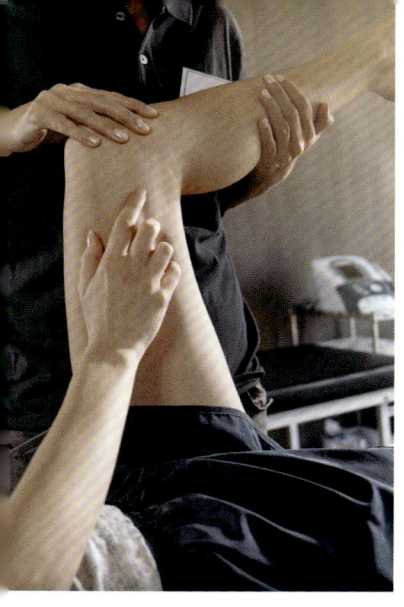

Professionelle Behandlung

Viele Fitnesscenter und Sporteinrichtung bieten Massagen als Teil ihrer Trainingsprogramme an.

WIE MASSAGE WIRKT Massage hält Muskeln weich und reduziert damit die Gefahr von Verspannungen und Verletzungen. Durch die Stimulation des Blutflusses zum Muskelgewebe verbessert die Massage auch den Muskeltonus, wodurch eine gesunde, entspannte Haltung und lockere Bewegung gefördert wird.

Muskelverspannung

Einer der wichtigsten und bekanntesten Vorteile regelmäßiger Massagen ist die Auflösung von Muskelverspannungen, die durch verschiedenste Faktoren entstehen können, unter anderem durch übermäßigen Sport, schlechte Haltung oder psychischen Stress. Verhärtete Muskeln können schmerzhaft sein. Bleibt Muskelverspannung langfristig unbehandelt, kann dies zu einem körperlichen Ungleichgewicht und in Extremfällen zu einer dauerhaften Behinderung führen.

Stressbedingte Verhärtung

Muskelverspannungen, insbesondere im Nacken, sind häufig das Ergebnis von mentalem Stress. Eine Selbstmassage oder die Behandlung durch einen Therapeuten kann schnelle Linderung verschaffen.

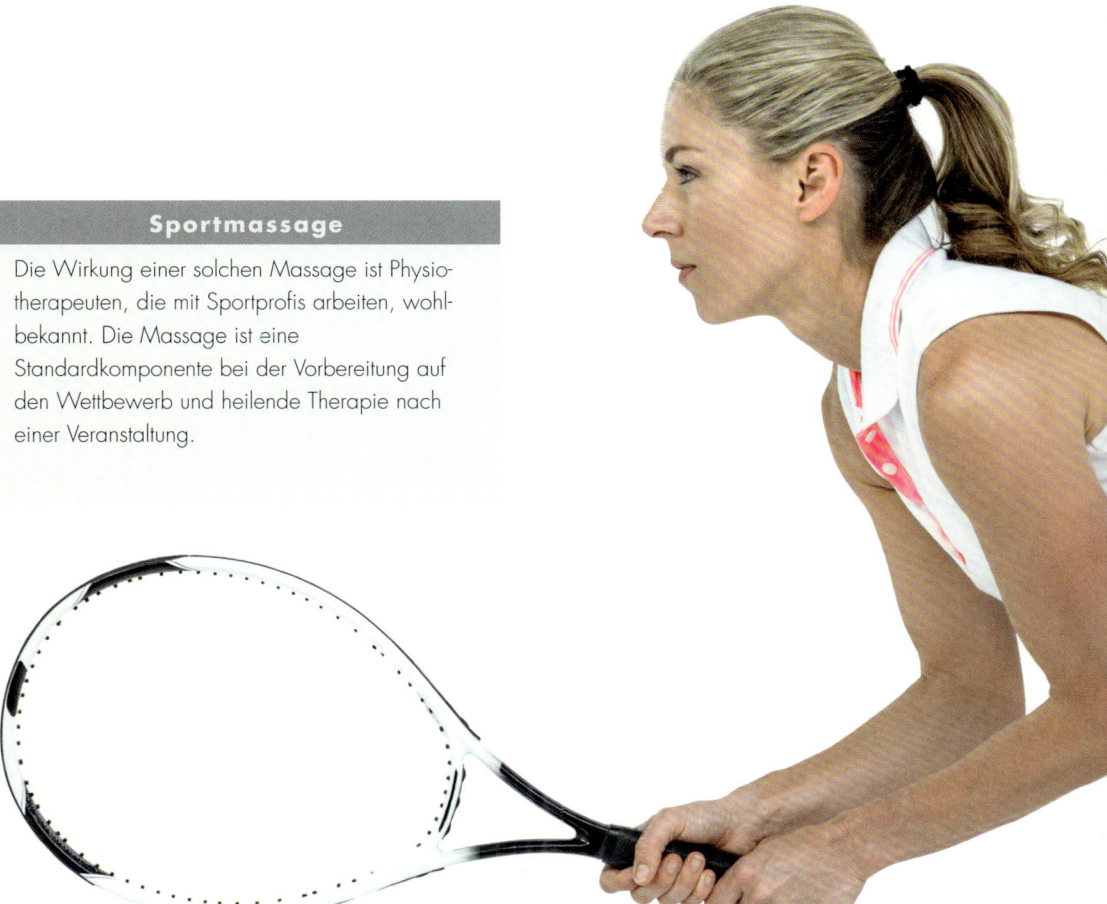

Sportmassage

Die Wirkung einer solchen Massage ist Physiotherapeuten, die mit Sportprofis arbeiten, wohl-
bekannt. Die Massage ist eine
Standardkomponente bei der Vorbereitung auf
den Wettbewerb und heilende Therapie nach
einer Veranstaltung.

Massage vor und nach einer Veranstaltung

*Sportler können die Massage nutzen,
um Muskeln vor Veranstaltungen zu entspannen und ihre Wiederherstellung
danach zu unterstützen, um häufige Verletzungen durch Überbeanspruchung zu
vermeiden, wie beispielsweise einen
Tennisarm. Darüber hinaus bietet sie
zahlreiche weitere Vorteile.*

Förderung der allgemeinen Gesundheit

Die direkte Wirkung der Massage auf Muskeln und Gelenke ist vielleicht am deutlichsten zu erkennen. Eine weitere direkte Wirkung zeigt sich an der Haut. Die Anwendung von Öl und die Stimulation des Blutflusses fördern deren Elastizität und unterstützen die Zellerneuerung.

Fit und gesund
Regelmäßige Massage kann in Kombination mit Training und gesunder Ernährung optimale Fitness und Wohlbefinden bewirken.

Weitere Vorteile

Massage kann auch zahlreiche gesundheitsfördernde Effekte auf andere Körpersysteme bewirken, von einer Verbesserung des Blutkreislaufs bis hin zur Wirkung auf das Nervensystem, womit die emotionalen und hormonellen Vorteile einer Entspannung durch Massage genutzt werden können. Eine Massage von einem fachkundigen Masseur kann mit Techniken, die auf spezifische Gesundheitsprobleme ausgelegt sind, die positiven Wirkungen auf bestimmte Regionen konzentrieren. Diese Wirkungen und Vorteile sind auf den folgenden Seiten detailliert beschrieben.

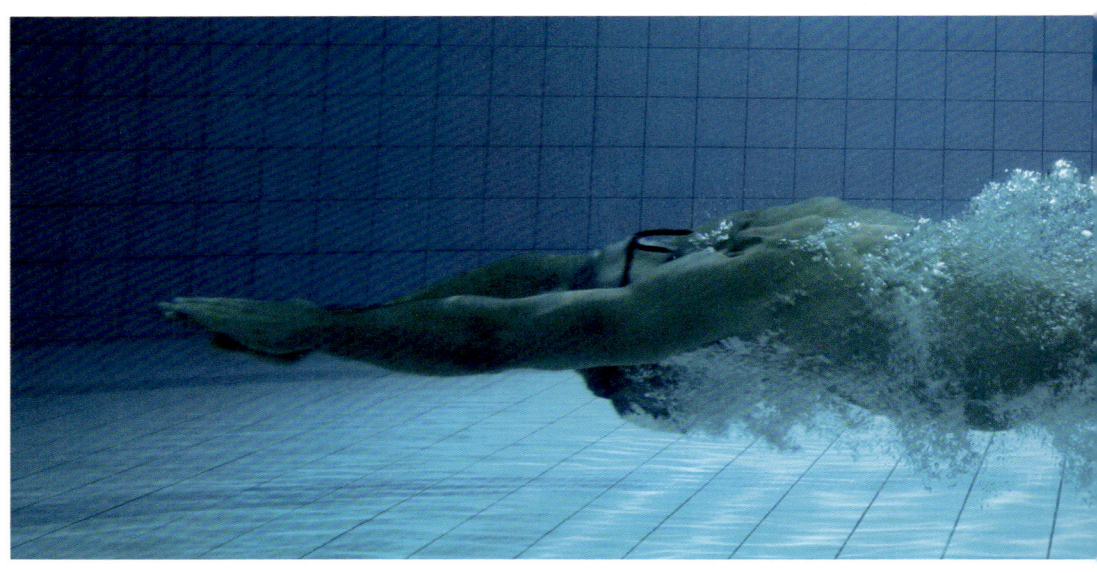

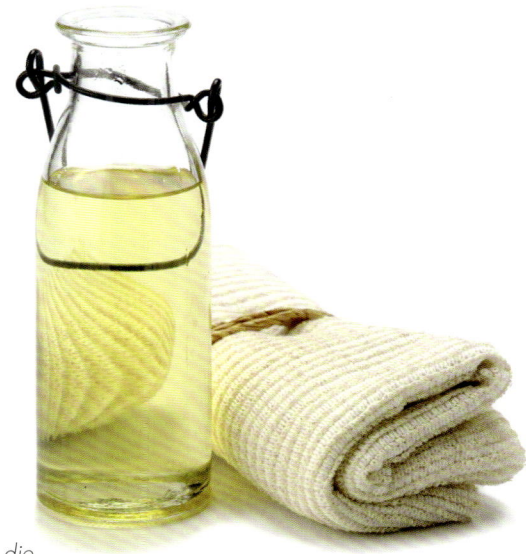

Das Tor zur Schmerzlinderung

Massage kann bei vielen Krankheiten maßgeblich zu einer Schmerzkontrolle beitragen, nämlich über einen Mechanismus, der als „Gate-Control-Theorie" bezeichnet wird. Signale, die Druck registrieren, wie beispielsweise den durch die Massage erzeugten Druck, erreichen das Gehirn schneller als Schmerzbotschaften und blockieren damit wirksam den Empfang von Schmerzsignalen im Gehirn. Eine solche Schmerzlinderung ist vielleicht nur vorübergehend, kann aber lange genug anhalten, um das Einschlafen zu ermöglichen – was für Schmerzpatienten sehr wichtig ist.

Weiche Haut

Die Anwendung von Öl während einer Massage kann die Haut beruhigen und ihren Allgemeinzustand verbessern.

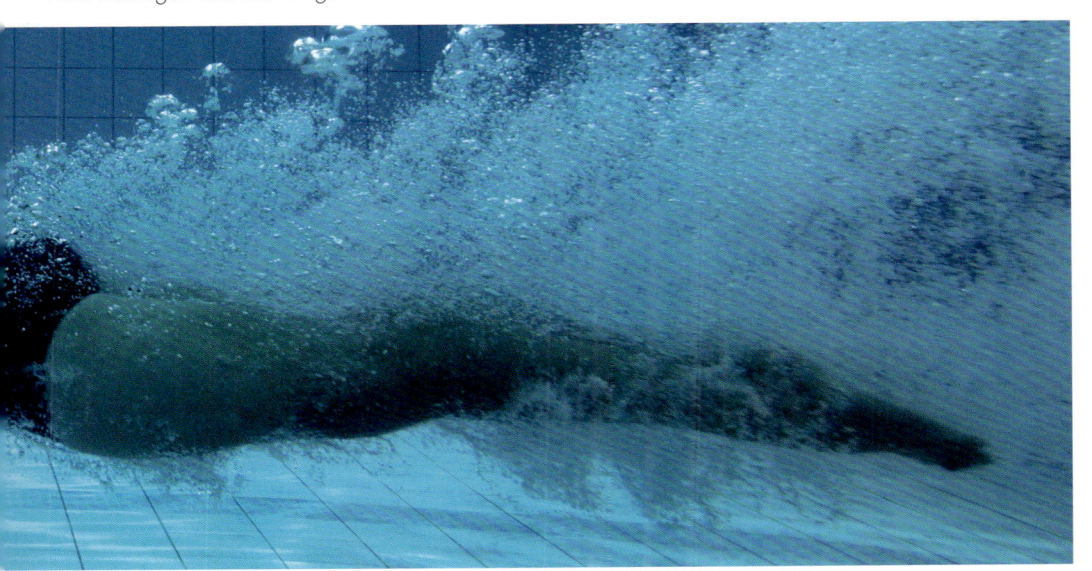

Muskeln und Knochen

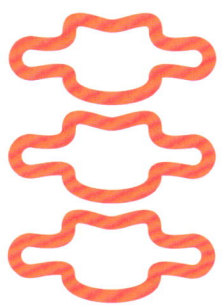

Flexibles Gerüst

Massage hält die Muskeln, die das Knochengerüst des Körpers bewegen, in einem guten Zustand.

Die Skelettmuskeln sind die Motoren für die Bewegung. Über faseriges Gewebe (Sehnen) an den Knochen befestigt, bewegen sie unsere Extremitäten und andere Körperteile, indem sie sich nach Bedarf anspannen und entspannen, um die Aktionen umzusetzen, die unser Gehirn dem Körper befiehlt. Muskeln arbeiten im Allgemeinen paarweise: Spannt sich ein Muskel an, entspannt sich ein gegenüberliegender Muskel, um die beabsichtigte Bewegung zu ermöglichen. Selbst wenn keine Bewegung notwendig ist, sind unsere Skelettmuskeln immer in gewissem Maße angespannt, damit wir unsere Haltung beibehalten können.

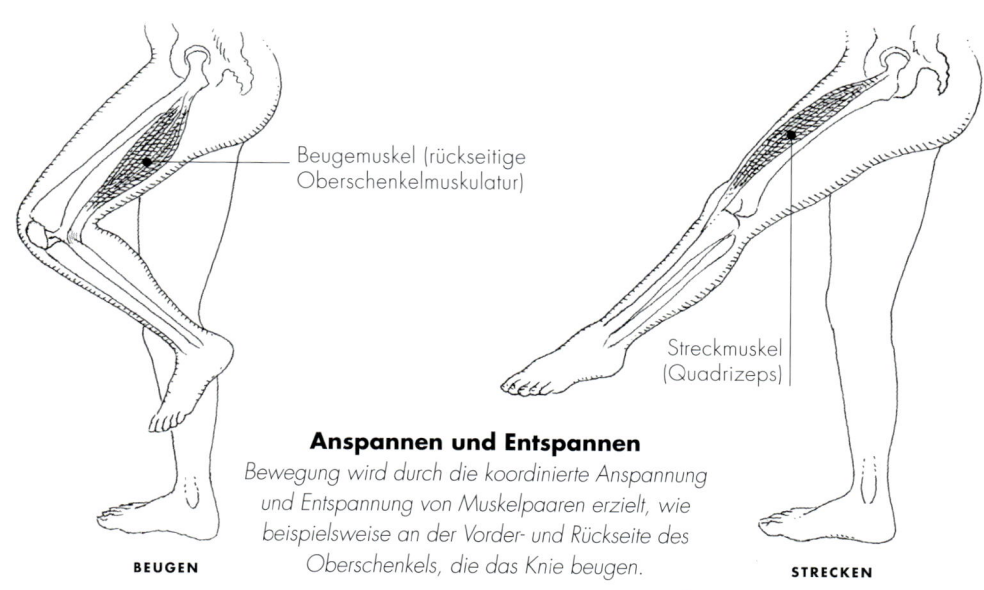

Beugemuskel (rückseitige Oberschenkelmuskulatur)

Streckmuskel (Quadrizeps)

Anspannen und Entspannen

Bewegung wird durch die koordinierte Anspannung und Entspannung von Muskelpaaren erzielt, wie beispielsweise an der Vorder- und Rückseite des Oberschenkels, die das Knie beugen.

BEUGEN

STRECKEN

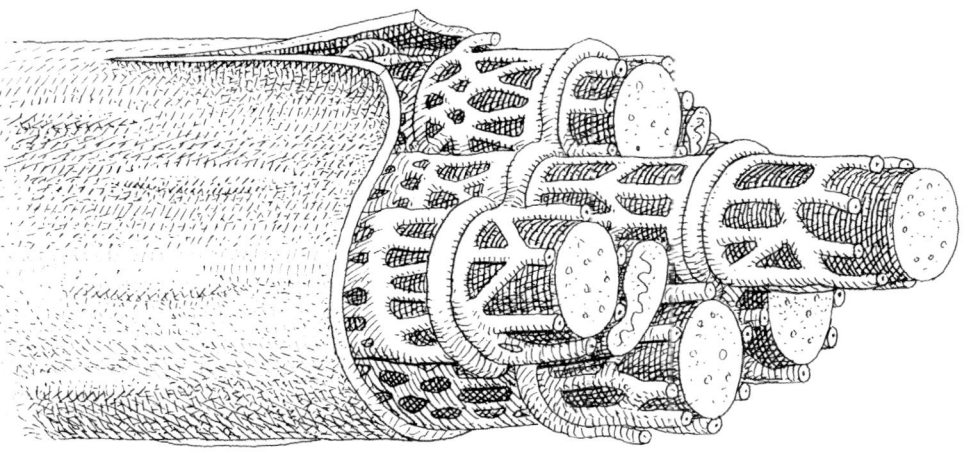

Muskelfaserbündel

*Skelettmuskeln bestehen aus
Bündeln separater Muskelfasern, die in Bindegewebe eingeschlossen sind.*

Muskelaufbau

Die Muskeln selbst bestehen aus überlappen-
den Fasern, die, in Bündeln zusammengefasst,
in Bindegewebsschichten eingebettet sind. Die
Muskelfasern bestehen aus winzigen Fäden,
die sich gegeneinander verschieben können,
um sich anzuspannen oder zu entspannen. Das
Signal für eine Anspannung oder Entspannung
entspringt den chemischen Botschaften, die von
der Nervenfaser freigesetzt werden, die diese
Muskelfasergruppe steuert. Die Energie, die
Muskeln für ihre Funktion brauchen, wird durch
das Blut bereitgestellt, das in vielen winzigen Blut-

gefäßen durch den Körper transportiert wird.
Giftstoffe, ein Nebenprodukt der Energiefrei-
setzung, werden über den Blutstrom abtransportiert.

Unwillkürliche Muskeln

Eine weitere Muskelkategorie im Körper ist an
den lebenswichtigen Aktivitäten von Organen
und anderen Körpersystemen beteiligt. Man
spricht von den unwillkürlichen Muskeln. Sie
steuern Körperprozesse wie beispielsweise
Atmung, Blutkreislauf und Verdauung und
liegen außerhalb unserer bewussten Kontrolle.

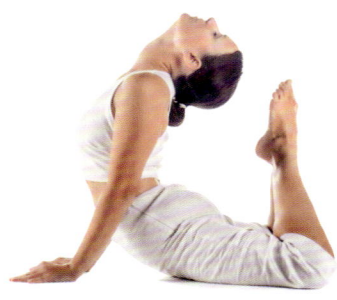

Bewegungsbereich

Massage kann dazu beitragen, den Bewegungsbereich zu vergrößern, indem die Muskeln weich gemacht und gedehnt werden.

MASSAGE UND KNOCHEN

Obwohl die harte Struktur der Knochen nicht durch die dehnende und weich machende Wirkung der Massage beeinflusst wird, müssen Masseure ihre Position und ihr Verhältnis zu den behandelten Muskeln kennen. Die Gelenke, an denen sich zwei Knochen treffen, sind ebenfalls wichtige Regionen, die von einer Massage profitieren können. Die Flexibilität von Gelenken kann durch verspannte Muskeln beeinträchtigt werden und die Auflösung solcher Verspannungen kann dafür sorgen, dass sich die Gelenkräume ausdehnen und wieder ein normales Niveau gelenkschmierender (synovialer) Flüssigkeit herstellen. Dies vereinfacht und erweitert die Bewegung. Spezifische, mobilisierende Bewegungen des Masseurs können die Mobilität weiter verbessern. Es gibt Belege dafür, dass sich Massage vorteilhaft auf das Knochenmark auswirkt (das Blutzellen produzierende Gewebe im Kern großer Knochen), möglicherweise aufgrund des erhöhten Blutflusses durch die Massage.

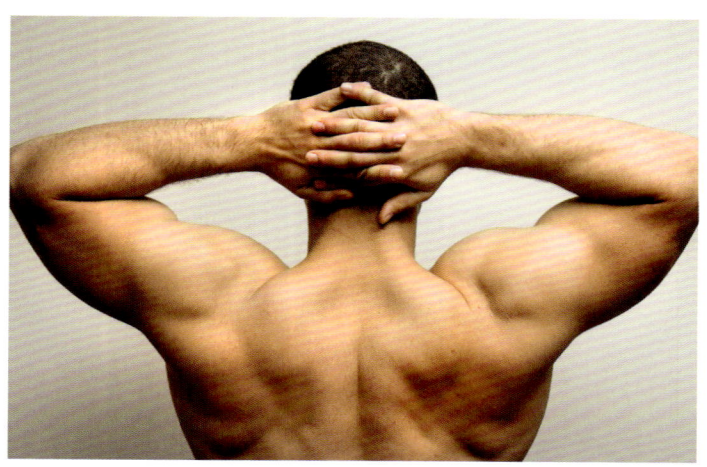

Aussehen

Der menschliche Körper ist extrem unterschiedlich. Einige Menschen haben klar definierte Muskeln, bei anderen sind sie weniger klar unterscheidbar. Mit praktischer Erfahrung werden Sie lernen, die Position der zu behandelnden Muskeln zu finden.

Hauptmuskeln und -knochen

Die Abbildungen auf dieser Seite zeigen die Haupt-skelettmuskeln des Körpers sowie die Knochen, an denen sie befestigt sind. Der Masseur muss diese zugrundeliegenden Strukturen kennen, um gezielt und korrekt arbeiten zu können.

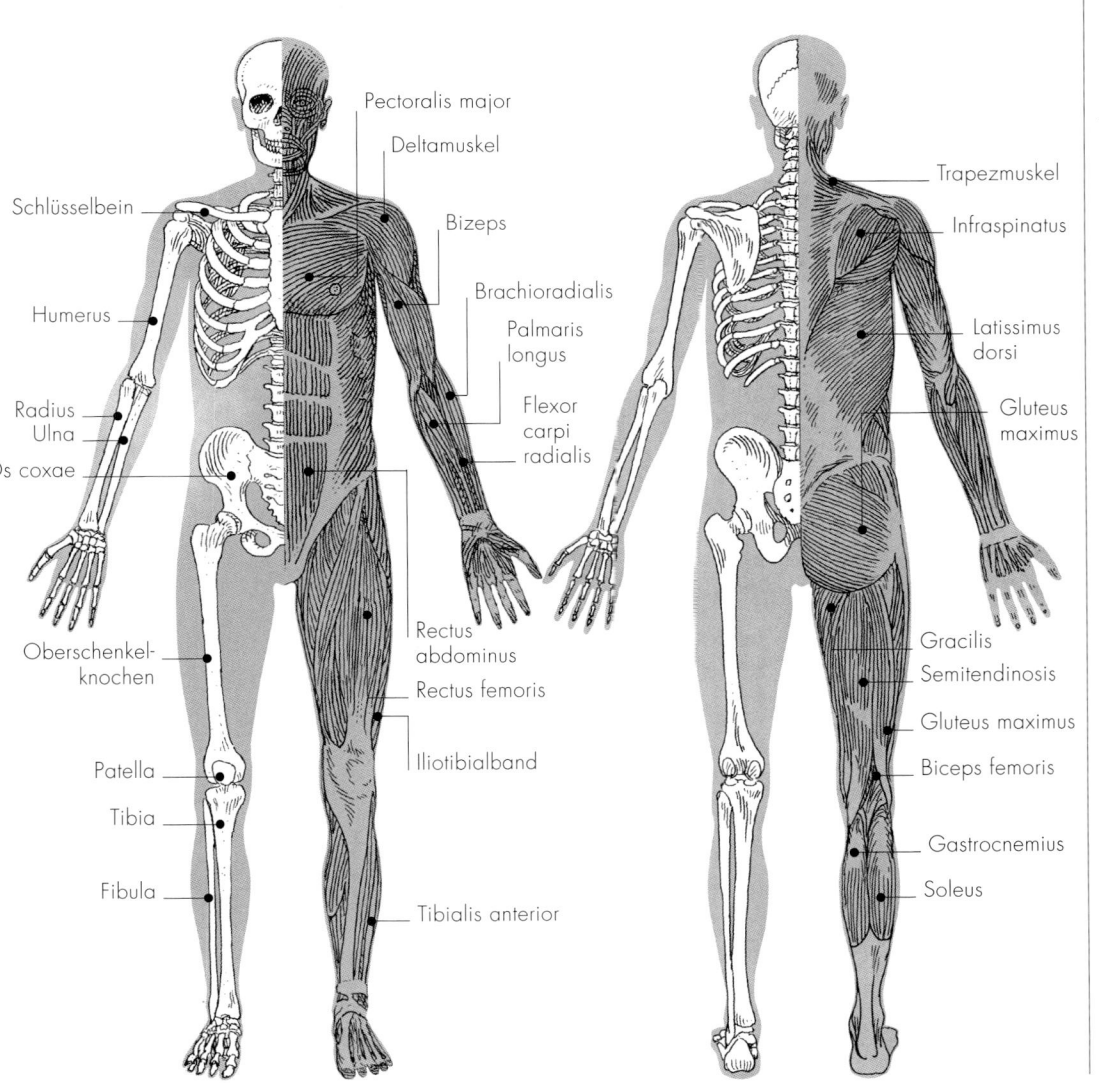

Pectoralis major

Deltamuskel

Bizeps

Schlüsselbein

Brachioradialis

Palmaris longus

Humerus

Flexor carpi radialis

Radius
Ulna

Os coxae

Trapezmuskel

Infraspinatus

Latissimus dorsi

Gluteus maximus

Oberschenkel-knochen

Rectus abdominus

Rectus femoris

Iliotibialband

Patella

Tibia

Fibula

Tibialis anterior

Gracilis

Semitendinosis

Gluteus maximus

Biceps femoris

Gastrocnemius

Soleus

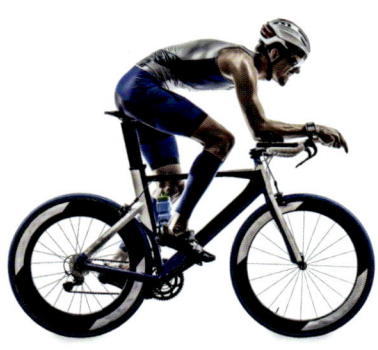

Anstrengender Sport

Hochleistungssportler können Muskelschäden erleiden, die zu Versteifung und Verhärtung führen. Massage kann dazu beitragen, dieses Risiko abzuschwächen.

MASSAGE UND MUSKELN Von übermäßigem oder

ungewohntem Sport können Muskeln hart und schmerzhaft werden, häufig auch als verzögert auftretender Muskelkater bezeichnet. Dies ist eine der bekanntesten Situationen, in denen die Massage von Vorteil ist. Es gibt zahlreiche Theorien mit Erklärungsversuchen, unter anderem winzige Risse in den Muskelfasern – Mikrotraumata –, verursacht durch Überdehnung, was dazu führt, dass sich der Muskel anspannt, um sich vor weiteren Schäden zu schützen. Langfristig können solche Mikrotraumata in den Muskeln zur Bildung von Verklebungen – dem Aufbau von unflexiblem Narbengewebe – im Muskel führen.

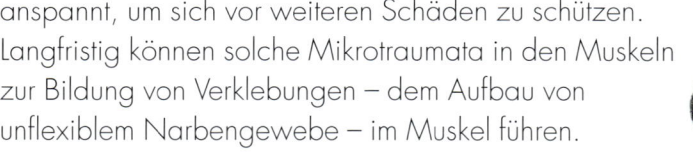

Andere Ursachen für Verhärtungen

Muskeln können auch verhärten, ohne dass übermäßig Sport getrieben wurde. Mentaler Stress kann zu einer allgemeinen Muskelversteifung führen, die sich lokal auswirken kann. Typische Regionen, in denen häufig eine Muskelanspannung auftritt, sind Nacken und Schultern. Massage ist eine wirksame Behandlung für all diese Ursachen der Muskelverspannung.

Verspannung in Nacken und Schultern

Die Massage von Nacken und Schultern ist eine wirksame Methode, stressbedingte Muskelanspannung in diesen Regionen zu lösen.

Berührung und Druck

Allein die sanfte Berührung mit der Hand kann den Prozess der Lockerung eines verspannten Muskels veranlassen. Leichte Streichbewegungen werden von den Nervenrezeptoren in der Haut wahrgenommen, die Entspannungsbotschaften an das Gehirn senden, das wiederum die Muskeln anweist, sich zu entspannen.

Massagegriffe mit erhöhtem Druck haben eine direktere Wirkung auf die behandelten Muskeln und werden in der Regel nach vorbereitenden sanften, streichenden Griffen angewendet. Dieser erhöhte Druck der Massage kann die Muskelfasern und das Gewebe, das sie mit dem Knochen verbindet, dehnen und lockern und somit die Verspannung lösen. Die Lösung von Muskelverspannungen kann auch den Druck auf die Gelenke aufheben.

Nährstoffe und Reinigung

Muskeln profitieren von dem durch die Massage verursachten gesteigerten Blutfluss. Damit werden mehr Sauerstoff und Nährstoffe in das Muskelgewebe geleitet und Toxine wie Milchsäure, die sich beim Sport in den Muskeln bilden, werden abtransportiert. Die Stimulation des Lymphflusses aus der massierten Region ist ebenfalls vorteilhaft für den Zustand der Muskeln.

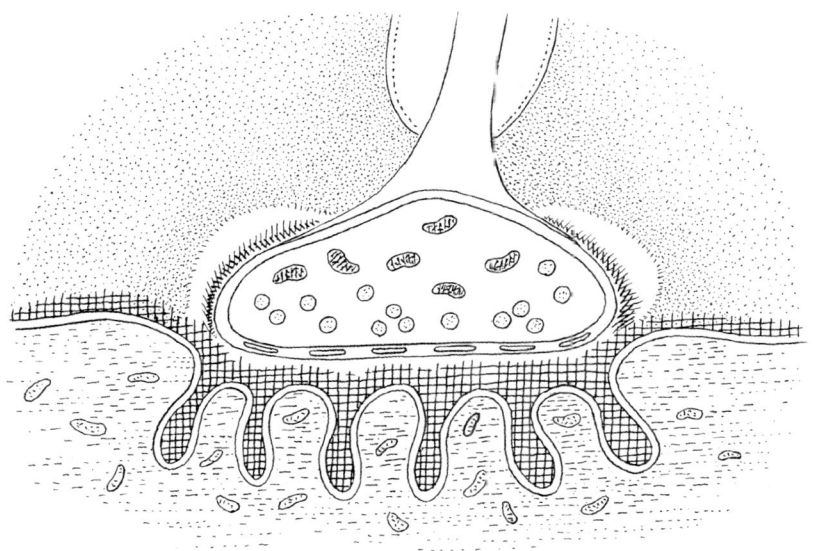

Neuromuskuläre Verbindung

Das Nervensystem und das Muskelsystem kommunizieren an der neuromuskulären Verbindung, wo Nervenimpulse eine Chemikalie freisetzen, die wiederum bewirkt, dass sich der Muskel anspannt.

Gelenke

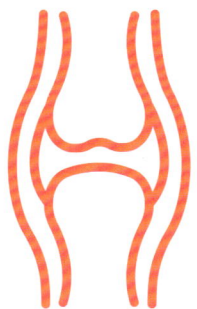

Wo sich die Knochen treffen

Gelenke befinden sich dort, wo zwei oder mehr Knochen aufeinandertreffen, um eine Bewegung zwischen diesen Knochen zu ermöglichen.

Die Gelenke zwischen den Knochen sind das Zentrum aller Bewegungen des Bewegungsapparats. Nicht alle Gelenke sind auf eine erkennbare Bewegung ausgelegt – z. B. die Gelenke, die die Hüftknochen verbinden –, aber hier beschäftigen wir uns mit Gelenken, die in der Lage sind, maßgebliche Bewegungen auszuführen, wie beispielsweise in Armen und Beinen. Diese frei beweglichen Gelenke werden auch als Synovialgelenke bezeichnet. Die Enden der Knochen, die sie verbinden, sind in eine faserige Kapsel eingeschlossen und durch Bänder gesichert, feste faserige Gewebebänder, die das Gelenk stabilisieren. Die Knochenenden sind mit Knorpeln abgedeckt, und der Gelenkraum wird durch Synovialflüssigkeit geschmiert.

Massage und Gelenke

Während die Gewebe, aus denen sich Gelenke zusammensetzen, relativ unflexibel sind und nicht direkt von Massagegriffen beeinflusst werden, kann die Bewegungsfähigkeit von Gelenken durch eine Massagebehandlung maßgeblich gesteigert werden. Die entspannende und dehnende Wirkung der Massage auf die Muskeln, die die Gelenke steuern, erleichtert den Druck, der das Gelenk zusammendrückt und die volle Bewegungsfreiheit behindern kann. Darüber hinaus kann eine manuelle Mobilisierung steife Gelenke lösen. Es gibt Belege dafür, dass Massage helfen kann, schmerzhafte Symptome

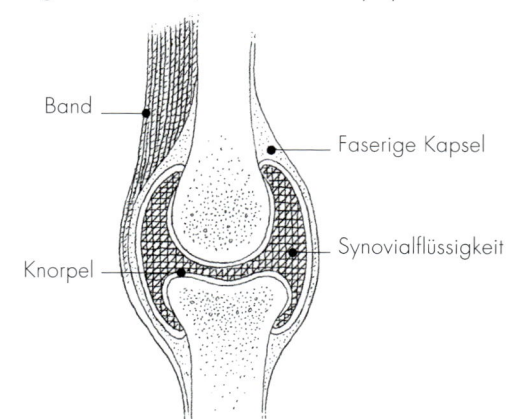

Band — Faserige Kapsel

Knorpel — Synovialflüssigkeit

Kugel und Pfanne

Ein Kugelpfannengelenk liegt vor, wo ein Knochen mit rundem Ende auf einen Knochen mit pfannenförmigem Ende trifft. Das Gelenk ist in eine faserige Kapsel eingeschlossen und wird durch Bänder gesichert.

von Menschen mit Arthritis zu lindern, möglicherweise weil durch einen gesteigerten Blutfluss in den massierten Regionen eine Erneuerung und Reparatur von Gelenkgewebe und ein Auffüllen der Schmierflüssigkeit gefördert wird.

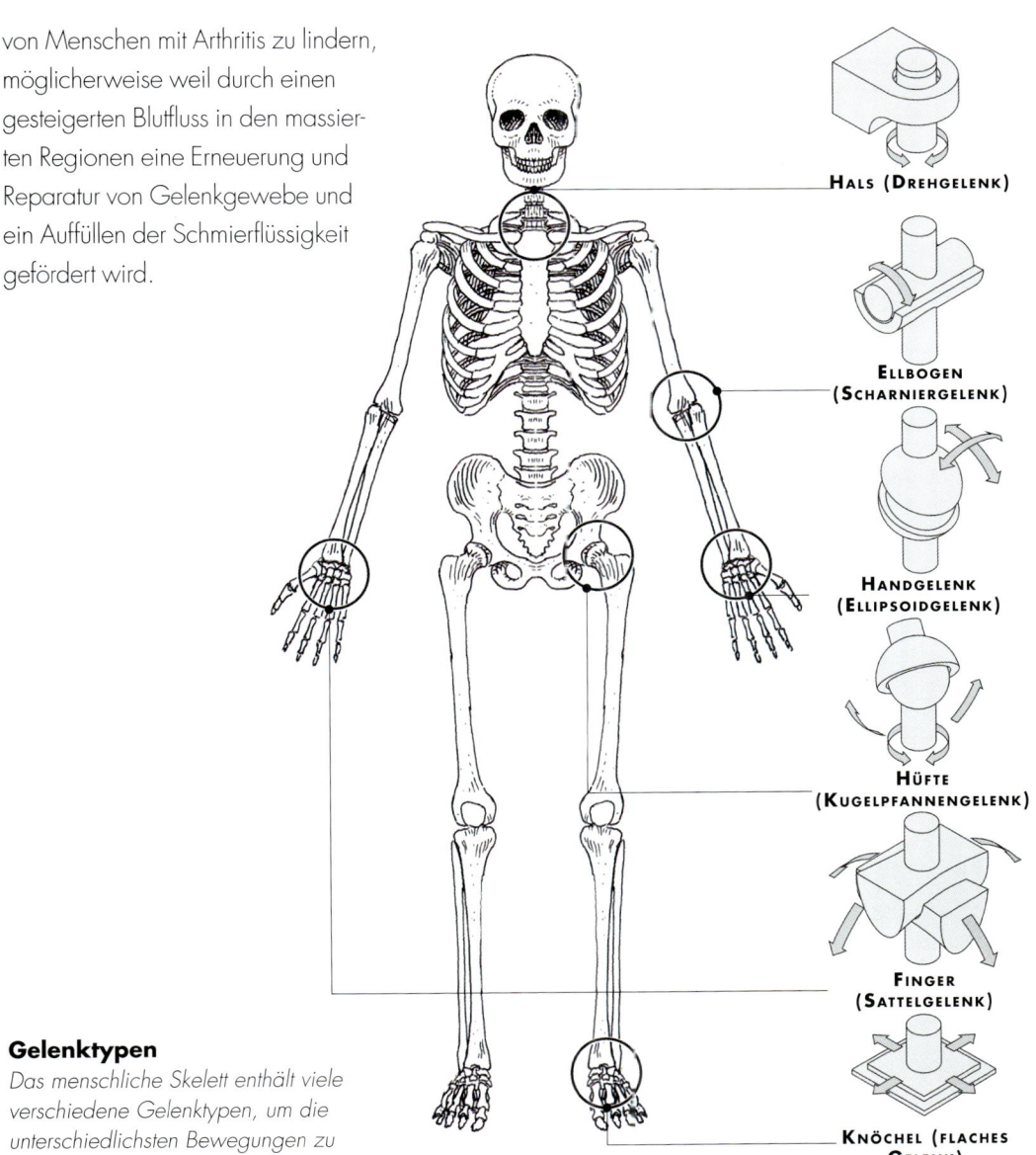

HALS (DREHGELENK)

ELLBOGEN (SCHARNIERGELENK)

HANDGELENK (ELLIPSOIDGELENK)

HÜFTE (KUGELPFANNENGELENK)

FINGER (SATTELGELENK)

KNÖCHEL (FLACHES GELENK)

Gelenktypen

Das menschliche Skelett enthält viele verschiedene Gelenktypen, um die unterschiedlichsten Bewegungen zu unterstützen.

Haut

Handauflegen

Nervenenden in der Haut übertragen das Gefühl einer massierenden Berührung sofort zum Gehirn.

Das größte Organ des Körpers, die Haut, ist die Region, die bei der Massage den Kontakt am direktesten wahrnimmt. Die primäre Rolle der Haut ist es, den Körper einzuhüllen und vor der Außenwelt abzuschirmen. Sie empfindet Schmerzen, Druck und Temperaturänderungen und hilft außerdem, den Flüssigkeitsausgleich zu regulieren. Die Haut ist nicht nur einfach eine Schutzschicht, die den Körper bedeckt. Ihre drei Schichten beinhalten eine Vielfalt an Gewebe und Strukturen, die von größter Bedeutung für die Gesundheit und das Wohlbefinden sind, und die von einer Massagebehandlung profitieren können.

Epidermis (Oberhaut)

Die obere Hautschicht, auch als Epidermis bezeichnet, enthält mehrere Zellschichten, die einen physischen und biochemischen Schutz (in Form von Enzymen und Antikörpern) für die darunterliegenden Gewebe bieten. Diese Zellen erneuern sich ca. alle drei bis vier Wochen. Die toten Zellen werden stetig von der Oberfläche der Haut abgestoßen.

Dermis (Lederhaut)

Die Schicht unter der Epidermis ist die Dermis. Sie ist die dickste Schicht und enthält die aktivsten Strukturen innerhalb der Haut, eingebettet in Zellen, die die Komponenten des Bindegewebes bilden. Sie enthalten Blut- und Lymphgefäße, Schweiß- und Talgdrüsen, Haarfollikel und Nervenenden.

Hypodermis (Unterhaut)

Die unterste Hautschicht, auch als subkutane Schicht bezeichnet, die hauptsächlich aus Fettzellen, Blutgefäßen und Bindegewebe besteht.

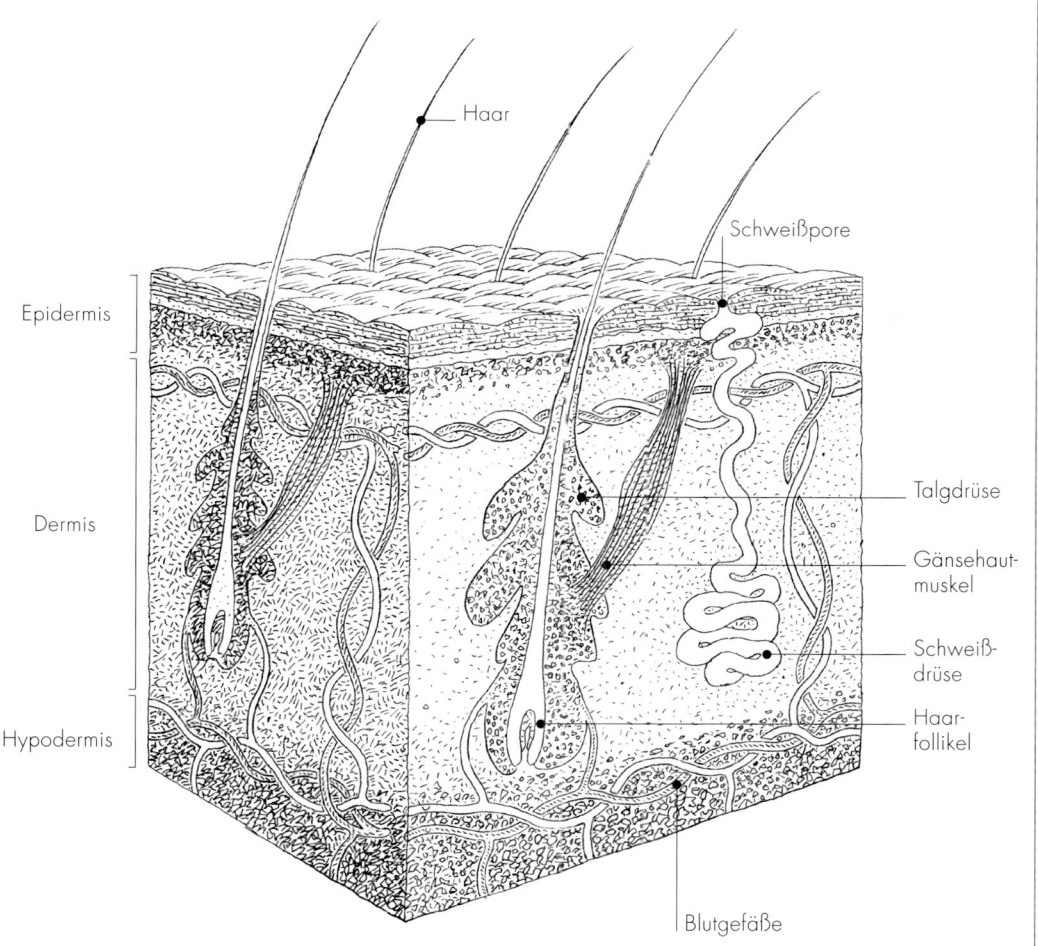

Haar

Schweißpore

Epidermis

Dermis

Hypodermis

Talgdrüse

Gänsehaut-
muskel

Schweiß-
drüse

Haar-
follikel

Blutgefäße

Hautstruktur

*Die Haut schützt nicht nur die internen
Körpergewebe, sondern enthält auch Drüsen
und andere Strukturen, die die Hautoberfläche
schmieren und ihre Temperatur regeln.*

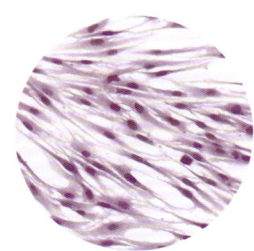

Dünne Haut

Eine dünne Hautschicht aus vielen verschiede-
nen Zelltypen übernimmt zahlreiche wichtige
Funktionen für die menschliche Gesundheit.

MASSAGE UND DIE HAUT Die Haut ist eine der Körperregionen,

die am meisten von der Massage profitiert. Durch die Anwendung von Öl bei der
Massage wird eine sehr direkte Wirkung erzielt. Dies hilft, die Haut weicher zu
machen und zu schmieren, Spannungen und Trockenheit zu beheben. Eine weitere
positive Wirkung ist das Entfernen toter Hautzellen. Diese Unterstützung des natürlichen
Erneuerungsprozesses der Haut trägt außerdem dazu bei, verstopfte Poren zu reinigen
und damit den natürlichen Talgfluss und den Schweißfluss (ein wichtiges Transportmittel
von Toxinen aus dem Körper) zu vereinfachen.

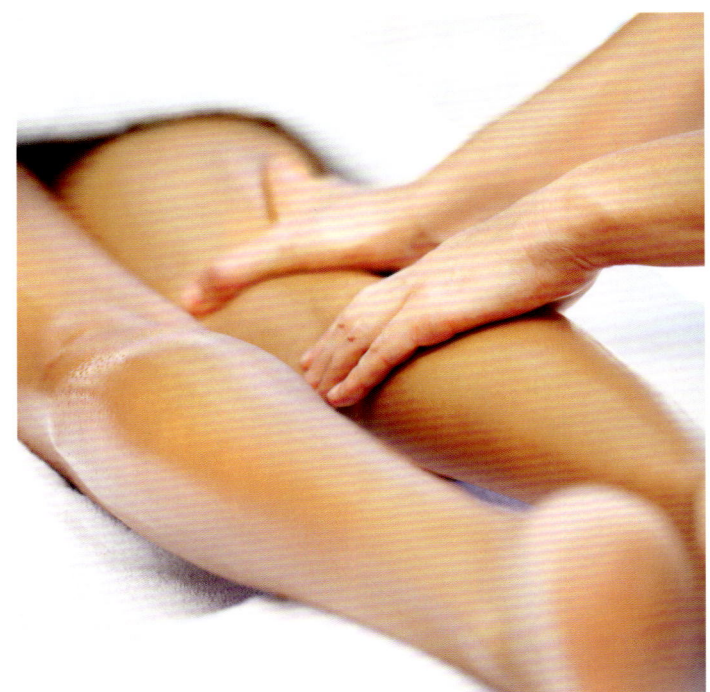

Zellerneuerung

Massage hilft, die Blutversorgung
der Haut zu verbessern, wodurch
die Zellerneuerung gefördert wird.

Sicherheit

Alle Masseure müssen darauf achten, dass auf keinen Fall eine Massage über infizierten Hautbereichen durchgeführt werden darf. Durch eine Massage besteht das Risiko, dass sich die Infektion auf andere Körperteile des Patienten ausweitet, ebenso wie auf den Masseur selbst. Häufige Infektionen der Haut sind Furunkel, Fieberbläschen, Schuppen, Windpocken oder Warzen. Informieren Sie sich über das Aussehen solcher Symptome. Wenn Sie unsicher sind, brechen Sie die Massage des Bereichs ab.

Entspannende Stimulation

Massage kann eine beruhigende Stimulation der Nervenenden darstellen, die den Entspannungsprozess anregt, ein maßgebliches Element des allgemeinen Nutzens der Massage.

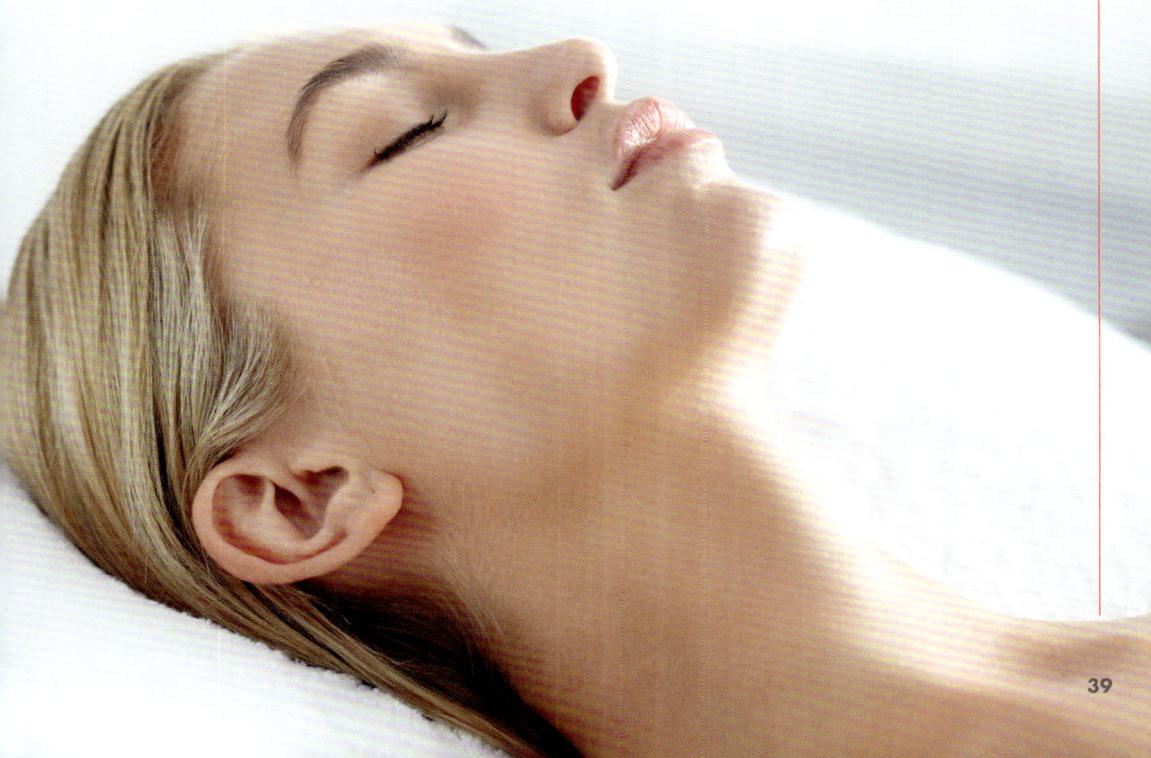

Blutkreislauf

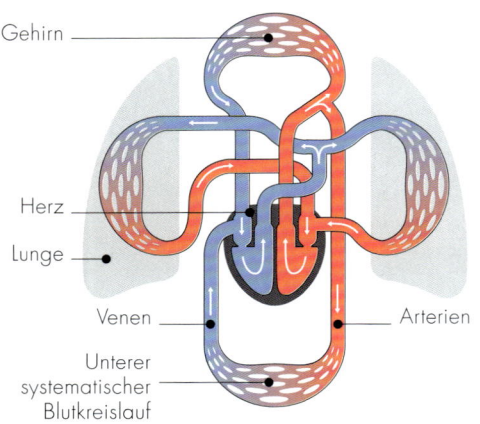

Gehirn

Herz

Lunge

Venen — Arterien

Unterer systematischer Blutkreislauf

Blutkreislaufbahn

Blut wird vom Herzen zur Lunge transportiert, wo es mit Sauerstoff angereichert und zurück zum Herzen geführt wird, um in alle Teile des Körpers gepumpt zu werden, bevor es wieder in das Herz zurückgelangt.

Das System umfasst außerdem winzige, poröse Gefäße, die sogenannten Kapillargefäße, die als Brücken zwischen den Arterien und Venen dienen, und Blut in einzelne Organe und Muskeln bringen, ebenso wie in andere Körperteile.

Arterien

Arterien sind Röhren mit dicken, muskulären Wänden, die sich erweitern und zusammenziehen, um den Druck aufrechtzuerhalten, der mit Sauerstoff angereichertes Blut durch das System vom Herzen weg befördert.

Venen

Diese Gefäße sind weniger muskulär als Arterien, können sich aber trotzdem erweitern. Einige Venen in den Beinen haben Klappen, um den Blutfluss zum Herzen gegen die Schwerkraft aufrechtzuerhalten.

Kapillargefäße

Arterien verzweigen sich in immer kleiner werdende Gefäße, die irgendwann in Kapillaren enden, die wiederum eine Verbindung zu den Venen darstellen, um das Blut zum Herzen zurückzuführen. Diese winzigen Gefäße, die im gesamten Körper vorhanden sind, haben nichtmuskuläre, semipermeable Wände, die durchlässig für Gase und Nährstoffe sind und diese in die Zellen eindringen lassen.

D er Blutkreislauf durch den Körper ist die vielleicht lebenswichtigste Funktion für den Menschen. Über ihn wird jede Zelle im Körper mit Sauerstoff und essenziellen Nährstoffen versorgt. Eine Massage wirkt sich maßgeblich auf das Kreislaufsystem aus, eine sorgfältige Kenntnis der Position und Funktion der wichtigsten Blutgefäße ist deshalb für alle Masseure von größter Bedeutung.

Das Kreislaufsystem besitzt zentral ein muskuläres Pumporgan, das Herz, und umfasst die wichtigsten Blutgefäße, die Arterien, die mit Sauerstoff angereichertes Blut transportieren, sowie die Venen, die sauerstoffarmes Blut transportieren.

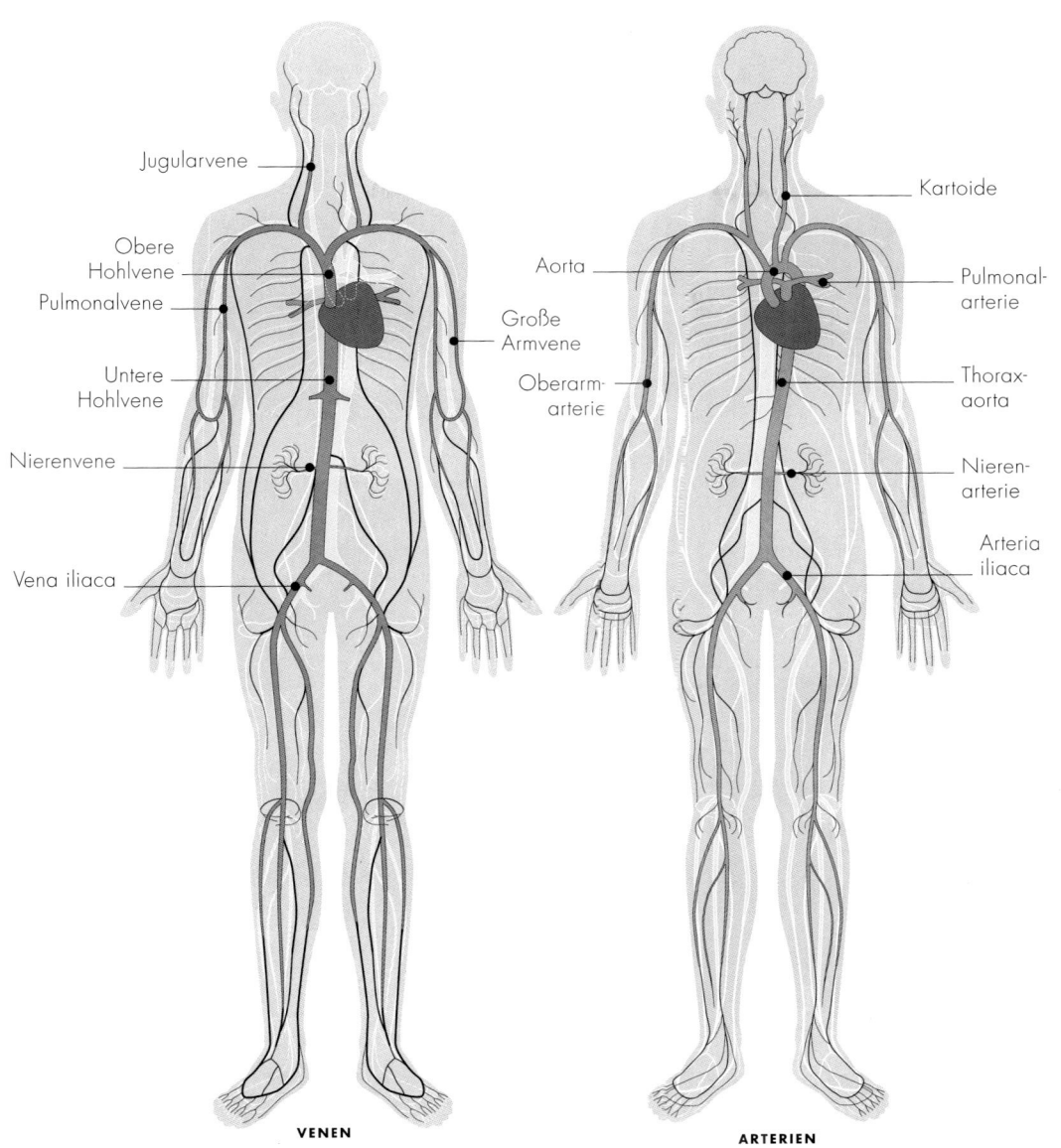

Jugularvene

Obere
Hohlvene

Pulmonalvene

Untere
Hohlvene

Nierenvene

Vena iliaca

Große
Armvene

Kartoide

Aorta

Pulmonal-
arterie

Oberarm-
arterie

Thorax-
aorta

Nieren-
arterie

Arteria
iliaca

VENEN

ARTERIEN

Das gesamte Körpersystem

*Blut wird in den Venen (oben links), Arterien (oben rechts) und
Kapillargefäßen durch den gesamten Körper transportiert, um Sauerstoff und
Nährstoffe an jeder Ort zu bringen.*

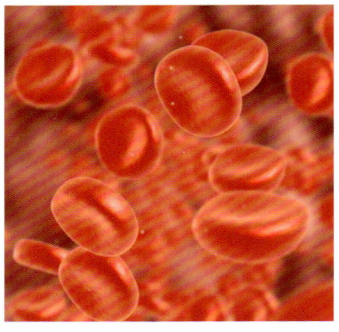

Rote Blutkörperchen
Sauerstoff wird im Hämoglobin, das in roten Blutkörperchen zu finden ist, im Körper transportiert.

MASSAGE UND KREISLAUF
Die Wirkung der Massage auf das Kreislaufsystem ist in vielerlei Hinsicht von großer Bedeutung. Das abwechselnden Drücken und Loslassen der Blutgefäße bei einer Massage stimuliert den Blutfluss durch die Arterien und Kapillargefäße und optimiert die Versorgung der Körperzellen mit Sauerstoff und Nährstoffen. Diese Wirkung ist vor allem in der Nähe der Hautoberfläche zu erkennen, wo eine vorübergehende Rötung der Haut in der massierten Region den verstärkten Blutfluss erkennen lässt.

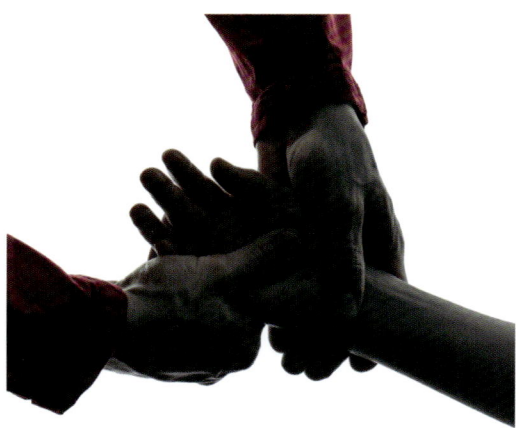

Zum Herzen
Die Massagegriffe sollten immer mit dem stärkeren Druck in Richtung des Blutflusses zum Herzen durchgeführt werden.

Die allgemeine Entspannung für den Patienten, die zu einem niedrigeren Puls führt, wird größtenteils auch den Blutdruck senken. Eine spezifische Massage der Beine kann auch den Blutfluss durch die Venen (venöser Rücklauf) verbessern, der bei einer Behinderung Krampfadern verursachen kann. Beachten Sie, dass die Massage immer in Richtung des venösen Rücklaufs erfolgt – d. h. in Richtung des Blutflusses zum Herzen –, insbesondere in den Beinen.

Der Blutfluss durch die Blutgefäße, die von sehr festen Muskeln eingeschlossen sind, kann ebenfalls durch Massage verbessert werden. Die Muskeln werden durch die Massagebehandlung gedehnt und weicher gemacht, sodass der Druck

Gewebereparatur

Mit Sauerstoff angereichertes Blut fließt durch die Kapillaren. Diese haben Wände, die so dünn sind, dass Sauerstoffmoleküle und Nährstoffe in das umliegende Gewebe durchdringen können. Damit erhalten diese Gewebe die Gelegenheit, sich selbst zu reparieren und zu wachsen und ihre speziellen Funktionen im Körper auszuführen.

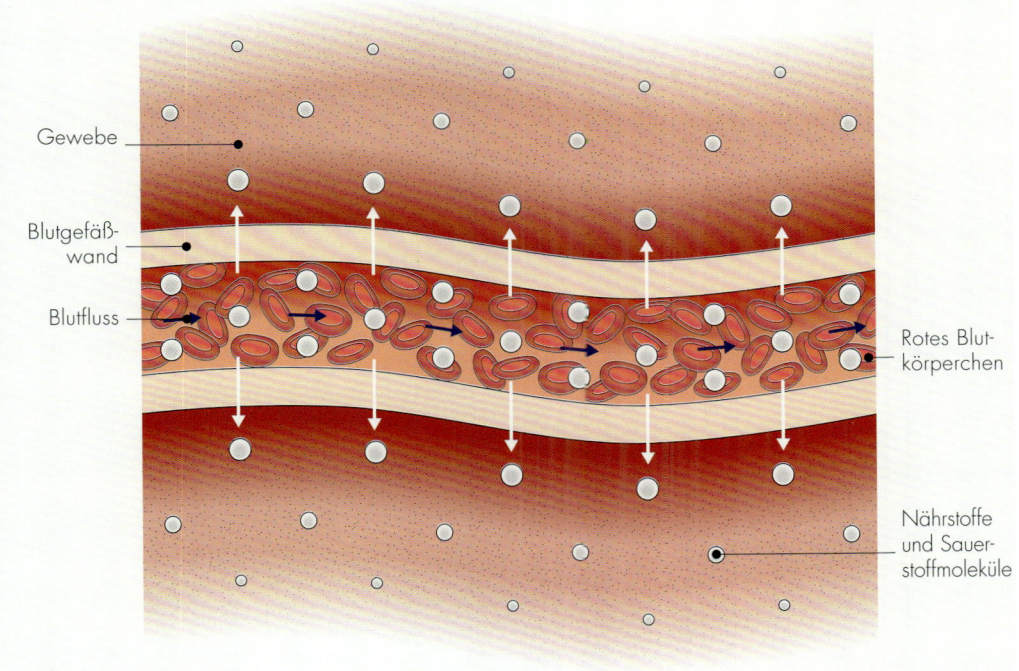

Gewebe

Blutgefäß-
wand

Blutfluss

Rotes Blut-
körperchen

Nährstoffe
und Sauer-
stoffmoleküle

auf nahegelegene Blutgefäße verringert wird und der Blutfluss wieder normalisiert wird.

Sicherheit

Die Wirkung der Massage auf den Blutdruck ist für die meisten Menschen kein Problem. Wird der Patient jedoch gegen zu hohen oder zu niedrigen Blutdruck behandelt, sollten Sie keine Massage durchführen, ohne dass der behandelnde Arzt dies für sicher erklärt hat.

Lymphsystem

Drainage und Reinigung

*Das Lymphsystem ist für die lebenswichtige Funktion
zuständig, überschüssige Flüssigkeit und gefährliche
Substanzen aus dem Körper zu entfernen.*

Das Lymphsystem ist ein Netzwerk aus
Gefäßen und „Verteilerstellen" (Lymphknoten), das dem Blutkreislauf zugehörig,
aber separat davon angelegt ist. Es hat die Aufgabe, überschüssige Flüssigkeit (Lymphe) aus
dem Gewebe zu entfernen, zusammen mit Abfall-
partikeln und infizierenden Organismen, die nicht
durch die Kapillarwände in den Blutstrom gelangen können. Die Flüssigkeit wird über Gefäße
und Kanäle in nahegelegene Lymphknoten transportiert, wo spezielle weiße Blutkörperchen und
Antikörper infektiöse Organismen angreifen.
Irgendwann gelangt die Flüssigkeit zurück in den
Blutstrom.

Massage und das Lymphsystem

Massage fördert eine wirksamere Drainage der
Lymphe, was wiederum den Abtransport von
Abfallstoffen aus dem Körper unterstützt.

Die gesteigerte Effizienz der Drainage über-
schüssiger Flüssigkeit kann hilfreich für all diejenigen sein, die unter Flüssigkeitseinlagerungen
(Ödemen) leiden. Es gibt auch Hinweise darauf,
dass eine Massage die Produktion der gegen
Infektionen und Krebs ankämpfenden weißen
Blutkörperchen stimuliert, der sogenannten Lym-
phozyten. Diese Vorteile für das lymphatische System entstehen durch eine allgemeine Massage.
Speziellere Massagetechniken, die gesondert die
Lymphdrainage verbessern, können im Rahmen
dieses Buchs nicht besprochen werden.

Sicherheit

Massieren Sie keine Person, die Fieber oder eine
andere Infektion hat. Die Stimulation des
Lymphsystems erhöht das Risiko, die Infektion zu
verbreiten. Es gibt bestimmte Krebsarten, die das
Lymphsystem befallen. Bei dieser Erkrankung sollte
der Patient nicht massiert werden.

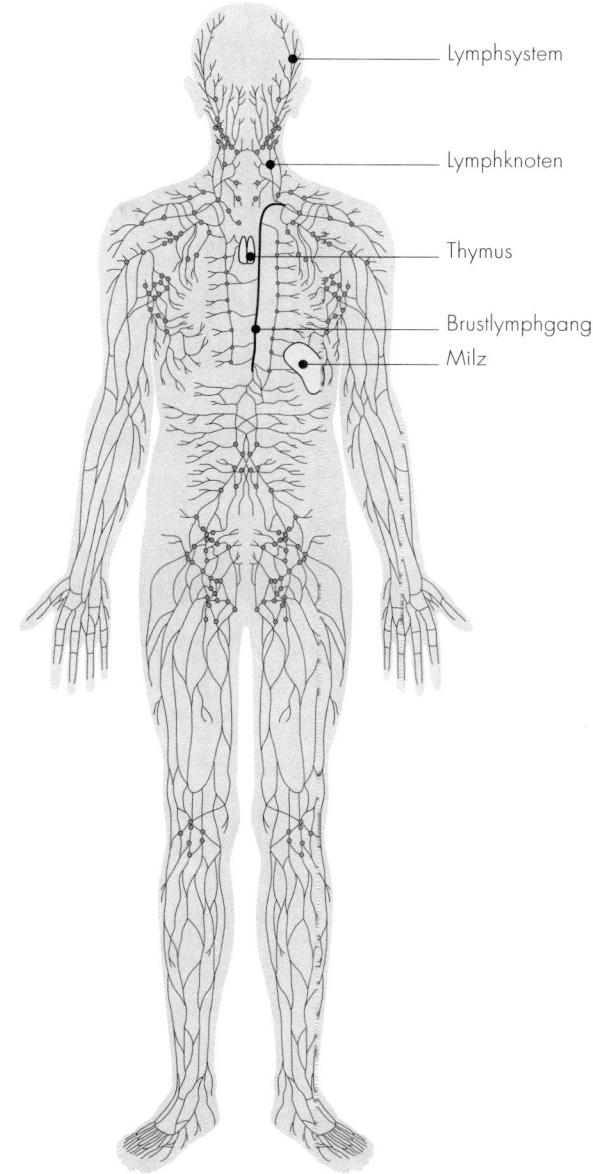

Lymphsystem

Lymphknoten

Thymus

Brustlymphgang

Milz

Ein schützendes Netzwerk

*Das Netzwerk der Lymphkanäle erstreckt sich durch den gesamten Körper.
Lymphknoten befinden sich hauptsächlich im Hals, in den Achselhöhlen
und in der Leiste.*

Nervensystem

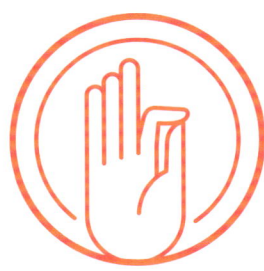

Berührungsempfinden

*Über das Nervensystem fühlen und genießen
wir die Vorteile von Massagegriffen.*

Die Stimulation des Nervensystems wirkt indirekt auf die physische und emotionale Gesundheit und lindert direkt physische Probleme, die die Nerven beeinträchtigen, wie beispielsweise den Druck von verspannten Muskeln.

Das Zentrum des Nervensystems ist das Gehirn, an das Signale von den Nerven gesendet werden. Sie gelangen dorthin über ein verzweigtes Netzwerk, das vom Rückenmark ausgeht. Die peripheren Nerven haben Rezeptoren in der Nähe der Hautoberfläche, die Empfindungen wie Druck, Temperaturänderungen oder Schmerzen registrieren. Einige Funktionen des Nervensystems können wir bewusst kontrollieren, wie beispielsweise die Signale, die die Bewegung steuern, während andere Nachrichtenarten unbewusst

erfolgen – beispielsweise solche, die die Atmung und die Verdauung steuern. Man hat festgestellt, dass der Massageprozess vor allem eine starke Wirkung auf das letztgenannte System hat – das autonome Nervensystem.

Massage und das Nervensystem

Sobald die Hand des Masseurs den Patienten berührt, wird eine Reaktion des Nervensystems veranlasst. Die Rezeptoren in der Nähe der Hautoberfläche registrieren den Kontakt und lösen eine Reaktionskette aus. Ein beruhigender, sanfter Druck wird sehr wahrscheinlich eine mentale und muskuläre Entspannung verursachen. Sie entsteht durch die Wirkung auf einen Zweig des autonomen Nervensystems, der auch als das parasympathische Nervensystem bezeichnet wird. Weitere Wirkungen könnten eine Verlangsamung des Pulsschlags und der Drüsenaktivitäten sein, ebenso wie eine Beschleunigung der Verdauung.

Das durch die Massage verursachte Gefühl der Entspannung trägt dazu bei, die Hormonfreisetzung zu regulieren, wodurch ein Wohlbefinden entsteht. Es hemmt die Freisetzung von Adrenalin (eines Stresshormons) und fördert die Ausschüttung von Endorphinen – der natürlichen Wohlfühlhormone des Körpers. Es wurde außerdem gezeigt, dass die Freisetzung von Oxytocin gesteigert wird, einem Hormon, das Liebesgefühle fördert.

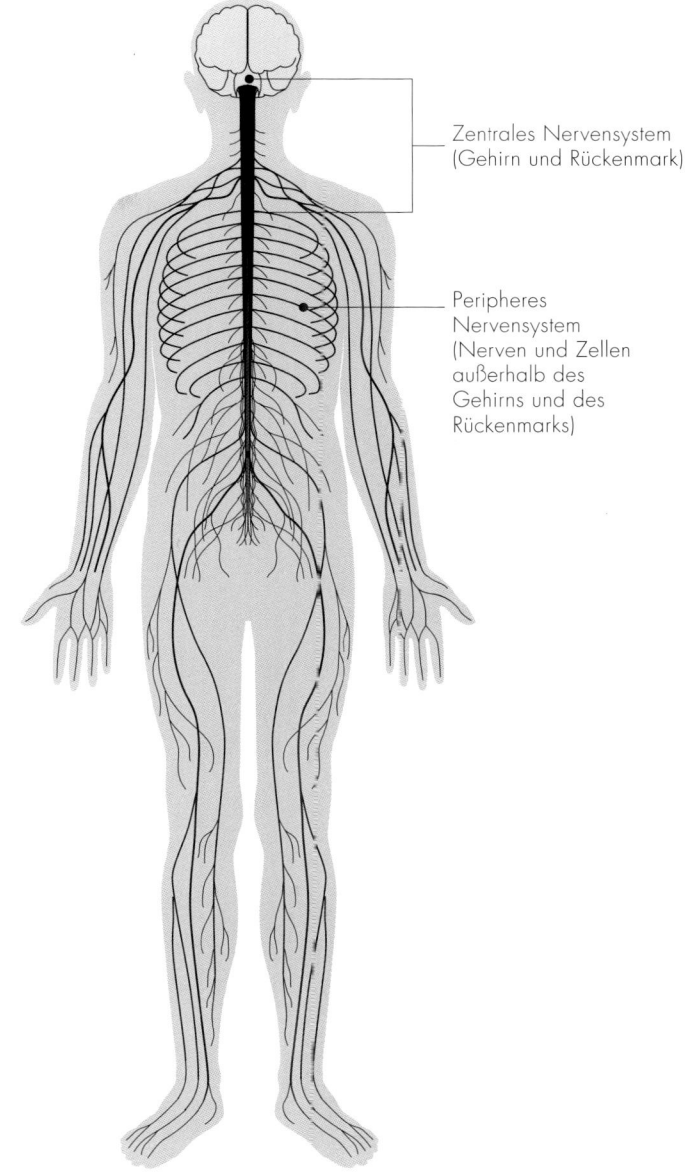

Zentrales Nervensystem
(Gehirn und Rückenmark)

Peripheres
Nervensystem
(Nerven und Zellen
außerhalb des
Gehirns und des
Rückenmarks)

Netzwerk der Gefühle

*Den Kern des Nervensystems bilden das Gehirn und das Rückenmark. Das
Netzwerk des peripheren Nervensystems erstreckt sich vom Rückenmark in
jeden Ort des Körpers.*

Atmungssystem

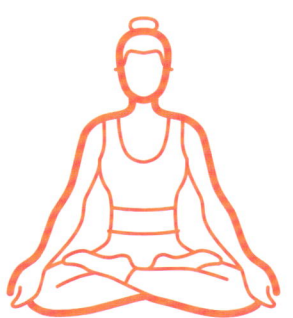

Atem des Lebens

*Die Fähigkeit, ungehindert zu atmen, ist
unverzichtbar für Gesundheit, körperliche
Energie und mentale Aufnahmefähigkeit.*

Atmen ist unverzichtbar für das Leben. Über
die Atmung nimmt der Körper Sauerstoff
aus der Atmosphäre auf. Sauerstoff wird
für die Zellfunktion benötigt. Wenn wir einatmen,
zieht sich die Membran (eine Muskelfläche, die
horizontal durch die Brust verläuft) zusammen und
zieht Luft in die Lungen. Sauerstoff durchdringt die
Lungenmembranen in den Blutstrom und wird in
die Zellen des gesamten Körpers transportiert.
Gleichzeitig tritt Kohlendioxid, ein Nebenprodukt
der Zellfunktion, aus dem Blutstrom aus und

gelangt in den Luftstrom der Lunge, wenn sich die
Membran entspannt und wir ausatmen. Eine
Behinderung des Atemmechanismus beeinträchtigt unvermeidlich jede physische Aktivität und die
mentale Aufnahmefähigkeit.

Massage und Atmung

Die Atmung kann durch viele Krankheiten behin-
dert werden, aber auch durch mentalen Stress,
der dazu führen kann, dass die Atmung immer
flacher wird. Eine durch die Massage veranlasste
Entspannung fördert ein tiefes Einatmen durch die
Wirkung auf das parasympathische Nervensystem. Massage kann auch die physische Anstren-
gung beim Atmen erleichtern. Weichere und
gedehnte Interkostalmuskeln (die Muskeln um die
Rippen herum) ermöglichen eine größere Ausdeh-
nung des Brustkastens und damit eine höhere
Lungenexpansion.

Langfristig hilft die Wirkung einer regelmäßigen Massage auch, die Haltung zu verbessern
und damit ein tieferes und gesünderes Atmen zu
fördern.

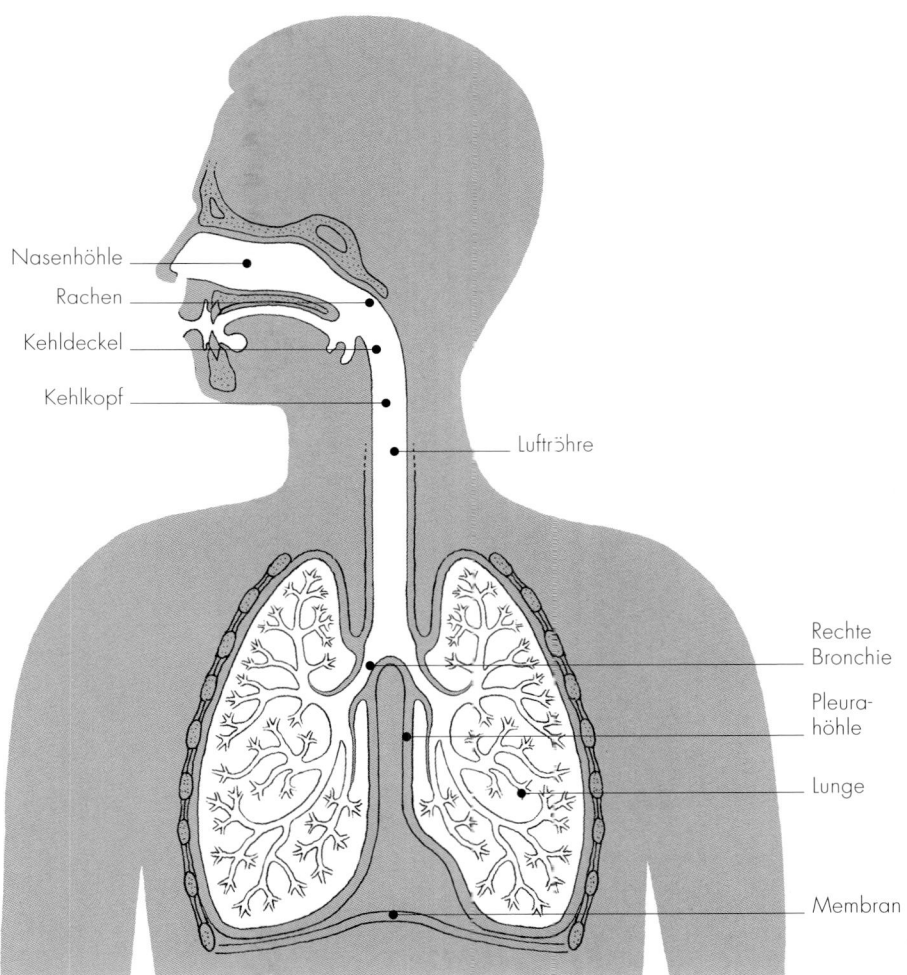

Nasenhöhle

Rachen

Kehldeckel

Kehlkopf

Luftröhre

Rechte Bronchie

Pleura- höhle

Lunge

Membran

Atemorgane

Die Lunge ist das wichtigste Atmungsorgan. Luft fließt durch die Nase und den Mund in die Luftröhre (Trachea) bis zum verzweigenden Bronchien- und Bronchiolennetzwerk in die Lungen.

VORBEREITUNG AUF DIE
DURCHFÜHRUNG EINER MASSAGE

Eine Massage ist mehr als nur die Ausübung von Massagegriffen auf den Körper einer anderen Person. Ein Masseur muss sich selbst und die Massageumgebung sorgfältig vorbereiten, um sicherzustellen, dass die gesamte Erfahrung förderlich für Entspannung und Heilung ist. In diesem Kapitel erfahren Sie, wie Sie sich physisch und mental auf eine Massage vorbereiten. Es gibt Empfehlungen zur Kleidung und Ausrüstung, ebenso wie zur Kommunikation mit dem Patienten. Die Einhaltung all dieser Empfehlungen wird sich höchst positiv auf Ihre Behandlung auswirken.

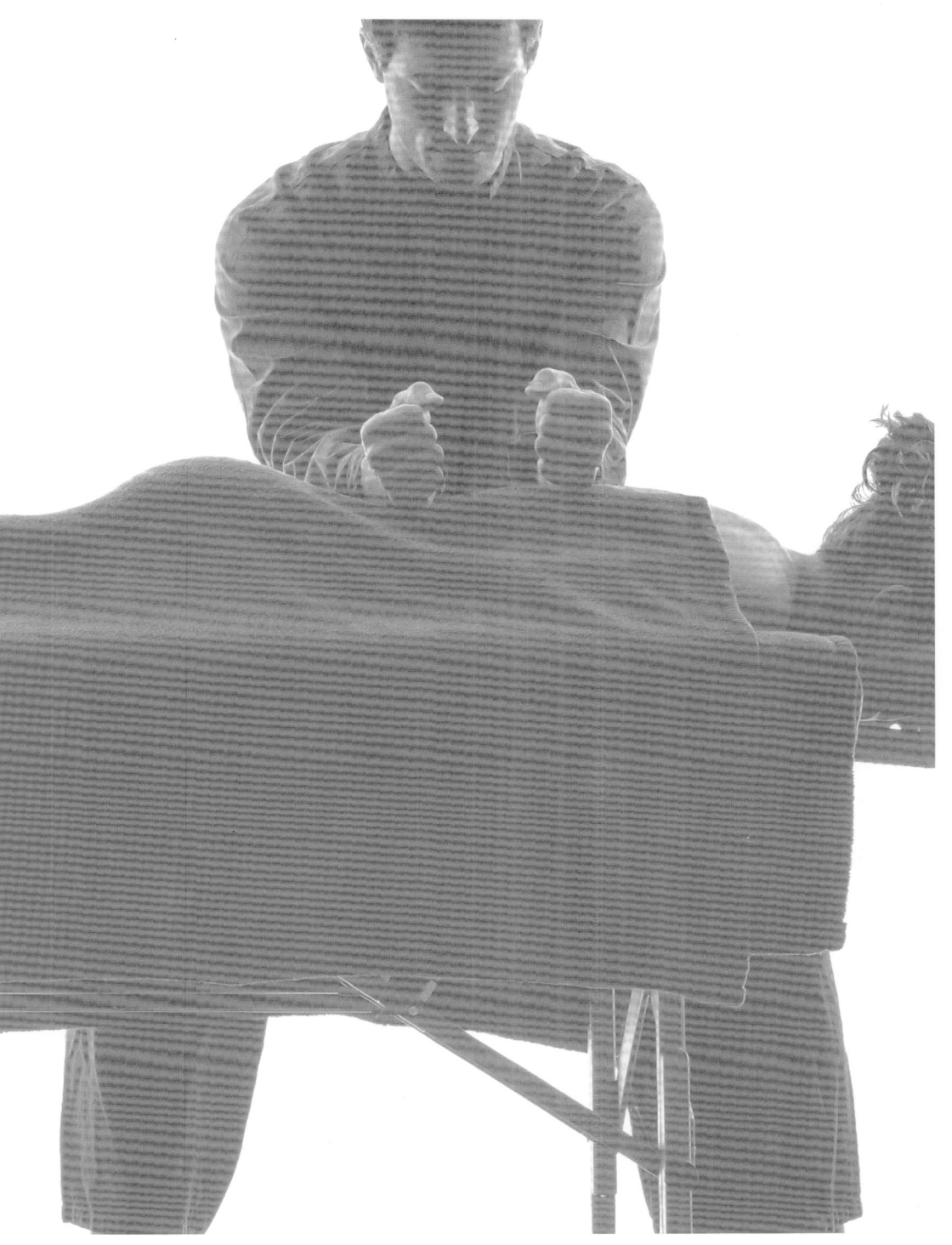

Beginn der Massage

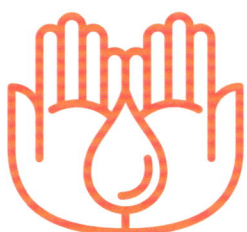

Konzentration auf die Heilung

Richten Sie Ihren Fokus immer auf den Zweck der Massage – damit der Patient optimal davon profitiert.

Die Kenntnis, wie die heilende Kraft der Berührung angewendet wird, um ein Wohlgefühl, eine Stressbeseitigung und die Linderung vieler schmerzhafter Krankheitszustände zu erzielen, ist von größter Wichtigkeit. Wenn Sie lernen, Ihre Massagen sicherer und effektiver auszuüben, werden Ihre Dienste von Familie und Freunden sehr gern angenommen.

Amateur oder Profi?

Dieses Buch und die darin vorgestellten Techniken richten sich an den Amateur, nicht unbedingt an diejenigen, die eine professionelle Praxis einrichten wollen. Dennoch ist es für jeden, der eine Massage anbietet, wichtig, einen ernsthaften Ansatz zu entwickeln, der viele der Richtlinien berücksichtigt, die Sie auch von einem Profi erwarten würden. Wenn Sie für Ihre Massagebehandlungen bezahlt werden wollen, müssen Sie jedoch Richtlinien einhalten, die im Rahmen dieses Buchs nicht besprochen werden können. Sie sollten dafür eine Schulung in einer entsprechenden Einrichtung machen.

Sicherheit und Effektivität

Die Grundregeln für den Amateur und den Profimasseur sollen die Sicherheit für den Geber und den Empfänger der Massage gewährleisten und die Bedingungen für eine optimale Wirksamkeit der Behandlung schaffen. Auf den folgenden Seiten erfahren Sie, wie Sie sich als Masseur vorbereiten und präsentieren, wie Sie eine Massageumgebung einrichten, mit der Sie die vorgesehenen Vorteile der Behandlung erzielen können, und – was besonders wichtig ist – wie Sie Ihren Patienten vorbereiten, sodass er weiß, was ihn erwartet und er sich sicher fühlt, sodass er die Erfahrung genießen kann.

Vorbereitende Checkliste

Bevor Sie sich mit der eigentlichen Massage beschäftigen, sollten Sie die folgende Checkliste durchlaufen. Die Empfehlungen in diesem Kapitel helfen Ihnen, sich auf die Praxis vorzubereiten.

- Bin ich mental in der richtigen Stimmung?

- Bin ich körperlich in der Lage, eine wirksame Massage zu geben?

- Ist die Massageumgebung ordentlich und einladend?

- Habe ich die notwendige Ausrüstung?

Mentale Vorbereitung

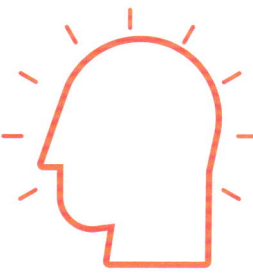

Gemütshaltung
Innere Ruhe und Konzentration sind maßgeblich für eine effektive Massage.

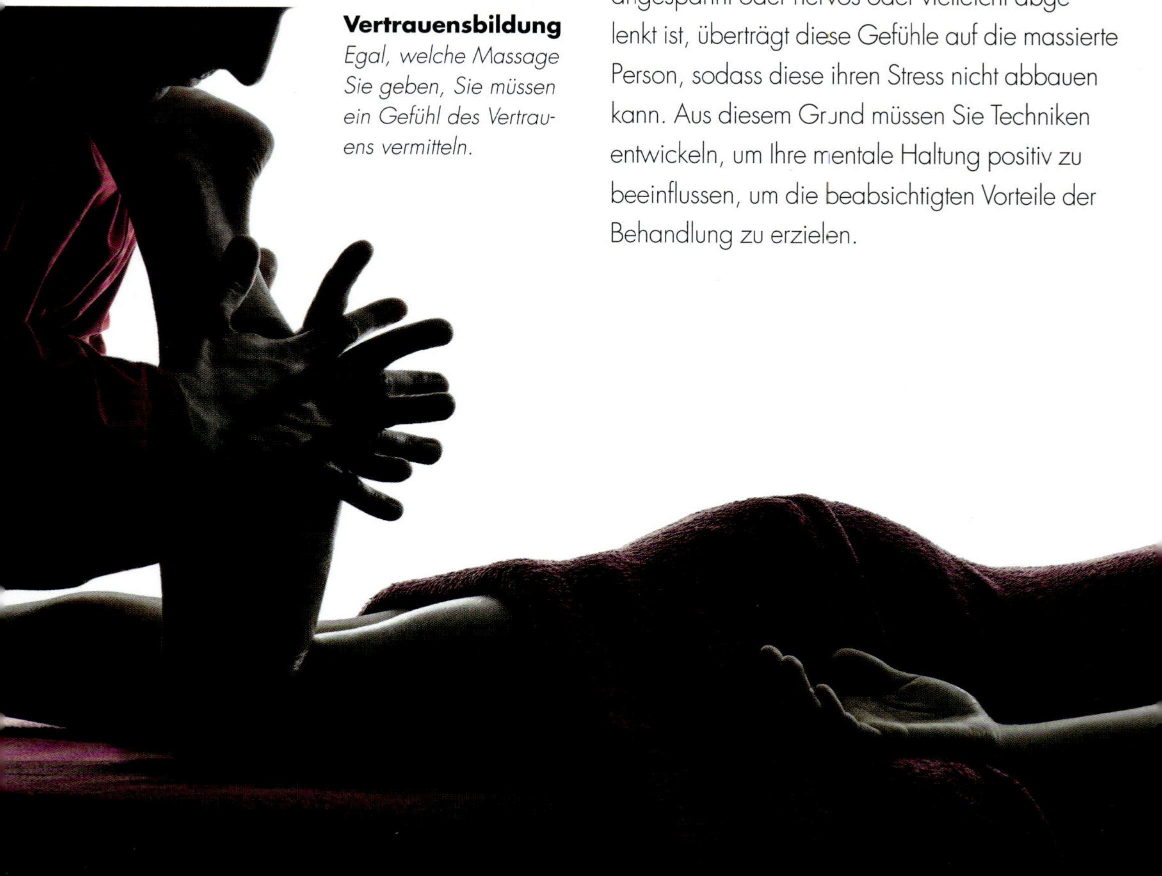

Vertrauensbildung
Egal, welche Massage Sie geben, Sie müssen ein Gefühl des Vertrauens vermitteln.

Massage ist mehr als ein physischer Prozess. Wenn Sie Ihre Hände auf den Körper einer anderen Person legen, kann der Kontakt Ihre Emotionen und Ihren Gemützustand auf die berührte Person übertragen. Dies kann vorteilhaft für die Behandlung sein, sich aber auch negativ auswirken.

Ein entspannter und zuverlässiger Masseur vermittelt Sicherheit und überträgt Entspannung über seine Hände. Eine Massage von jemandem, der angespannt oder nervös oder vielleicht abgelenkt ist, überträgt diese Gefühle auf die massierte Person, sodass diese ihren Stress nicht abbauen kann. Aus diesem Grund müssen Sie Techniken entwickeln, um Ihre mentale Haltung positiv zu beeinflussen, um die beabsichtigten Vorteile der Behandlung zu erzielen.

Fokus und Loslassen

Einer der Schlüssel für die Durchführung einer nutz-
bringenden Massage ist die Entwicklung eines
sowohl verbindlichen als auch losgelösten Ansat-
zes. Ihr Fokus muss auf dem Massageprozess
liegen. Sie müssen Störungen von außen igno-
rieren und losgelöst von Ihren Gefühlen zu der
Person bleiben, die Sie massieren. Gleichzeitig
müssen Sie auf körperliche Reaktionen auf Ihre
Berührung achten. Massagelehrer beschreiben
die richtigen mentalen Attribute häufig als „Intention" und „Fokus". Die Intention der Massage
sollte der therapeutische Nutzen sein, den Sie
erzielen wollen. Der Fokus liegt auf dem Prozess,
diesen Nutzen zu erzielen.

Innerer Fokus

Die Zentrierung ist eine unverzichtbare Technik, um einen inneren Fokus zu erzielen, der Ihnen ermöglicht, heilende Energie zu übertragen.

ZENTRIEREN SIE SICH Viele Masseure
sind davon überzeugt, dass ihnen das Erlernen
und die Ausübung von Meditationstechniken
hilft, eine Umwandlung ihrer Geisteshaltung
zu erzielen, wobei sie die täglichen Probleme
ausblenden und in einen fokussierteren Zustand
gelangen, der notwendig ist, um eine effektive
Massage geben zu können. Es gibt viele verschiedene
Verfahren für die Zentrierung, die Ihnen helfen können,
den erforderlichen Fokus zu erzielen, aber dieses
einfache Verfahren ist schnell und einfach, und
Sie sollten es ausprobieren, bevor Sie eine
Massage geben.

Innere Gelassenheit

*Bevor Sie eine Massage geben,
wenden Sie eine Technik Ihrer Wahl
an, um externe Gedanken und Probleme
auszuschließen, sodass Sie sich
auf den Massagevorgang konzentrieren können.*

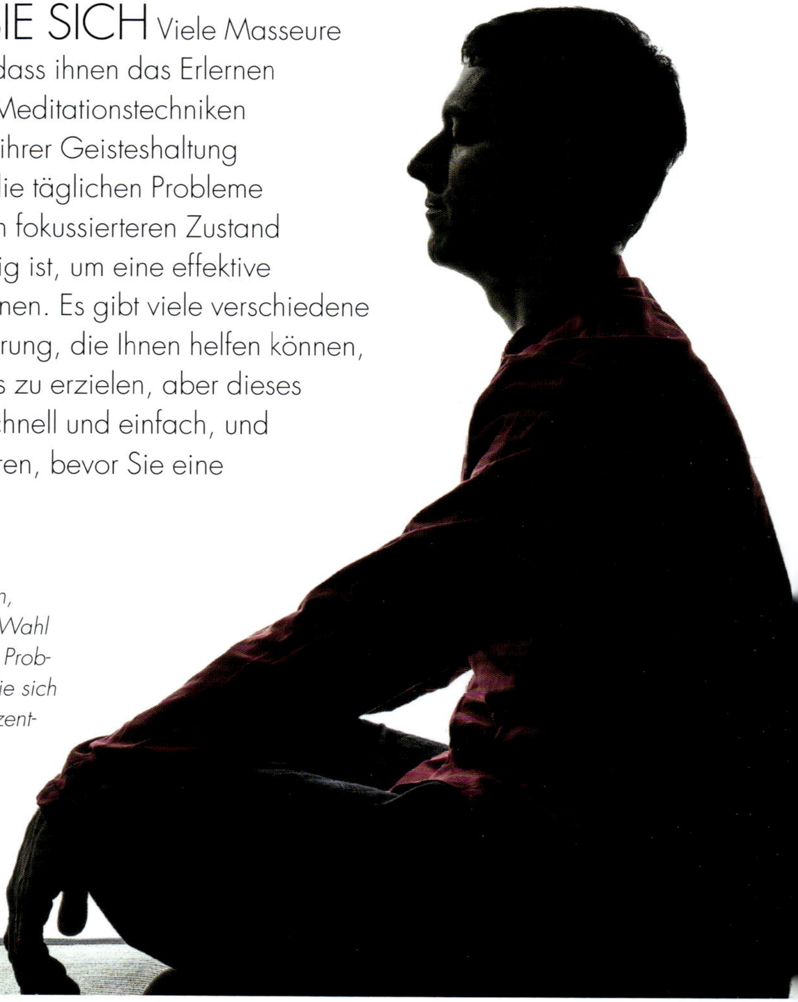

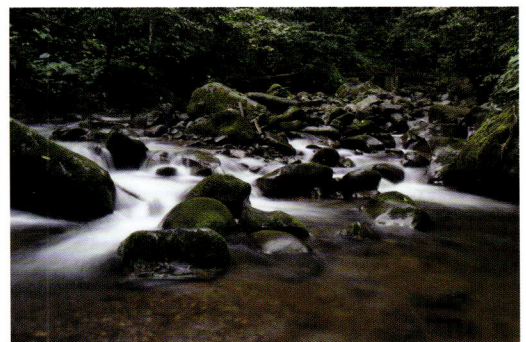

Visualisierung

*Einige Menschen stellen sich gern
fließendes Wasser in einem Fluss
vor, um zu visualisieren, wie der
Stress aus ihrem Bewusstsein fließt.*

Zentrierungsverfahren

- Knien oder setzen Sie sich in eine bequeme
Position und schließen Sie die Augen.

- Fühlen Sie Ihren Kontakt mit dem Boden und
die Unterstützung, die er Ihnen bietet.

- Bewegen Sie Ihren Fokus von Ihrem Gesäß
und der Hüfte an der Wirbelsäule und dem
Rumpf entlang nach oben und fühlen Sie Ihre
Arme, Hände und Schultern. Lassen Sie alle
Verspannungen los, die Sie fühlen.

- Konzentrieren Sie sich jetzt auf den Hals, den
Kiefer und das Gesicht. Lassen Sie auch hier
alle Verspannungen los.

- Wenden Sie Ihre Aufmerksamkeit dem Atem
zu. Achten Sie darauf, wie der Atem ein und
aus fließt, ohne den Prozess zu forcieren. Stellen Sie sich vor, wie aller Stress und alle Spannungen Ihren Körper beim Ausatmen
verlassen. Nach ein paar Minuten tiefen und
sanften Atmens öffnen Sie Ihre Augen.

Erdung

*Sie nutzen die Fähigkeit, einen menta-
len Fokus zu erzielen, wenn Sie eine
erdende Berührung vornehmen – eine
Technik, die später in diesem Buch
noch beschrieben wird.*

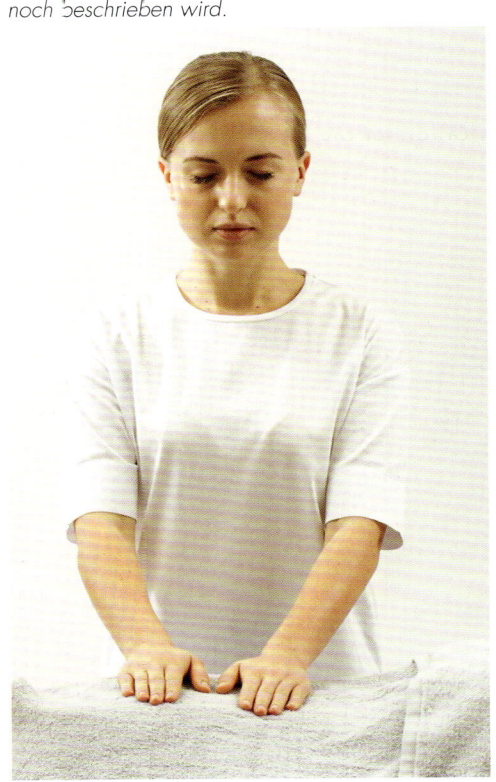

Körperliche Fitness und Gesundheit

Für die Erteilung einer Massage brauchen Sie sowohl Stärke als auch Durchhaltevermögen. Als Masseur müssen Sie also sicherstellen, dass Sie ausreichend fit sind, um eine Überlastung zu vermeiden, und dass Sie bei einer Massage nicht zu müde werden. Sie sollten dafür sorgen, dass Sie Ihre allgemeine Gesundheit und Ihre körperliche Fitness bewahren, wie beispielsweise durch eine ausgeglichene Ernährung mit vielen Vitaminen und anderen Nährstoffen, und Sie sollten nicht zu viel Zucker oder Fett zu sich nehmen.

Es gibt gute Gründe, Ihr Gewicht innerhalb gesunder Grenzen zu halten. Wenn Sie Massagen geben sollen, hilft Ihnen die Vermeidung von übermäßigem Gewicht, agil zu bleiben, sodass Sie sich gut um die Massageliege und den Patienten herum bewegen können.

Stärke und Durchhaltevermögen

Um Ihre Fähigkeit zu optimieren, eine kraftvolle und anhaltende Massage durchzuhalten, müssen Sie eine ausreichende allgemeine Fitness erreichen und beibehalten. Sie müssen kein Olympiasportler sein, aber es ist zu empfehlen, regelmäßig aerobe Übungen irgendeiner Art zu machen – beispielsweise Laufen, Radfahren, Schwimmen oder Tennis.

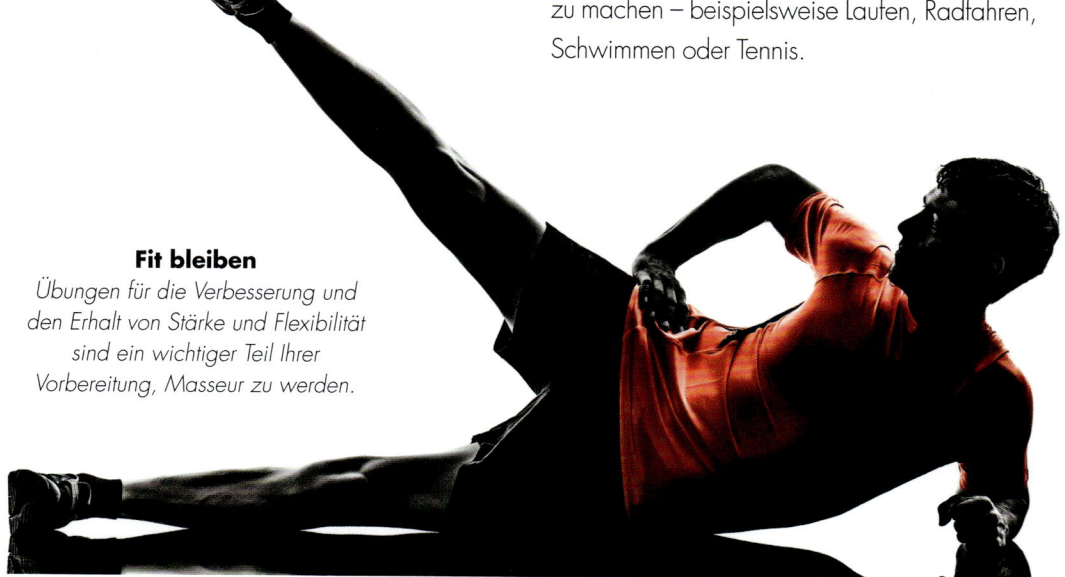

Fit bleiben
Übungen für die Verbesserung und den Erhalt von Stärke und Flexibilität sind ein wichtiger Teil Ihrer Vorbereitung, Masseur zu werden.

Darüber hinaus sollten Sie in Betracht ziehen, eine Aktivität aufzunehmen, die Ihre Flexibilität steigert. Yoga ist ideal, weil Sie damit Stärke und Flexibilität aufbauen, und gleichzeitig ist es beruhigend und trägt zum mentalen Fokus bei. Tai-Chi, wo es vor allem um Atmen und kontrollierte Bewegung geht, ist ebenfalls eine Übung, die sinnvoll für Masseure sein kann.

Eine Massage erhalten

Als Masseur profitieren Sie auch maßgeblich davon, selbst eine Massage zu erhalten. Damit werden nicht nur Belastungen oder Spannungen gelöst, die Sie während Ihrer Arbeit aufbauen, sondern Sie erinnern sich auch, was der Empfänger einer Massage fühlt – eine wichtige Einsicht.

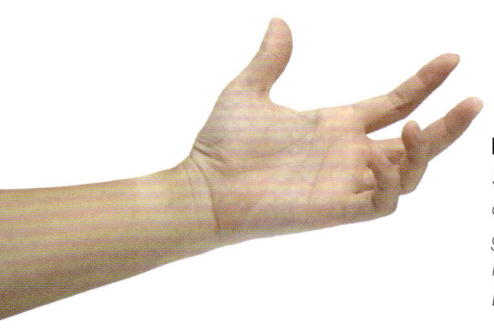

Hände und Finger

Stellen Sie vor jeder Massagesitzung sicher, dass Ihre Hände und Finger frei von Verspannungen und Versteifungen sind, indem Sie sanft die Hand- und Fingergelenke über den vollständigen Bewegungsbereich führen.

KÖRPERLICHE VORBEREITUNG Es gibt Übungen, die nützlich für die Vorbereitung auf die Massage sind. Insbesondere sollten Sie sich mit der idealen Haltung vertraut machen, die Sie bei der Erteilung einer Massage einnehmen. Durch die Nutzung der empfohlenen Haltung optimieren Sie nicht nur Ihre Mobilität und die Intensität und Richtung der Griffe, sondern schützen sich dadurch auch vor Überlastungen.

Gesunde, stehende Haltung

Überprüfen Sie zunächst, wie Sie stehen. Eine gesunde, stehende Haltung balanciert das Gewicht des Kopfes vertikal über der Wirbelsäule aus. Damit wird eine Überlastung des Rückens vermieden. Achten Sie darauf, das Becken waagerecht zu halten, um Ihr Gewicht gleichmäßig auf Ihre Beine zu verteilen.

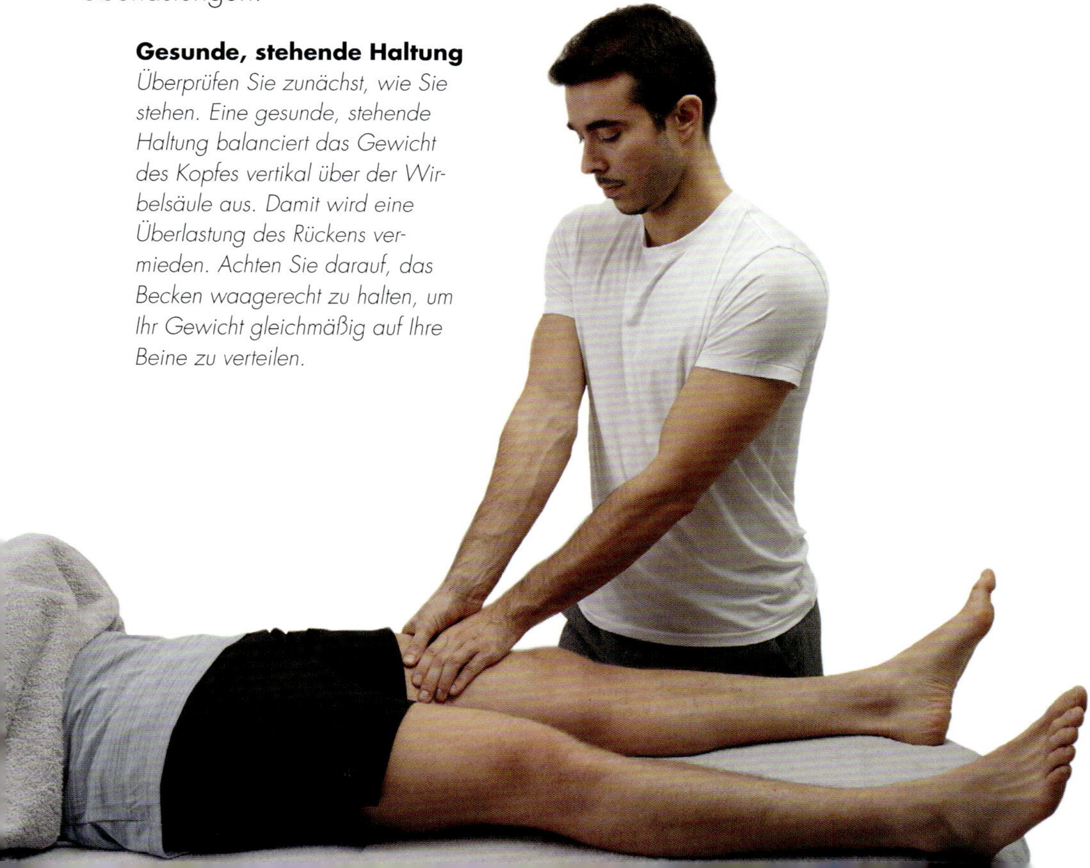

Seitenstand

Stellen Sie sich neben Ihre Massageliege, wobei die Füße etwas mehr als hüftbreit auseinander stehen. Stellen Sie Ihre Füße so, dass die Zehen in einer Linie mit den Kanten des Tisches stehen, und in einem Winkel von 45 Grad nach außen zeigen. Halten Sie Ihre Knie weich (leicht gebeugt) und Ihren Rücken gerade. Bewegen Sie Ihre Hüfte nach vorn und ziehen Sie Ihren Po leicht nach innen. Legen Sie Ihre Arme auf den Tisch, wobei die Ellbogen rechte Winkel bilden. Arbeiten Sie, indem Sie nach unten blicken, ohne Ihren Nacken zu beugen. Dieser Stand wird für kurze Griffe verwendet.

Schreitende Haltung

Stellen Sie sich in einem Winkel von ca. 45 Grad neben Ihre Massageliege, wobei das äußere Bein vorn steht, Knie gebeugt, und das innere Bein hinten, Knie fast gerade. Halten Sie die Knie weich und den Rücken gerade, massieren Sie, während Sie sich nach hinten bewegen, indem Sie das äußere Knie strecken und Ihr Gewicht auf das innere Bein verlagern. Anschließend bewegen Sie sich wieder nach vorn, indem Sie das äußere Knie beugen und Ihr Gewicht nach vorn auf dieses Bein verlagern. Diese Haltung wird für lange Griffe verwendet.

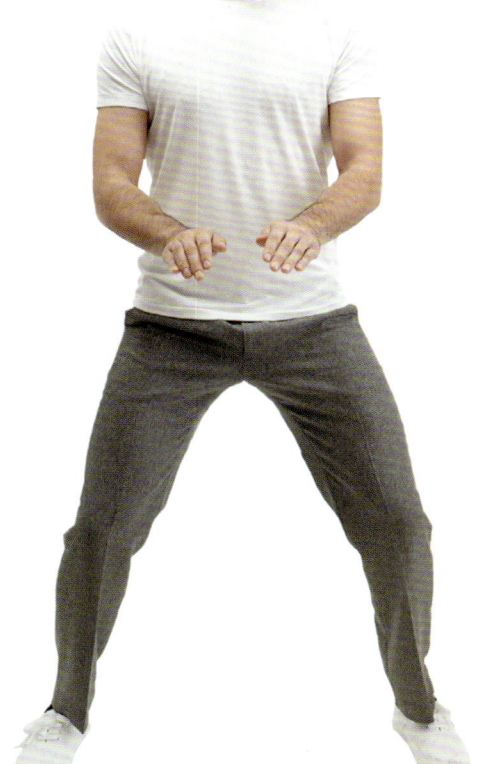

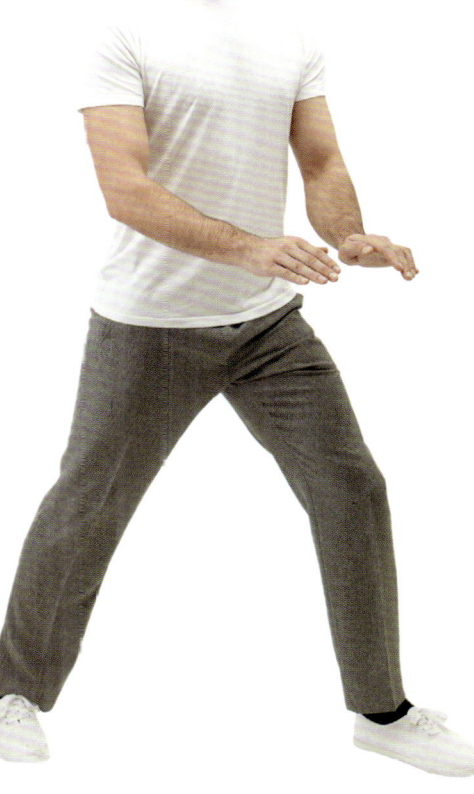

Sauberkeit und Kleidung

Bei der Massage kommt es zu einem engen persönlichen Kontakt zwischen dem Masseur und dem Massierten, deshalb muss der Masseur streng auf persönliche Hygiene achten, was die Gesundheit und das Wohlbefinden des Patienten betrifft. Es darf keinerlei Körpergeruch geben, eine tägliche Dusche ist also unverzichtbar. Vermeiden Sie außerdem stark duftende Pflegeprodukte – Ihre Gegenwart sollte so neutral wie möglich sein.

Kleidung

Vor allem sollten Sie saubere Kleidung tragen, die eine uneingeschränkte Bewegungsfreiheit bietet. Für einen Amateur sind ein lockeres T-Shirt und Jogginghosen geeignet. Baumwolle ist die ideale Faser, weil sie kühl und atmungsaktiv ist. Was die Ästhetik betrifft, sind helle Farben zu bevorzugen, weil Schmutz daran sofort auffallen würde, sodass für die behandelte Person offensichtlich ist, dass Sie saubere Kleidung tragen. Tragen Sie leichte, flache Schuhe mit rutschfesten Sohlen.

Haare

Ihre Haare sollten sauber und gekämmt sein – egal, ob kurz oder lang – und sie sollten bei der Massage nicht in Ihr Gesicht hängen. Es ist nicht angebracht, Handpositionen ändern zu müssen, weil man sich die Haare aus dem Gesicht streichen muss. Fixieren Sie Ihre Haare also gegebenenfalls mit einem Haarband, damit keine Strähnen in Ihr Gesicht gelangen.

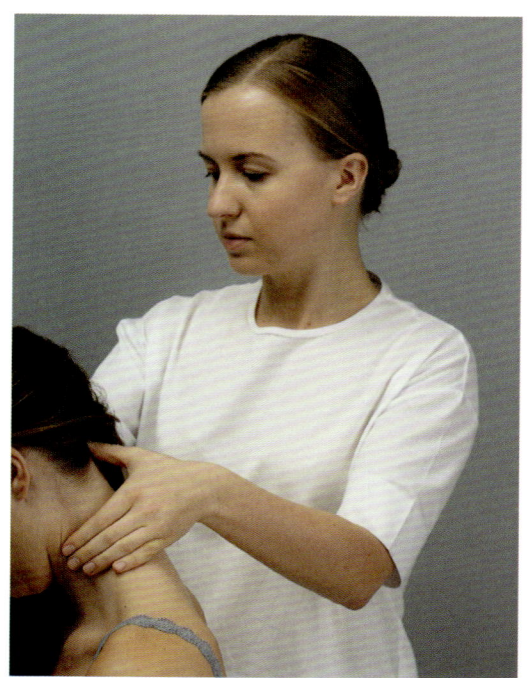

Sauber und bequem
Tragen Sie Kleidung, die Sie nicht in Ihrer Bewegungsfreiheit einschränkt.

Hände und Nägel

Dem Zustand und dem Aussehen Ihrer Hände muss besondere Aufmerksamkeit gewidmet werden. Waschen Sie Ihre Hände vor jeder Behandlung sorgfältig, und verwenden Sie ein antibakterielles Handwaschprodukt. Häufiges Waschen kann die Haut austrocknen, verwenden Sie deshalb nach der Massagesitzung Handcreme, damit Ihre Hände weich und frei von Rissen bleiben. Verwenden Sie vor der Massage keine Handcreme, um die Creme nicht auf die behandelte Person zu übertragen.

Halten Sie Ihre Nägel kurz, glatt und gut maniküert. Mit langen Nägeln können Sie während der Massage Kratzer verursachen. Verwenden Sie keinen farbigen Nagellack, weil dies unprofessionell wirkt (was auch für den Amateur gilt) und weil er Schmutz unter den Nägeln verdecken kann.

Vorbereitung der Umgebung

Genau wie für Ihr persönliches Erscheinungsbild sind praktisch, sauber und neutral die Schlüsseleigenschaften für die effektivste Massageumgebung. Ziel sollte es sein, eine Umgebung zu schaffen, die beruhigend und entspannend für den Empfänger der Massage ist und die es dem Masseur gestattet, sicher und effizient zu arbeiten.

Der Massageraum

Der eigentliche Raum sollte groß genug sein, um eine einfache Bewegung an jeder Seite der Massageliege zuzulassen. Für Ihre eigene Bequemlichkeit sowie für die Bequemlichkeit der behandelten Person sollten eine ausreichende Belüftung und eine geregelte Raumtemperatur sichergestellt werden. Im Idealfall sollten in dem Raum ca. 25 °C herrschen und es sollte keine Zugluft geben.

Weitere Einrichtungen

Ein angeschlossener Waschraum/Toilette sind praktische Einrichtungen, in denen sich die behandelte Person umziehen kann, und wo sie die Toilette benutzen kann, was vor jeder Massage empfohlen wird.

Entspannende Umgebung
Sanfte Beleuchtung und eine neutrale Dekoration sind wichtige Faktoren bei der Schaffung einer entspannenden Umgebung.

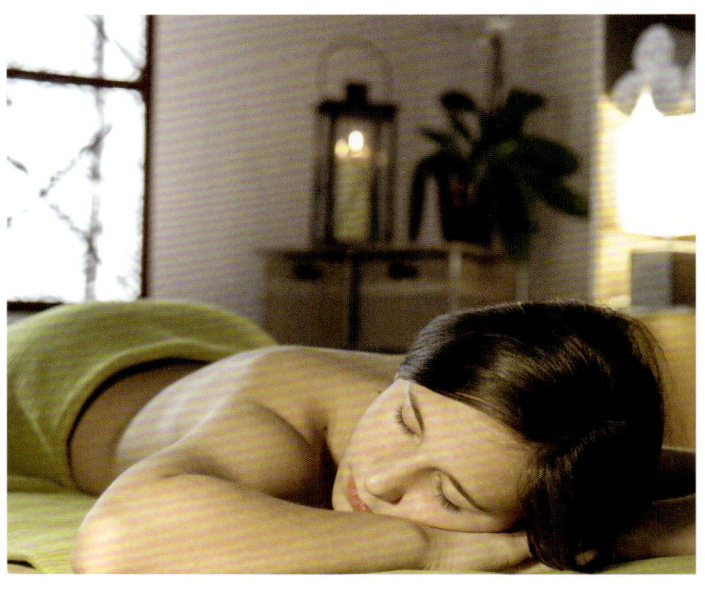

Wenn Sie keine separate angeschlossene Einrichtung haben, ist es vielleicht sinnvoll, einen Bereich des Raums abzutrennen, um etwas Privatsphäre beim Umkleiden zu schaffen. Dafür sollten Sie auch einen Stuhl bereitstellen. Außerdem müssen Sie der Person ermöglichen, irgendwo auf die Toilette zu gehen.

Raumaufteilung

Dieser Plan zeigt die wichtigsten Elemente eines guten Raums für die Massagebehandlung.

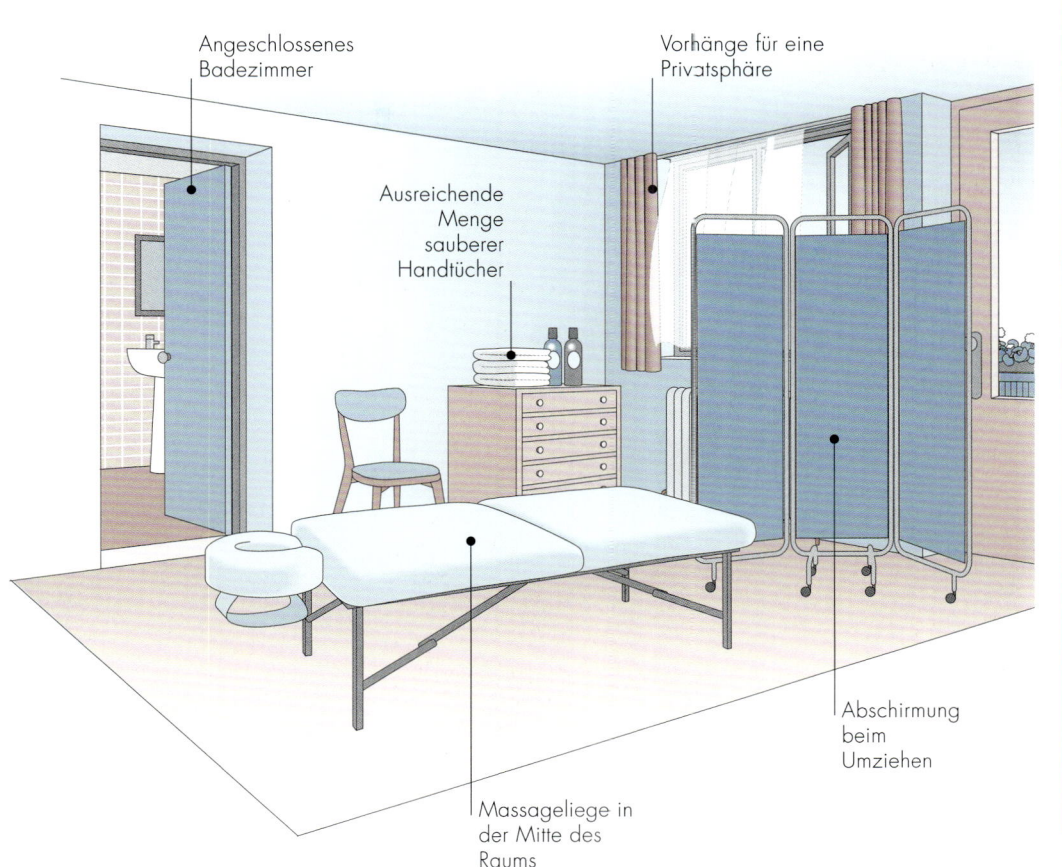

Angeschlossenes Badezimmer

Vorhänge für eine Privatsphäre

Ausreichende Menge sauberer Handtücher

Abschirmung beim Umziehen

Massageliege in der Mitte des Raums

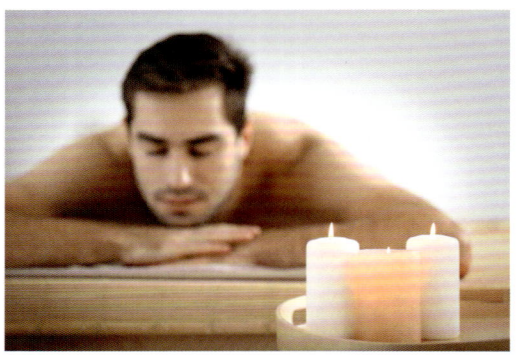

Raumduft

*Duftkerzen stellen eine gute Methode dar,
die Massageumgebung mit Duft zu erfüllen.*

Beleuchtung

Natürliches Licht ist immer von Vorteil, aber jeder Raum, in dem Sie eine Massage geben, sollte die Möglichkeit bieten, die Fenster mit Jalousien oder Vorhängen abzuschirmen. Sie müssen nicht das gesamte Licht ausschließen, jedoch für eine Privatsphäre bei der Massage sorgen. Zu Beginn und zum Ende einer Sitzung sollten Sie aus praktischen Gründen eine ausreichende Beleuchtung sicherstellen, um Ihre Ausrüstung bereitzustellen oder aufzuräumen, aber während der Behandlung ist eine gedämpfte Beleuchtung zu bevorzugen. Sie benötigen genügend Licht, um beispielsweise Hautprobleme zu erkennen. Außerdem ist es sinnvoll, das Gesicht der massier-

ten Person zu sehen, um Ausdrucksänderungen zu erkennen, die auf Unbehagen hinweisen könnten. Viele Signale empfangen Sie jedoch über die Berührung und brauchen deshalb kein helles Licht. Der Empfänger der Massage kann sich besser entspannen, wenn das Licht gedämpft ist, was sehr wichtig ist.

Sie könnten beispielsweise in dimmbares Licht investieren, vielleicht mit einem helleren Licht über dem Regal oder dem Tisch, auf dem Sie Ihre Ausrüstung und die Öle aufbewahren.

Duft

Der Duft um uns herum wirkt sich stark auf unser Befinden aus. Viele Massagetherapeuten nutzen den subtilen Duft ätherischer Öle, um eine entspannende und harmonische Atmosphäre zu schaffen. Es gibt viele Möglichkeiten, einen Raum zu beduften, von Räucherstäbchen bis zu Öllichtern und Kerzen. Egal, welche Methode Sie verwenden, übertreiben Sie es nicht. Und seien Sie konservativ bei der Auswahl des Dufts. Unsere Reaktionen auf unterschiedliche Düfte können sehr persönlich sein. Alles, was zu stark riecht, kann ganz entgegen Ihrer eigentlichen Absicht wirken. Wählen Sie leichte Düfte, wie beispielsweise Lavendel, dessen entspannende Eigenschaften bekannt sind.

Musik

Sanfte Töne können eine die Entspannung
fördernde Umgebung schaffen, aber genau
wie Duft muss sie dezent, unaufdringlich und im
Hintergrund sein. Es gibt Aufzeichnungen speziell
für Therapiesitzungen, wie beispielsweise Massagen. Häufig enthalten sie sanft fließende Harmo-
nien und meistens keinen ablenkenden Text.
Fragen Sie die zu behandelnde Person stets, ob
sie die Musik angenehm findet, und schalten Sie
sie ab, wenn sie nicht gefällt.

Massageliege

Für jeden Masseur, egal ob Profi oder Amateur, ist eine spezielle Massageliege wünschenswert. In einigen Situationen kann eine improvisierte Einrichtung verwendet werden, aber eine gute Massageliege ist sowohl für den Patienten als auch für den Masseur bequemer. Es gibt Liegen, die leicht verstaut werden können, wenn sie nicht gebraucht werden.

Auflage der Massageliege

Auf der Liege sollte eine saubere Abdeckung angebracht werden. Viele Profis verwenden Einwegpapierrollen, sodass das Papier zwischen den einzelnen Patienten einfach gewechselt werden kann. Sie können auch Stoffabdeckungen kaufen, die auf die meisten Liegen passen. Sie brauchen mindestens zwei davon, sodass sie für jeden Benutzer gewechselt werden können. Alternativ können Sie auch ein Handtuch oder eine Decke verwenden. Stoffabdeckungen müssen für jede behandelte Person frisch gewaschen bereitgestellt werden.

Gesichtsöffnung, sodass die massierte Person gut atmen kann und den Nacken bei nach unten gewendetem Gesicht gerade halten kann

Gut gepolsterte, abwischbare Oberfläche

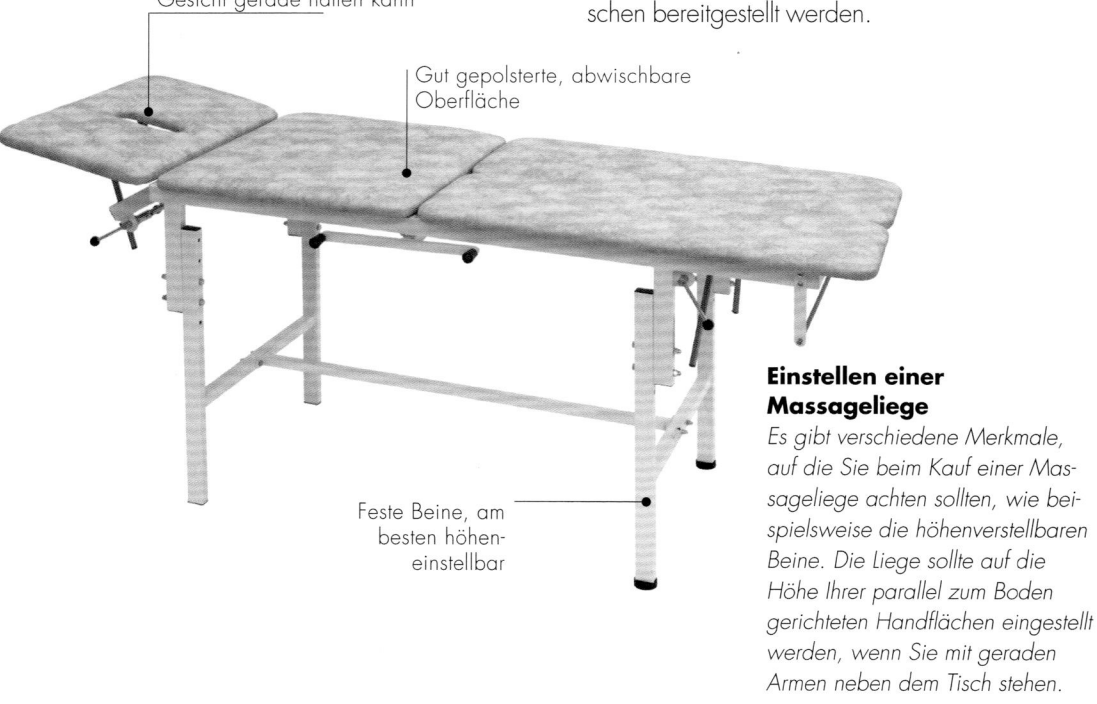

Feste Beine, am besten höheneinstellbar

Einstellen einer Massageliege

Es gibt verschiedene Merkmale, auf die Sie beim Kauf einer Massageliege achten sollten, wie beispielsweise die höhenverstellbaren Beine. Die Liege sollte auf die Höhe Ihrer parallel zum Boden gerichteten Handflächen eingestellt werden, wenn Sie mit geraden Armen neben dem Tisch stehen.

Handtücher

Für jeden ernsthaft tätigen Masseur sind ausreichend viele Handtücher unabdingbar. Sie müssen für jeden Benutzer gewechselt werden. Sie brauchen für jede Sitzung mindestens ein großes Handtuch, groß genug, den Körper der Person vollständig abzudecken, ohne dass sie ihre Privatsphäre verliert. Außerdem ist es praktisch, mindestens drei weitere Handtücher bereitzustellen, um eine zusätzliche Abdeckung vorzunehmen, oder als Stütze, wenn Sie an unterschiedlichen Körperregionen arbeiten. Halten Sie außerdem immer ein sauberes Handtuch in Ihren Waschräumen bereit. Genau wie für Ihre Kleidung sollten Sie eine helle Farbe für Ihre Handtücher wählen, um offensichtlich zu machen, dass sie sauber sind.

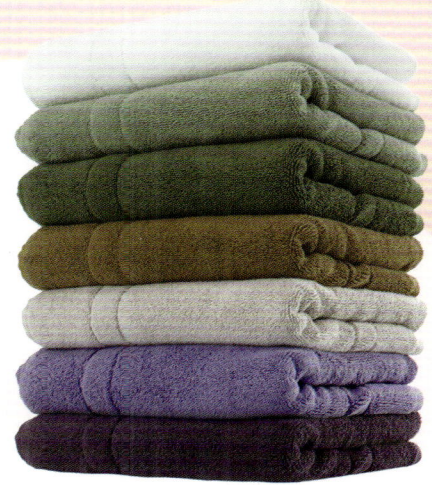

Ausreichend viele Handtücher

Die Bereitstellung ausreichend vieler Handtücher ist eine einfache, aber unverzichtbare Komponente Ihrer Massageausrüstung.

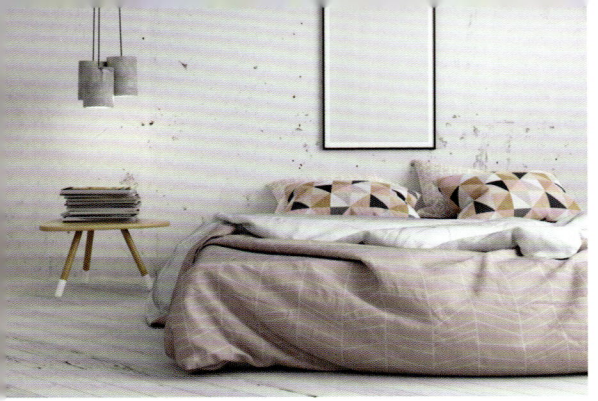

Weiche Oberfläche
Ein Bett ist wahrscheinlich zu weich für eine effektive Massage. Eine Massagefläche auf dem Boden ist zu bevorzugen.

MASSAGE OHNE LIEGE
Wenn Sie keine Massageliege haben, oder wenn Sie eine spontane Massage in der Wohnung einer anderen Person geben wollen, sollten Sie wissen, wie ein improvisierter Massagebereich eingerichtet wird.

Einrichtung eines Massagebereichs

- Legen Sie einen Futon, eine Isomatte oder eine dünne Gästematratze auf den Boden. Auch mehrere Deckenlagen können geeignet sein. Decken Sie das Ganze mit einem großen Handtuch, einem Leinentuch oder einer Decke ab.

- Für eine Massage mit Gesicht nach oben legen Sie ein festes Kissen an jedes Ende. Ein Kissen stützt den Kopf, das andere können Sie stützend unter die Knie schieben.

- Für eine Massage mit Gesicht nach unten erstellen Sie eine Handtuchrolle mit etwa 30 cm Länge und legen sie in einem Halbkreis an die Kopfseite der Matratze, um die Stirn zu stützen, während die Nase und der Mund Abstand zu der Unterlage halten.

- Legen Sie weitere gefaltete Handtücher unter die Schultern und an andere Stellen, wo Sie zusätzliche Stütze oder Polsterung benötigen.

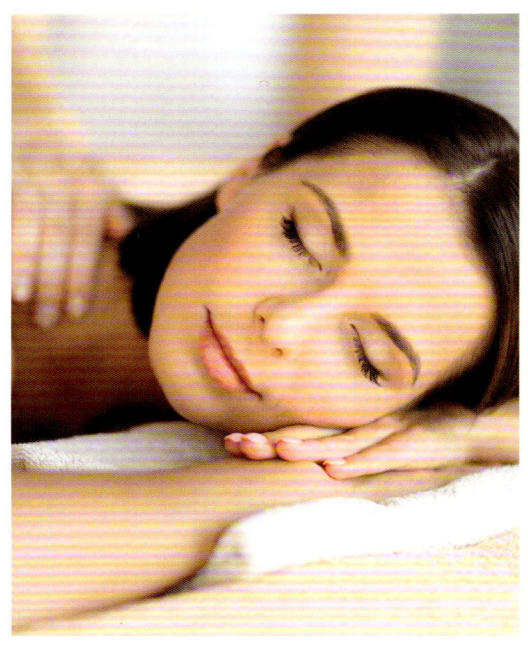

Improvisierte Bequemlichkeit
Wo immer Sie Ihre Massagefläche einrichten, kommt es vor allem auf die Bequemlichkeit der behandelten Person an.

Massage im Sitzen

Manchmal ist es am besten, einen Stuhl für die Massage zu verwenden – zum Beispiel für eine Massage von Nacken und Schultern in einem Büro. Manche Menschen mit eingeschränkter Mobilität finden es außerdem schwierig, auf eine Massageliege zu steigen. Aus diesem Grund ist es praktisch, einen stabilen Stuhl bereitzustellen. Dieser sollte einen geraden Rücken haben, sodass die zu massierende Person aufrecht sitzen und sich anlehnen kann. Vor allem für eine Kopf- und Gesichtsmassage ist ein Stuhl am besten geeignet.

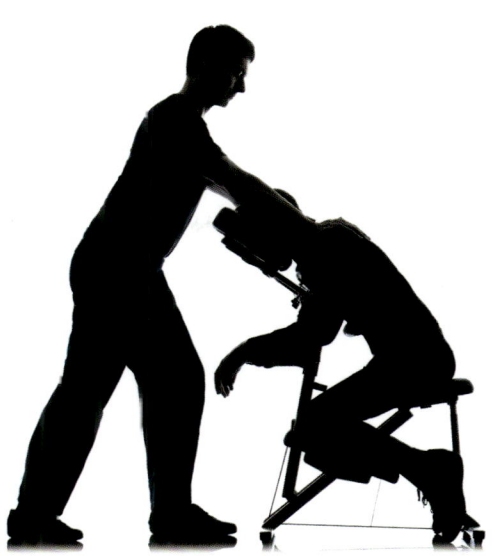

Massagestuhl

Einige Profis verwenden spezielle Massagestühle. Für die meisten Anfänger ist dies jedoch nicht notwendig.

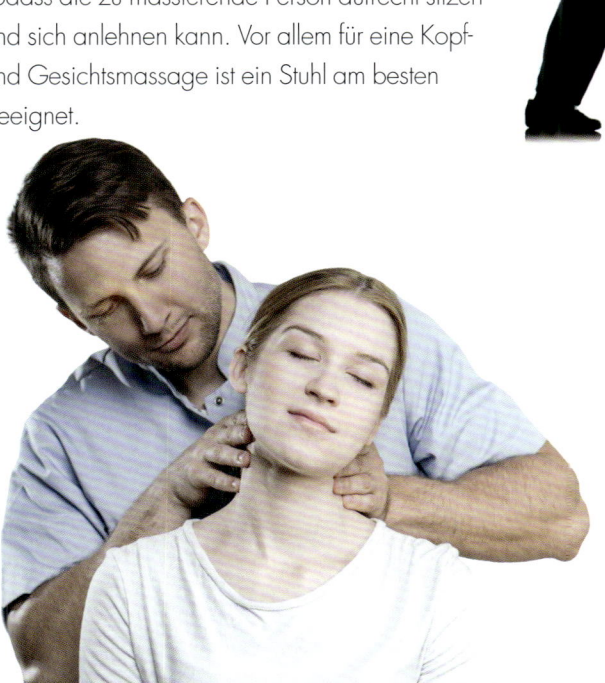

Spontane Massage

In einigen Situationen, wenn beispielsweise eine plötzliche Nackensteifheit eintritt, kann eine spontane Massage im Sitzen die richtige Lösung sein.

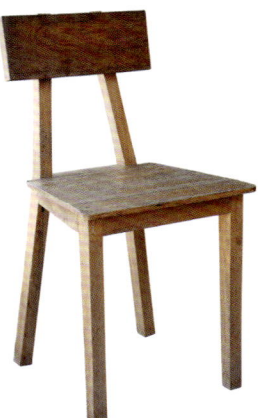

Gerader Stuhl

Für eine Nacken- und Schultermassage kann ein einfacher, gerader Stuhl genutzt werden, solange dieser stabil genug ist.

Bevor Sie beginnen

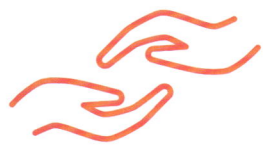

Vertrauen schaffen

Ein freundlicher Händedruck ist eine perfekte Möglichkeit, eine vertrauensvolle Atmosphäre zwischen dem Masseur und dem Patienten zu schaffen.

Wie Sie mit einer Massagesitzung beginnen, egal ob als Amateur oder als Profi, kann eine wesentliche Auswirkung auf den Ton und die Wirksamkeit der gesamten Behandlung haben. Es ist wichtig, der Person so schnell wie möglich ein angenehmes Gefühl zu vermitteln und eine Atmosphäre von Vertrauen und Wohlbefinden zu schaffen.

Vor der Ankunft

Um sich selbst in die richtige Stimmung zu bringen, bereiten Sie sich unbedingt gut vor, bevor Ihr Patient zur Massage eintrifft. Ziehen Sie Ihre Massagekleidung an und versuchen Sie, sich ein paar Minuten zu konzentrieren. Schalten Sie alle Störungsquellen aus, wie beispielsweise Telefone, Sprach- oder Textnachrichten oder E-Mails.

Einrichten des Umfelds

Wenn die Person zur Massage eintrifft, beginnen Sie damit, ihr ein angenehmes Gefühl zu vermitteln. Möglicherweise will sie etwas über die Massage erfahren, insbesondere dann, wenn dies ihre erste Massage ist. Ein fester Händedruck und ein entspanntes Lächeln sind wichtig, um die richtige Atmosphäre zu schaffen. Ihre Haltung sollte bei allen Interaktionen mit der behandelten Person vertrauensvermittelnd und beruhigend sein.

Bevor sich die Person entkleidet, unterhalten Sie sich darüber, welche Massage gewünscht ist, und ob es Erkrankungen oder nicht diagnostizierte Schmerzen gibt. Überprüfen Sie die Checkliste (gegenüberliegende Seite) und folgen Sie den Empfehlungen, wenn für die Person einer der dort aufgelisteten Zustände vorliegt. Hinweis: Dieses Buch richtet sich an Personen, die noch nicht viel Erfahrung mit Massage haben, deshalb sind die Empfehlungen konservativ gehalten. Qualifizierte Masseure haben möglicherweise die nötige Erfahrung, auch dann eine Massage zu geben, wenn für bestimmte Zustände die Empfehlung „Nicht massieren" gegeben wird.

Vorsicht

ZUSTAND	EMPFEHLUNG
Schwangerschaft	Nicht massieren
Fieber	Nicht massieren
Krebs	Nicht massieren
Unter Einfluss von Alkohol oder Drogen	Nicht massieren
Hauterkrankung (infektiös oder unsicher)	Nicht massieren
Hauterkrankung (nicht infektiös)	Betroffene Region aussparen
Schwellungen, Schnitte, Blutergüsse	Betroffene Region aussparen
Krampfadern	Betroffene Region aussparen
Menstruation	Massage des Bauchs vermeiden
Kürzliche Operation	Nicht massieren

Bei Zuständen, die eine weitere Medikation erforderlich machen, fordern Sie die Person auf, die Zustimmung ihres Arztes einzuholen, bevor Sie eine Massage ausführen.

Erklärung des Verfahrens

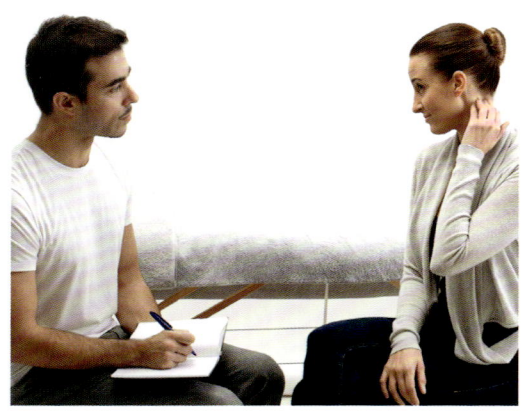

Anfängliche Unterhaltung
*Hören Sie sorgfältig zu und notieren
Sie sich alle Anliegen, die die Person
möglicherweise hat.*

Nachdem Sie geklärt haben, dass es sicher ist, mit der Massage fortzufahren, können Sie weiter erklären, was die Behandlung umfasst. Massage kann ein sehr intimer Prozess sein.

Klar und sachlich

Denken Sie daran, dass eine Massage Verlegenheit verursachen kann. Die massierte Person ist häufig nur minimal bekleidet und wird dann vom Masseur auf der bloßen Haut berührt. Für viele Menschen ist dies ein engerer Kontakt, dem sie normalerweise außerhalb einer engen Beziehung nicht zustimmen würden. Um sicherzustellen, dass sich die zu massierende Person mit allem wohlfühlt, was passiert, ist eine klare und sachliche Erklärung unabdingbar.

Beschreiben Sie, was passiert

Wenn Sie die Person zum ersten Mal massieren, erklären Sie sehr detailliert, was passieren wird, von den praktischen Dingen, wie beispielsweise wo sie sich entkleiden kann, und welche Kleidungsstücke sie anbehalten soll, bis hin zu der Frage, wie sie auf der Massageliege liegt, und welche Teile des Körpers zuerst berührt werden. Fragen Sie, ob es in Ordnung ist, Öle zu verwenden, und ob Allergien gegen bestimmte Öle bekannt sind.

Beschreiben Sie der zu massierenden Person die normalen Empfindungen, die eine Massage verursachen kann, wie beispielsweise Wärme in den behandelten Regionen und eine erhöhte Aktivität des Verdauungstrakts. Erklären Sie, dass Entspannung ein wichtiges Ziel der Massage ist, und dass man mögliche externe Störungen bei diesem Prozess vermeiden sollte. Bitten Sie die Person, das Handy für die Dauer der Massage abzuschalten.

Denken Sie daran, zuzuhören

Dieses Einführungsgespräch ist nicht nur eine Gelegenheit für Sie, den Massageprozess zu erklären, sondern auch eine wichtige Gelegenheit für den Patienten, Fragen zu stellen, Ängste anzusprechen oder bestimmten Antworten zu erhalten. Geben Sie der Person die Gelegenheit, ihre Unsicherheiten, Ansichten und Gefühle auszudrücken. Nehmen Sie ihre Ängste ernst und beruhigen Sie sie gegebenenfalls.

Privatsphäre und Bequemlichkeit

Wer mit Nacktheit und Körperkontakt kein Problem hat, kann leicht vergessen, dass es für andere einen großen Eingriff in ihre Privatsphäre bedeutet, sich zu entkleiden und ihre bloße Haut von einer anderen Person berühren zu lassen. Die Maßnahmen, die Sie ergreifen, um die Privatsphäre zu wahren, sind ein wesentlicher Faktor für den Erfolg der Therapie.

Entkleiden

Es ist wichtig, dass sich die Person beim Entkleiden nicht beobachtet fühlt. Wenn Sie keinen angeschlossenen Umkleideraum haben und die Person sich im Massageraum entkleiden muss, verlassen Sie den Raum, während sie sich auszieht.

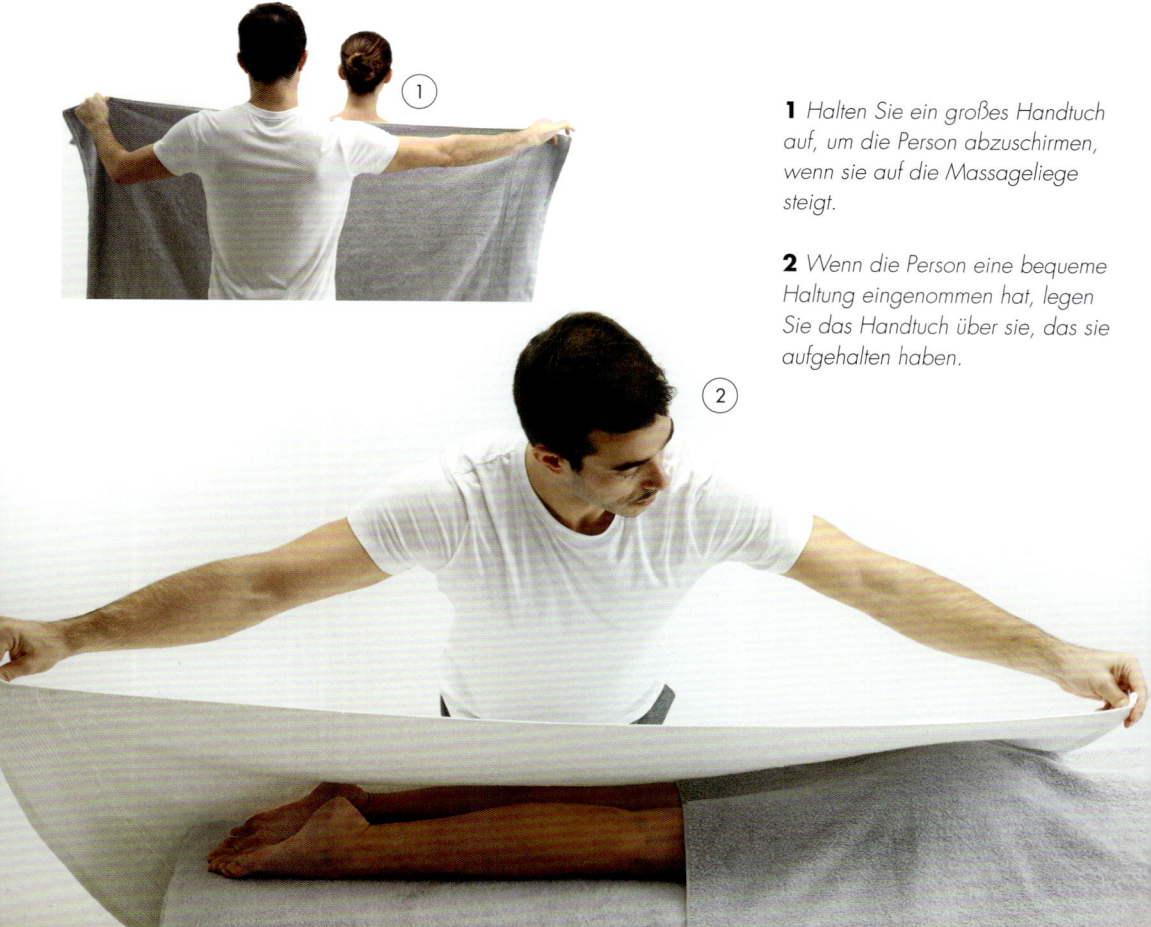

1 *Halten Sie ein großes Handtuch auf, um die Person abzuschirmen, wenn sie auf die Massageliege steigt.*

2 *Wenn die Person eine bequeme Haltung eingenommen hat, legen Sie das Handtuch über sie, das sie aufgehalten haben.*

Schlagen Sie vor, auf die Toilette zu gehen, bevor Sie beginnen. Legen Sie ein sehr großes Handtuch in den Umkleidebereich, in das sie sich einhüllen kann, und bitten Sie sie, sich zu setzen, wenn sie bereit ist. Für eine Ganzkörpermassage muss die Person die gesamte Kleidung bis auf die Unterhose ablegen. Soll nur ein Teil des Körpers massiert werden, muss die Person möglicherweise nur die Kleidung an diesem Körperteil ablegen.

Wenn Hilfe gebraucht wird

Personen mit Mobilitätsproblemen benötigen möglicherweise Hilfe dabei, auf den Tisch zu steigen oder diesen zu verlassen.

Auf die Massageliege steigen

Stellen Sie sicher, dass die Person einfach auf die Massageliege steigen kann. Ein Schemel kann sehr hilfreich sein, wenn der Tisch zu hoch ist. Bieten Sie gegebenenfalls auch einen Arm zur Unterstützung an. Helfen Sie der Person, das Handtuch zur Wahrung der Privatsphäre über ihren Körper zu decken und sich aufzuwärmen, bevor Sie mit der Massage beginnen.

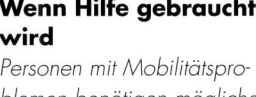

Wann Sie aufhören sollten

Massage kann manchmal ein unangenehmes Gefühl oder sogar Schmerzen verursachen, insbesondere bei der Behandlung steifer oder verspannter Muskeln. Erklären Sie der behandelten Person immer, dass sie Ihnen in Worten oder durch andere Signale mitteilen soll, wenn sie Schmerzen oder ein unangenehmes Gefühl verspürt, oder wenn sie aus irgendwelchen anderen Gründen möchte, dass Sie aufhören.

Darüber hinaus muss der Masseur auf die Reaktion der zu massierenden Person auf die Massagegriffe und auf den ausgeübten Druck achten. Wenn Sie genügend Erfahrung gesammelt haben, werden Sie sofort Änderungen in der Körperspannung erkennen, die auf ein unangenehmes Gefühl der massierten Person hindeuten, selbst wenn die Person dies nicht signalisiert. In diesem Fall können Sie Ihren Ansatz anpassen, um das Problem zu beheben.

Verringerung des Drucks
Denken Sie daran, dass es keinen Sinn ergibt, eine Massage fortzusetzen, wenn diese schmerzhaft ist. Dies führt nur zu einer unbewussten

Überprüfung des Drucks
Fragen Sie regelmäßig, ob der Druck bei der Massage angenehm ist.

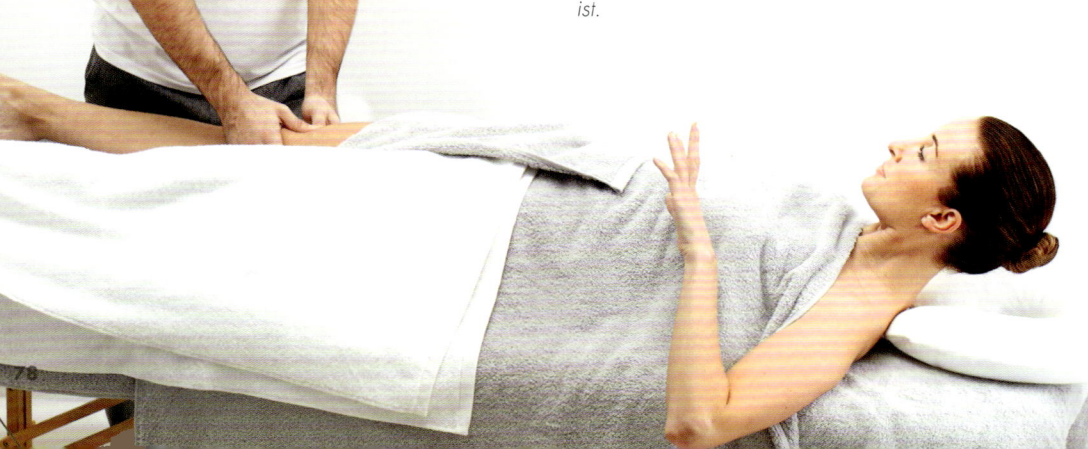

Anspannung der Muskeln, also dem Gegenteil dessen, was beabsichtigt war. Manchmal ermöglicht eine vorübergehende Verlangsamung oder eine Verminderung des Drucks auf die massierte Person, deren Empfindungen entsprechend anzupassen, sodass Sie die Massage ohne weitere Probleme fortsetzen können. Andernfalls sollten Sie zur nächsten zu behandelnden Körperregion wechseln.

Aufhören

Es gibt einige seltene Situationen, in denen es sinnvoll sein kann, die Sitzung vor deren Abschluss zu beenden. Hören Sie mit der Massage auf, wenn der Empfänger:

- Sie auffordert aufzuhören, egal aus welchem Grund.

- Sich über Schwäche beklagt oder das Bewusstsein verliert.
- Sich Ihnen gegenüber unangemessen verhält.

Ist alles in Ordnung?

Fragen Sie in jeder Phase der Massage, vom Entkleiden bis zum Abschluss, freundlich nach, ob die Person zufrieden ist mit dem, was passiert. Sie könnten beispielsweise fragen: Ist Ihnen warm genug? Ist die Position bequem? Möchten Sie ein Glas Wasser trinken? Nutzen Sie Ihren Instinkt und Ihren gesunden Menschenverstand, um auf die Bedürfnisse der Person einzugehen.

Wenn die Massage abgeschlossen ist

Wenn Sie die Massage abgeschlossen haben, wischen Sie mit einem sauberen Handtuch überschüssiges Öl vom Rücken und stellen Sie sicher, dass auch die massierte Person ein Handtuch hat, um andere Körperteile abzuwischen, bevor sie sich wieder anzieht. Als Amateur können Sie größtenteils keine Duschmöglichkeit bieten, was jedoch ideal wäre.

Geben Sie der Person nach der Massage ein paar Minuten zur Entspannung, um die Annehmlichkeiten der Behandlung genießen zu können. Stellen Sie sicher, dass ihr warm genug ist, und geben Sie ihr gegebenenfalls eine zusätzliche Abdeckung. Bieten Sie ihr ein Glas Wasser an, weil eine Massage die massierte Person durstig machen kann. Verlassen Sie den Raum, sodass sich die Person entspannen und dann anziehen kann. Klopfen Sie an, bevor Sie den Raum wieder betreten.

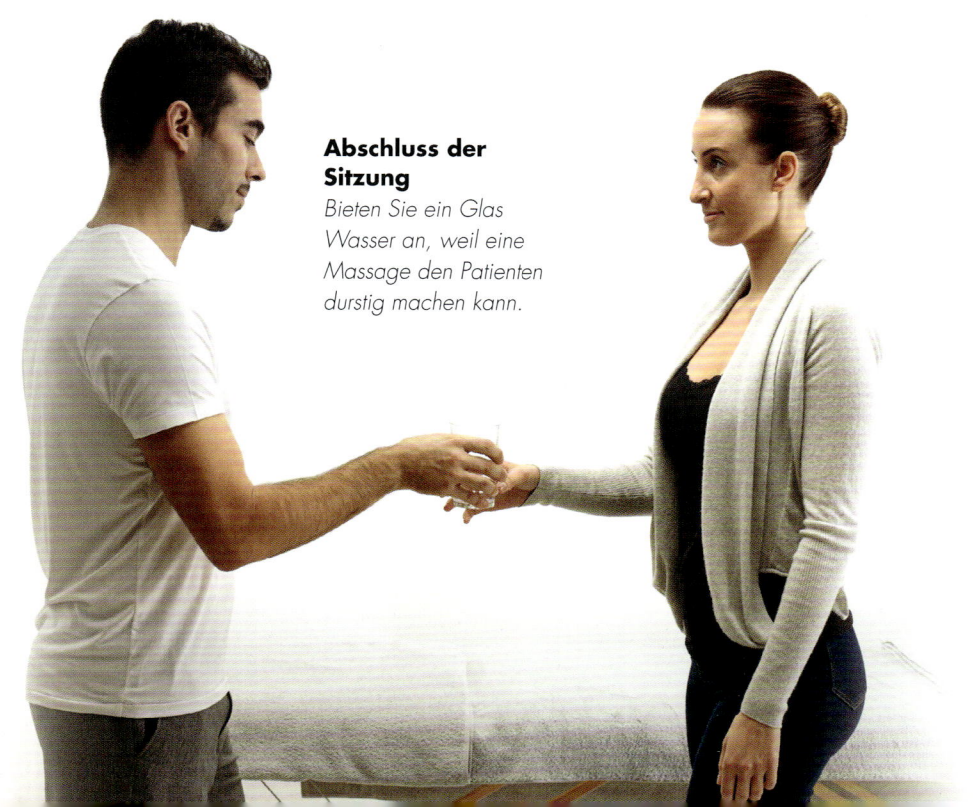

Abschluss der Sitzung
Bieten Sie ein Glas Wasser an, weil eine Massage den Patienten durstig machen kann.

Vor dem Gehen

Nachdem die Person wieder angezogen ist, fragen Sie sie, wie sie sich fühlt. Eine Massage soll entspannen, teilen Sie ihr also mit, dass es nicht empfehlenswert ist, mit dem Auto oder mit dem Rad zu fahren, bis sie wieder ihre volle Aufmerksamkeit erlangt hat. Außerdem sollten Sie die Person auf mögliche physiologische Wirkungen nach einer Massagebehandlung aufmerksam machen. Erklären Sie ihr, dass dies Zeichen dafür sind, dass die Behandlung sich positiv auf den Körper ausgewirkt hat, und dass sie keinen Grund zur Sorge darstellen. Sie können einige Stunden anhalten und beispielsweise Folgendes umfassen:

- Muskelschmerzen.
- Erhöhter Urintrieb.
- Erhöhte Darmtätigkeit.
- Leichte Kopfschmerzen (aufgrund einer Massage sollten keine schweren Kopfschmerzen entstehen).
- Größerer Durst.
- Schläfrigkeit.
- Vorübergehende Schlafstörungen.

Empfehlungen für das Verhalten nach der Massage

Es ist wichtig, jedem, der eine Massage erhalten hat, mitzuteilen, was er in den nächsten 12 Stunden nach der Behandlung machen sollte:

- Viel Wasser trinken.
- Eine warme Dusche oder ein warmes Bad nehmen.
- Alkohol oder andere Stimulanzien vermeiden.
- Leichte Mahlzeiten zu sich nehmen.
- Ausruhen.

GRUNDLEGENDE TECHNIKEN

Jetzt haben Sie vieles über die Tradition und die Theorien der Massagetherapie erfahren und wissen, wie Sie sich und Ihre Umgebung vorbereiten. In diesem Kapitel lernen Sie die wichtigsten Techniken der Massage kennen, von der Verwendung von Ölen bis hin zu den grundlegenden Aspekten der Richtung und des Drucks der einzelnen Griffe. Anschauliche Erklärungen der wichtigsten Massagegriffe werden von hilfreichen Darstellungen begleitet, um Ihnen die Kenntnisse zu vermitteln, die Sie für die Massage benötigen.

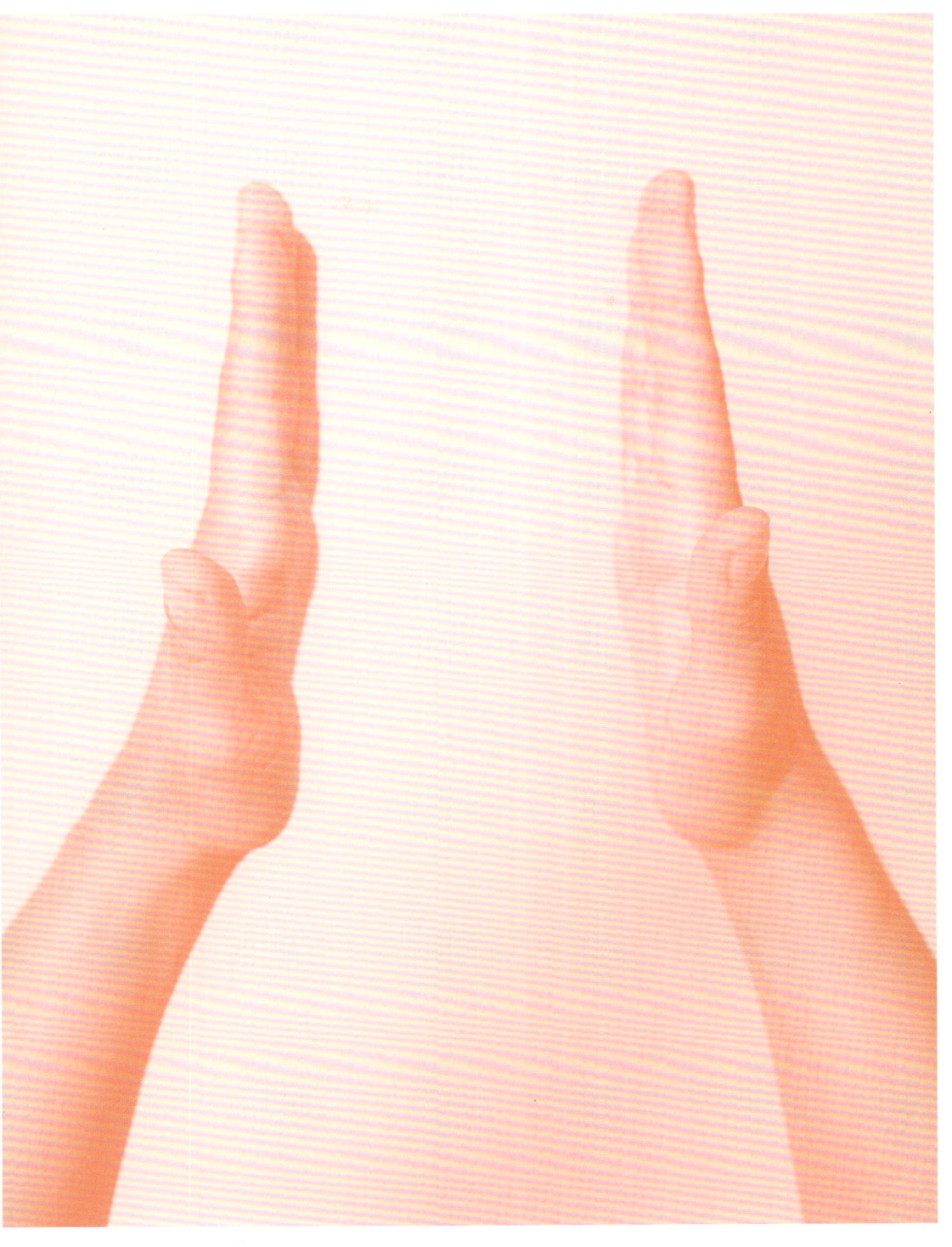

Gleitöle und Massage

Bei der Massage gelangen Ihre Hände in direkten Kontakt mit der Haut des Patienten und gleiten darüber. Meistens benötigt man irgendein Gleitmittel, um die Reibung zwischen den Hautoberflächen zu reduzieren, die zu Schmerzen und Unannehmlichkeiten führen kann. Sie müssen jedoch abhängig von Ihrem Wissen und der anfänglichen Unterhaltung mit dem Patienten bestimmen, welches Öl am besten geeignet ist. Außerdem sollten Sie darüber nachdenken, ob Sie dem Basisöl (oder Trägeröl) ein oder mehrere ätherische Öle hinzufügen wollen, um für eine zusätzliche Aromatherapie bei der Massage zu sorgen. Weitere Informationen über den Einsatz ätherischer Öle finden Sie später in diesem Abschnitt.

Ein Basisöl

Für die meisten Massagen brauchen Sie nicht in teure oder seltene Öle zu investieren, Sie sollten jedoch ein Öl wählen, das möglichst keine allergischen Reaktionen hervorruft. Eins der besten üblichen Öle ist Sonnenblumenöl. Wählen Sie ein hochqualitatives Produkt, kalt gepresst und biologisch hergestellt. Andere Öle sind möglicherweise wenig vorteilhaft und werden am besten gemieden, es sei denn, es gibt einen guten Grund für ihre Verwendung. Insbesondere sollten Sie auf Öle aus Nüssen verzichten, es sei denn, Sie wissen, dass diese sicher sind, zumal sie bei Personen mit Nussallergie ein Risiko darstellen. Auf der folgenden Seite finden Sie weitere Informationen zu einigen der beliebtesten Produkte.

Anwendung von Massageöl

Nachdem Sie Ihr Öl ausgewählt haben, müssen Sie wissen, wie und wann Sie es anwenden sollten. Ein wichtiger Aspekt ist die Temperatur. Ein plötzliches Auftreffen kalter Flüssigkeit auf die Haut kann zu einer unmittelbaren Anspannung der Muskeln führen – das können Sie zu Beginn einer Massage am wenigsten brauchen. Gießen Sie immer eine kleine Menge Öl in eine Handfläche und reiben Sie dann Ihre Hände aneinander, um es gleichmäßig über beide Handflächen zu verteilen. Damit wird auch sichergestellt, dass Sie nicht zu viel verwenden, was dazu führen könnte, dass die Haut zu rutschig wird. Wiederholen Sie dies, wenn Sie das Gefühl haben, die Haut ist zu trocken, sodass Ihre Hände nicht glatt über die Oberfläche gleiten könnten.

Allergische Reaktionen vermeiden

Bei Ihrem anfänglichen Gespräch mit der Person, die Sie massieren werden, sollten Sie immer nach bekannten Allergien fragen und dies bei der Auswahl der Öle berücksichtigen. Möglicherweise weiß die Person auch nicht, wie sie auf bestimmte Substanzen reagiert, Sie sollten deshalb vorsichtig sein. Verwenden Sie nur Öle und ätherische Öle mit dem geringsten Allergierisiko, bis Sie sicher sind, dass andere Substanzen unproblematisch sind. Um dies zu überprüfen, führen Sie 48 Stunden vor der Behandlung einen Test durch – tragen Sie das betreffende Öl auf einen kleinen Hautbereich auf (1 cm²). Bitten Sie die Person, diesen Bereich möglichst nicht zu waschen. Überprüfen Sie den Bereich auf Rötungen oder Reizungen, wenn die Person zur Massage kommt. Ist die Haut unverändert, können Sie das Öl sicher verwenden.

Raten Sie immer von der Sauna oder einem heißen Bad unmittelbar vor der Massage ab, weil dies die Wahrscheinlichkeit einer Hautreaktion auf das Öl erhöht.

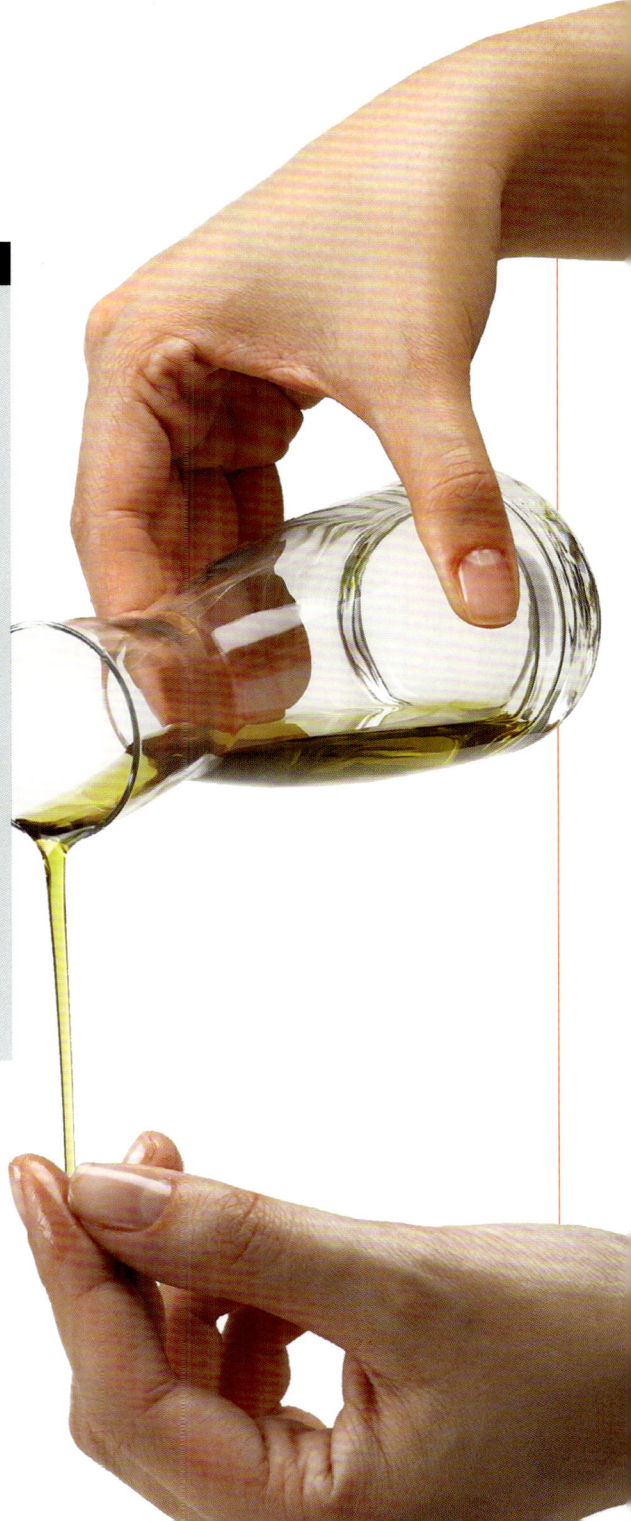

WELCHES GLEITÖL?

Wählen Sie ein hochqualitatives Produkt, kalt gepresst und biologisch hergestellt. Sonnenblumenöl ist das beste gebräuchliche Öl. Einige der hier aufgelisteten Öle haben potenzielle Nachteile und werden am besten gemieden, es sei denn, es gibt einen guten Grund für ihren Gebrauch.

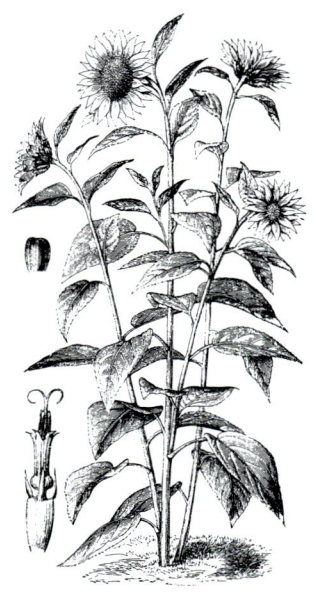

SONNENBLUME

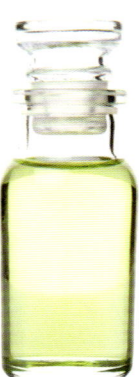

TRAUBENKERN

Sonnenblume (*Helianthus annuus*)

- *Reich an den Vitaminen A, D und E sowie Calcium, Zink, Eisen, Kalium und Phosphor.*
- *Sehr gutes allgemeines Öl für eine Ganzkörpermassage.*

Traubenkern (*Vitus vinifera*)

- *Feine Struktur, nicht klebrig oder zähflüssig. Nährt und schützt die Haut. Reich an Linolsäure und mehrfach ungesättigten Fettsäuren. Enthält Spuren von Vitamin E, was dazu beiträgt, die Eigenschaften des Öls zu erhalten.*
- *Gut für eine Körpermassage, kann aber Flecken an Handtüchern und Kleidung hinterlassen.*

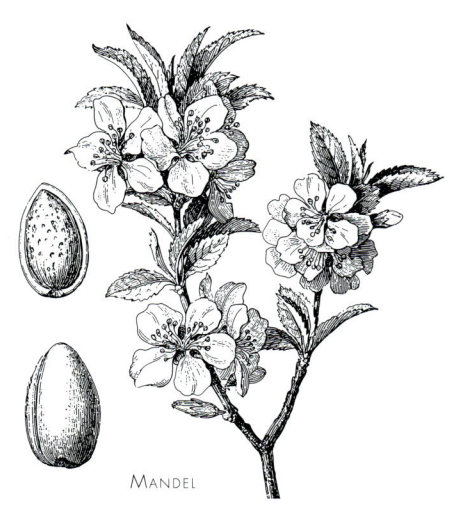

MANDEL

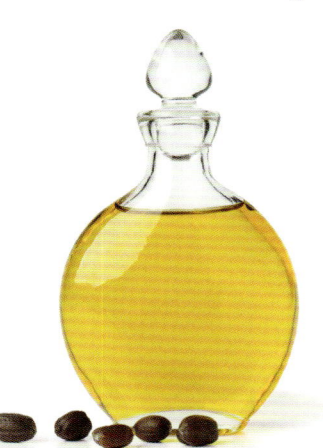

JOJOBA

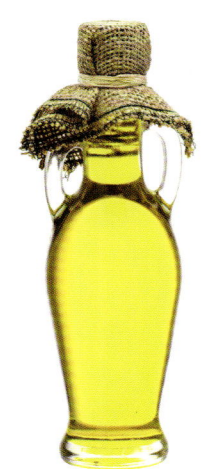

OLIVENÖL

Süßmandelöl (*Prunus amygdalus var. dulcus*)

- Die Ölstruktur unterstützt ein gutes Gleiten, kann jedoch allergische Reaktionen bei Menschen mit Nussallergie hervorrufen.
- Ein gutes Massageöl, das erst nach einem Test verwendet werden sollte.

Jojoba (*Simmondsia chinensis*)

- Feine Struktur, nicht klebrig, schnell aufgenommen. Seine chemische Struktur ist ähnlich der von Talg, dem natürlichen Öl der Haut. Dank seiner talglösenden Eigenschaft ist es gut für die Reinigung von Poren in akneanfälliger Haut. Enthält Myristinsäure. Entzündungshemmend, damit gut bei Arthritis und Rheumatismus.
- Gut geeignet für alle Massagen.

Olivenöl (*Olea europaea*)

- Beruhigend und weich machend. Hilft, Verbrennungen, Blutergüsse und Verstauchungen zu heilen. Hilft angeblich bei Insektenstichen und juckender Haut und ist sowohl mild adstringierend und antiseptisch.
- Kann zu dickflüssig und klebrig für eine Ganzkörpermassage sein.

Ätherische Öle und Massage

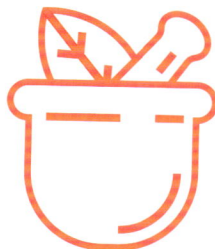

Natürlicher Duft

Ätherische Pflanzenöle, die einem Gleitöl hinzugefügt werden, können die Vorteile der Massage erhöhen.

Unser Geruchssinn ist mit einem Bereich verknüpft, der häufig als der primitivste Teil des Gehirns betrachtet wird, dem limbischen System. Neben der Wahrnehmung von Gerüchen steuert es auch Funktionen wie Stimmung und Gedächtnis.

Viele Menschen erinnern sich anhand eines vertrauten Geruchs an früheste Erlebnisse. Das kann der Geruch beim Brotbacken sein, der sie an die Küche ihrer Eltern erinnert, oder der Geruch des Meeres, bei dem sie an glückliche Familienurlaube denken. Als Masseur können Sie den Geruch nutzen, um Ihre Massage weiter zu verbessern, indem Sie Ihrem grundlegenden Massageöl ätherische Öle hinzufügen.

Aromatherapie

Aromatherapie ist ein komplexes natürliches Heilsystem, das hoch konzentrierte Essenzen – essenzielle Öle, auch als ätherische Öle bezeichnet – aromatischer Pflanzen einsetzt, um emotionales und körperliches Wohlbefinden zu erzielen.

Aromatherapeuten ordnen jedem ätherischen Öl bestimmte Heilkräfte zu. Die Öle werden entweder als Dampf inhaliert oder in einem Trägeröl gelöst und auf die Haut aufgetragen.

Sie müssen kein qualifizierter Aromatherapeut sein, um die Erkenntnisse aus diesem System für Ihre Patienten anzuwenden, und mit ein paar wichtigen Ausnahmen sind die Öle sicher für den Gebrauch auf der Haut.

Die meisten Menschen genießen den Aufenthalt in einem mit Duft erfüllten Raum und lieben angenehm duftende Öle auf der Haut, aber fragen Sie immer bei dem jeweiligen Patienten nach, ob es in Ordnung ist, ätherische Öle in Ihre Behandlung aufzunehmen. Vermeiden Sie unbedingt die Verwendung ätherischer Öle bei schwangeren Frauen.

WELCHES ÄTHERISCHE ÖL?

Die nachfolgend beschriebenen Öle sind als Ergänzung eines grundlegenden Massageöls in den empfohlenen Proportionen sicher. Größtenteils werden Sie ein oder mehrere ätherische Öle wählen, die allgemein entspannend wirken, aber mit der Zeit werden Sie sicher auch Öle ausprobieren, die spezifische heilende Eigenschaften mit sich bringen. Es gibt bereits vorgemischte Öle, mit diesen können Sie die Mischung aber nicht an spezielle Anforderungen anpassen.

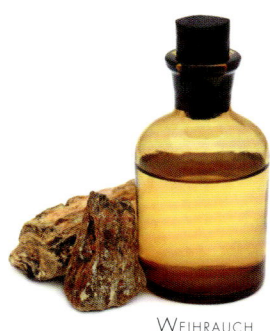

WEIHRAUCH

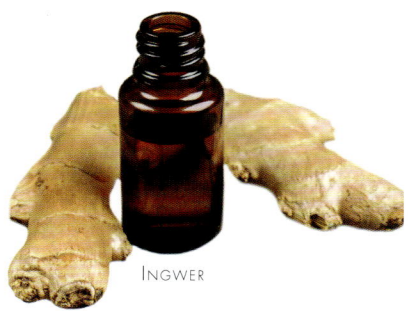

INGWER

Ausgewählte Öle für die Massage

Die folgende Liste beschreibt eine kleine Auswahl aus den zahlreichen ätherischen Ölen, die heute erhältlich sind. Sie können für Ihre Massage Ihre eigenen Favoriten verwenden, achten Sie aber auf einen Anbieter mit gutem Ruf, um mögliche Risiken und Nebenwirkungen zu vermeiden.

Benzoe (*Styrax benzoin*)

- *Wärmend, entspannend. Gut bei Atemwegserkrankungen, Kreislaufproblemen, schmerzenden Muskeln und Gelenken.*
- *Risiko einer Reaktion bei empfindlicher Haut.*

Weihrauch (*Boswellia carteri*)

- *Entspannend, wärmend, stimmungsaufhellend.*

Geranie (*Pelargonium graveleons*)

- *Schmerzlindernd, entzündungshemmend, kühlend, entspannend, stimmungsaufhellend. Gut für fettige Haut.*

Ingwer (*Zingiber officinale*)

- *Stimulierend, wärmend, regt den Körper an.*
- *Nicht geeignet für empfindliche Haut. Risiko der Hautreizung. Verwenden Sie nicht mehr als 4 Tropfen pro 20 ml Trägeröl.*

Für einen gesunden Erwachsenen verwenden Sie maximal 8 Tropfen ätherisches Öl auf 20 ml Trägeröl (das ist normalerweise die richtige Menge für eine Ganzkörpermassage). Für eine Gesichtsmassage sind 2 Tropfen ätherisches Öl in 5 ml Trägeröl ausreichend. Für Kinder und gebrechliche oder ältere Menschen halbieren Sie die Menge an ätherischem Öl. Es wird empfohlen, maximal drei verschiedene ätherische Öle in einer Mischung zu verwenden.

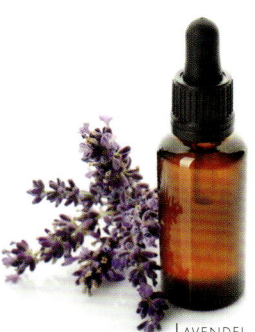

LAVENDEL

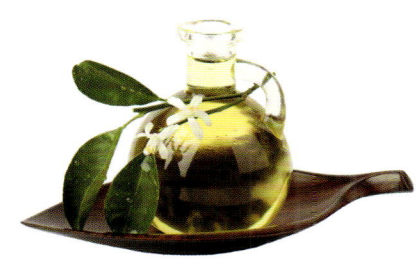

ORANGENBLÜTE

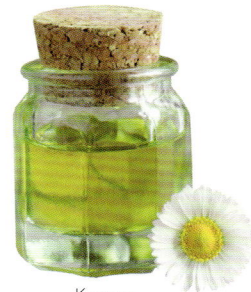

KAMILLE

Grapefruit (*Citrus paradis*)

- *Adstringierend, reinigend, pilztötend, stimulierend, stimmungsaufhellend.*
- *Grapefruit ist allgemein sicher, kann aber Reizungen verursachen, wenn die Haut nach dem Auftragen Sonnenlicht ausgesetzt ist. Weisen Sie unbedingt auf diese mögliche Nebenwirkung hin.*

Lavendel (*Lavandula angustifolia*)

- *Schmerzlindernd, entzündungshemmend, krampflösend, antiseptisch, pilztötend, ausgleichend, kühlend, entspannend, stimmungsaufhellend.*
- *Lavendel ist weder giftig noch reizend – eines der wichtigsten ätherischen Öle für die Massage und den Raumduft.*

Orangenblütenöl (*Citrus aurantium* var. *amara*)

- *Wirkt gegen Angst, Stress und emotionales Ungleichgewicht, beruhigend, entspannend.*

Palmarosa (*Cymbopogon martini*)

- *Antibakteriell, pilztötend, beruhigend, fördert eine gesunde Herzfunktion, hydrierend, beruhigend.*

Römische Kamille (*Chamaemelum nobile*)

- *Schmerzlindernd, entzündungshemmend, krampflösend, antiseptisch, antiviral.*

Sandelholz (*Santalum album*)

- *Schmerzlindernd, antidepressiv, antiseptisch, fördert die Zellerneuerung, stimulierend, stärkend. Gut für schmerzende Muskeln.*

Wichtigste Prinzipien

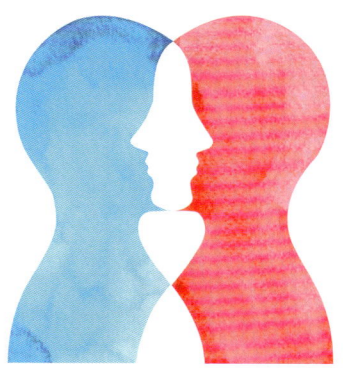

Selbsterkenntnis
Um eine wirksame Massage durchzuführen, behalten Sie während der Arbeit die wichtigsten Prinzipien im Gedächtnis.

B evor Sie mit der Massage beginnen, sollten Sie die wichtigsten Prinzipien, die allen guten Massagen zugrunde liegen, verstehen und in Ihren Ansatz aufnehmen. Man spricht häufig von den vier Juwelen. Die Anwendung dieser Prinzipien, die Ihre Arbeit und Ihre Einstellung leiten sollen, wenn Sie eine Massage durchführen, bildet eine solide Grundlage für eine erfolgreiche Behandlung.

Die vier Juwelen

Die Idee der vier Juwelen hat ihre Ursprünge in den buddhistischen Lehren, die auf die vier göttlichen Geisteszustände verweisen: Metta (Selbstlosigkeit), Karuna (Verständnis), Mudita (Mitfreude) und Uppekha (Offenheit gegenüber anderen). Die vier Juwelen der Massage – Intention, Fokus, Rhythmus und Stetigkeit – haben einige Parallelen zu diesen Qualitäten. Die Verinnerlichung dieser grundlegenden Philosophie und die Art und Weise, wie Sie deren Prinzipien in Ihre Arbeit einbauen, verleihen der von Ihnen gebotenen Massage die Möglichkeit einer stärkenden Heilung für Ihre Patienten.

Intention

Dies bezieht sich auf den Ihrer Massage zugrunde liegenden Zweck. Um wirksam zu arbeiten, muss ein seriöser Masseur sich ganz der Aufgabe widmen, mit seinen Händen eine heilende Berührung zu schaffen – eine Art Selbstlosigkeit. Achten Sie vor und nach der Behandlung darauf, dass Ihre Intention das Wohlergehen des Patienten ist. Alle persönlichen Angelegenheiten müssen in den Hintergrund gerückt werden. Diese Haltung bestimmt Ihre Kommunikation mit der behandelten Person und wird auch während der Massage über Ihre Hände übertragen.

Fokus

Die Fähigkeit, irrelevante Dinge und persönliche Gefühle auszublenden, ist der Schlüssel für die Loslösung, die für eine optimale Massage erforderlich ist. Der Fokus gestattet, die Intention der Massage im Geist immer im Vordergrund zu behalten. Die auf den Seiten 56-57 beschriebenen Techniken zur Zentrierung können Ihnen dabei helfen, Ihren Geist vor Störungen und Problemen von außen zu schützen.

Der Fokus bezieht sich immer darauf, wie Sie Ihren Blick während der Massage ausrichten. Konzentrieren Sie sich immer ganz auf die gerade massierte Region, um während der Arbeit Änderungen zu erkennen.

Rhythmus

Der menschliche Körper reagiert auf Harmonie und Rhythmen über die Ohren, wie beispielsweise bei der Wahrnehmung von Musik, und über die Augen, wie beispielsweise bei visueller Kunst. Auf dieselbe Weise reagiert der Tastsinn positiv auf harmonische Berührungen von einer anderen Person.

Rhythmische und souveräne Massagegriffe führen zu Entspannung und körperlicher Mitwirkung des Patienten, während zögerlicher und ungleichmäßiger Kontakt Spannung und Widerstand hervorruft.

Der Rhythmus sollte nicht nur beim physischen Kontakt mit dem Patienten vorhanden sein, son-

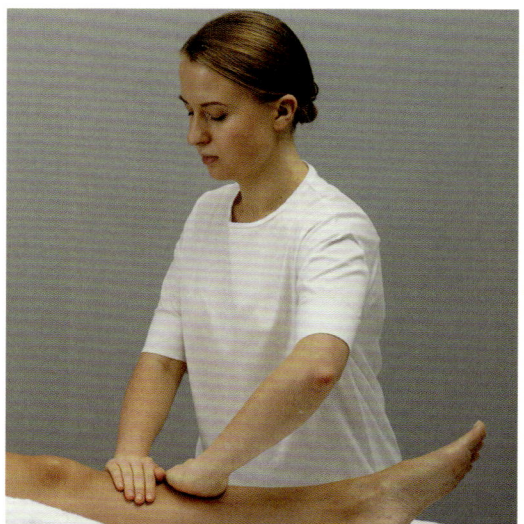

dern während der gesamten Konsultation.

Lernen Sie, immer auf die Notwendigkeit zu achten, den Patienten durch die verschiedenen Phasen zu führen, von der anfänglichen Unterhaltung und Vorbereitung bis hin zu den Positionsänderungen bei der Massage und dem Abschluss der Behandlung, ohne Unterbrechung und mit einem beruhigenden Ablauf.

Stetigkeit

Dieses Juwel ist mit dem Rhythmus verknüpft, verweist jedoch noch auf einen weiteren Aspekt einer guten Massage. Eine der wichtigsten praktischen Techniken, die fast schon als Regel betrachtet werden könnte, ist es, während der gesamten Massage den physischen Kontakt aufrechtzuerhalten, soweit dies möglich ist. Auf den folgenden Seiten erfahren Sie, wie wichtig die Herstellung eines erdenden Kontakts zu Beginn der Massage ist. Nachdem Sie diese anfängliche positive Verbindung eingerichtet haben, sollten Sie versuchen, sie nicht zu verlieren. Lernen Sie, bei einem Positionswechsel immer mindestens eine Hand auf dem Körper des Patienten zu belassen.

Innerer Fokus
Halten Sie während der gesamten Behandlung Kontakt und Fokus.

Richtung und Druck

Diese Überlegungen gelten zusätzlich zu den vier Juwelen, sind aber dennoch grundlegend für die Massage und wichtiges Unterscheidungsmerkmal der klassischen Massage gegenüber der Berührung ungeübter Hände. Stellen Sie sich einen typischen Effleurage-Griff (siehe Seite 96) vor wie die Bewegung einer Welle am Strand. Die Vorwärtsbewegung des Griffs entspricht der Welle, wie sie bricht, stark und vorwärtsgerichtet. Die Rückwärtsbewegung ist sanfter, wie das Abebben des Wassers.

Richtung

Bei der Anwendung von Massagegriffen ist es wichtig, die Richtung der Vorwärtsbewegung zu berücksichtigen. Normalerweise arbeiten Sie in Richtung des Herzens – d. h. zur Mitte des Körpers. Mit anderen Worten, Sie wenden den Griff von den Extremitäten zum Torso hin an.

Druck

Die Kraft, die Sie bei jedem Griff anwenden, ist kritisch, um den gewünschten Vorteil der Massage zu erzielen. Wenn Sie zu viel Druck anwenden, riskieren Sie Schmerz, was wiederum zu einer unerwünschten Anspannung der Muskeln führt. Und wenn Sie zu wenig Druck anwenden, wird der Muskel nicht ausreichend stimuliert und die Massage ist nicht wirksam. Sie fühlt sich dann eher wie Kitzeln an und nicht wie ein entspannender Kontakt. Wichtig ist, das Gleichgewicht zu finden.

Ganz allgemein sollten Sie die Person zuerst fragen, ob sie schon einmal eine Massage hatte, und ob sie eine kräftigere oder eine leichtere Berührung wünscht. Am besten fangen Sie mit einem relativ leichten Druck an, um die Person an den Kontakt zu gewöhnen. Bei der Wiederholung der Griffe können Sie den Druck schrittweise erhöhen. Fragen Sie den Patienten während der Massage wiederholt, ob sich der Druck noch gut anfühlt.

Effleurage

Der klassische gleitende Massagegriff, die Effleurage, ist der einführende Griff für fast alle Massagen. Der Begriff leitet sich vom französischen Wort „effleurer" ab, was so viel wie „streichen" oder „leicht berühren" bedeutet. Sie wird verwendet, um den Patienten auf die Berührung des Masseurs vorzubereiten, und als beruhigender Griff zum Ende der Massage. Mit diesem Griff verteilen Sie auch das Massageöl über die Haut der zu massierenden Region.

Was sind die Vorteile?

Die Effleurage stimuliert den Kreislauf, wärmt und entspannt die Muskeln und hilft beim Abtransport von Giftstoffen aus dem Gewebe über das Lymphsystem und den Blutstrom. Außerdem löst und entfernt sie tote Hautzellen von der Hautoberfläche, reinigt die Poren und unterstützt den Talgfluss.

Vorgehensweise

Bei der Effleurage wird die flache Hand sowohl mit den Handflächen als auch den Fingern verwendet. Die Finger und die Daumen sollten immer geschlossen bleiben, ohne Lücken dazwischen zu lassen.

Legen Sie beide Hände auf die Haut, entweder nebeneinander bei großen Regionen oder übereinander, in unterschiedliche Richtungen ausgerichtet, bei schmaleren Körperteilen, wie beispielsweise den Waden.

Dies ist Ihr erster physischer Kontakt mit der Person, halten Sie also kurz inne, damit sie sich an Ihre Berührung gewöhnen kann. Atmen Sie tief und gleichmäßig und nutzen Sie diese Pause, um sich auf die bevorstehende Behandlung zu konzentrieren. Ihr souveräner Kontakt kann in der Zeit Vertrauen beim Patienten aufbauen.

Halten Sie die ganze Hand (Handfläche und Finger) in Kontakt mit der Haut und schieben Sie die Hände über die Haut in Richtung des Herzens. Bei der anfänglichen Effleurage sollte kein großer Druck angewendet werden, sondern nur ausreichendes Gewicht für die Herstellung eines positiven Kontakts. Anschließend kehrt der Griff mit einem leichteren Druck zum Ausgangspunkt zurück. Ziel ist, einen sanften Rhythmus mit zunehmendem Druck aufzubauen. Achten Sie darauf, die Bewegung mit Ihrem gesamten Körper zu erzeugen, nicht nur mit den Armen und Schultern, und Ihr Gewicht von Ihrem hinteren Fuß auf Ihren vorderen Fuß zu verlagern.

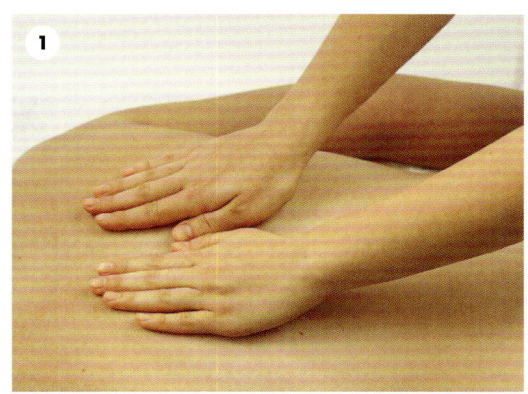 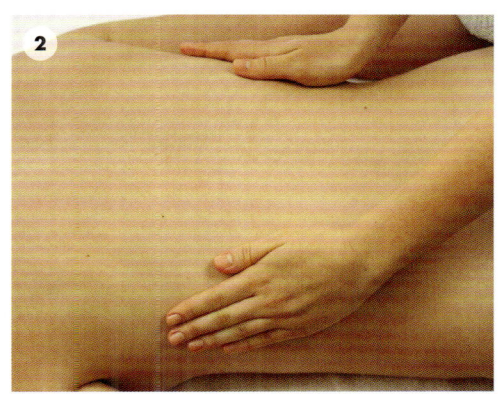

Effleurage für größere Regionen

1 *Wenden Sie mit den Handflächen beider Hände mittelgroßen Druck in Richtung des Herzens an.*

2 *Halten Sie Kontakt mit einem leichteren Druck und bringen Sie beide Hände in die Ausgangsposition zurück.*

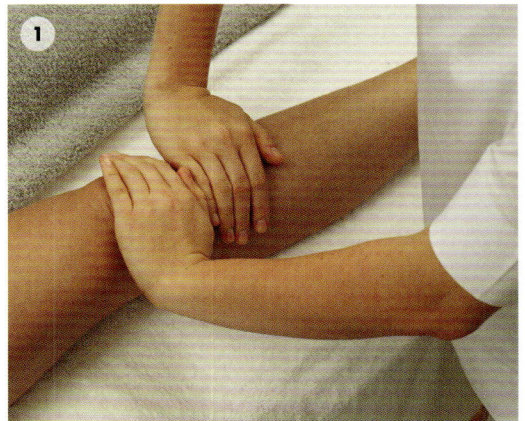 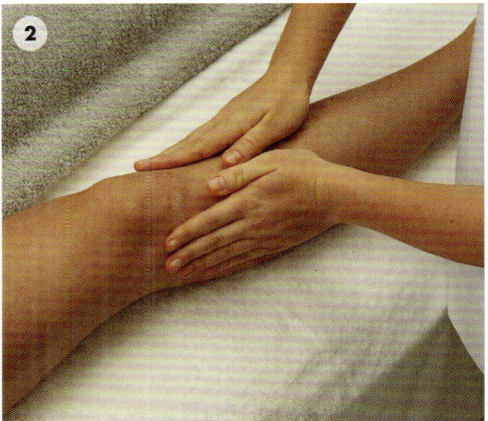

Effleurage für kleinere Regionen

1 *Für schmale Körperregionen, wie beispielsweise die Arme und Beine, verwenden Sie beide Hände in entgegengesetzter Richtung abgewinkelt für den anfänglichen Griff.*

2 *Für den leichteren Griff bei der Rückkehr legen Sie die Hände seitlich an den Arm oder das Bein.*

Petrissage

Nach dem einführenden Kontakt durch die Effleurage sieht die klassische Reihenfolge der Massage die Anwendung von Griffen mit mittlerem Druck vor. Diese Griffgruppe wird unter der allgemeinen Überschrift „Petrissage" geführt. Das französische Wort „pétir", von dem sich der Begriff ableitet, bedeutet so viel wie „kneten". Das Kneten ist jedoch nur einer von mehreren Griffen der Petrissage. Die Petrissage wird verwendet, wenn Muskeln aufgrund von hoher Beanspruchung oder emotionalem Stress verhärtet oder verspannt sind. Diese Griffe dehnen die Muskelfasern und fördern den Blutkreislauf für das Gewebe, sodass Giftstoffe abtransportiert werden können.

Kneten

Diese Massagetechnik verwendet eine anhebende und pressende Bewegung der Hände, um die Verspannung großer Muskeln zu lösen. Dieser energische Griff erhöht die Elastizität des Muskels und ermöglicht ihm, zu entspannen. Die Festigkeit des Kontakts kann jedoch auch stimulierend und energetisierend wirken.

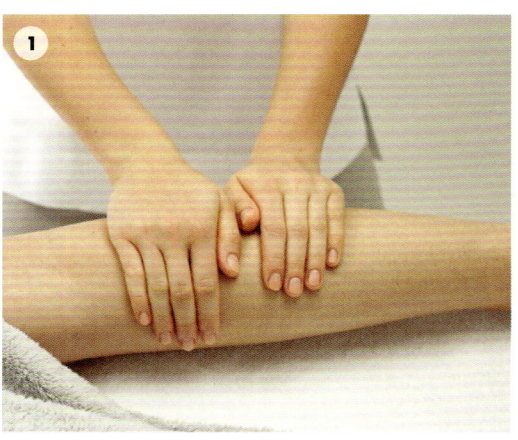

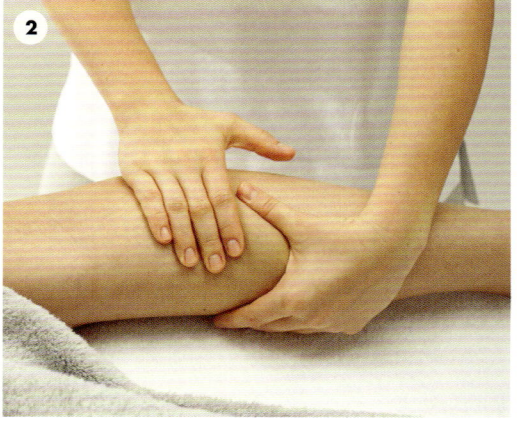

Kneten
1 Legen Sie beide Hände nebeneinander.

2 Halten Sie eine Hand unbewegt und heben Sie mit der anderen das Gewebe vom Knochen ab.

3 Kehren Sie diese Aktion um, indem Sie mit der zuvor statischen Hand das Gewebe anheben.

Vorgehensweise

Setzen Sie das Kneten in Regionen mit Muskeln ein, die ausreichend Masse aufweisen, um in der Hand gehalten zu werden. Es ist nicht für Regionen geeignet, in denen die Muskeln dünn sind und eng am Knochen anliegen. Nutzen Sie Ihren gesamten Körper, um den Rhythmus zu erzeugen und den nötigen Druck anzuwenden.

Verwenden Sie beide Hände nebeneinander, um das Gewebe zu greifen.

Heben Sie mit einer Hand das Gewebe vom Körper an, während Sie die andere Hand in ihrer Position liegen lassen.

Anschließend kehren Sie das Verfahren um. Heben Sie mit der zuvor statischen Hand das Gewebe an und lassen Sie die zuvor hebende Hand liegen, während diese jedoch das Gewebe immer noch greift.

Wechseln Sie diese Aktion in einer fließenden und rhythmischen Bewegung ab, die ein Kneten nachahmt.

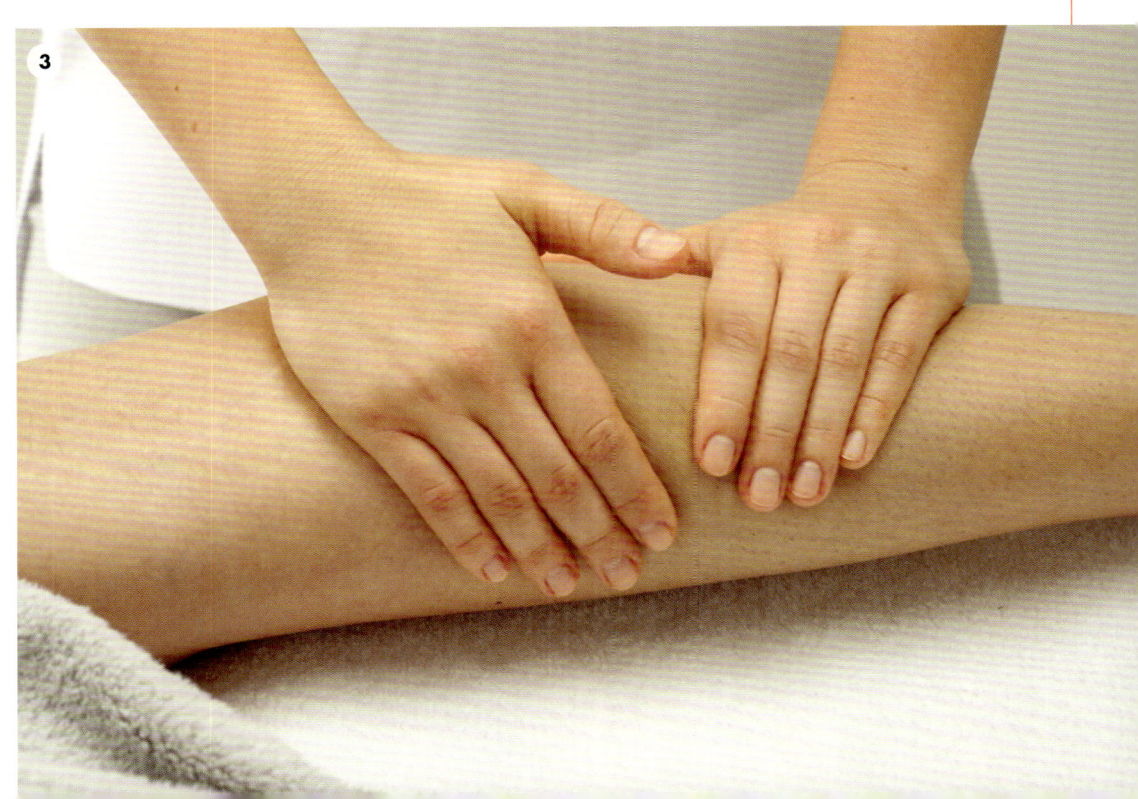

3

Walken

Dieser Griff wird üblicherweise an Extremitäten angewendet und hat ähnliche Vorteile wie das Kneten. Er dehnt und entspannt die Muskeln. Gehen Sie bei der Anwendung dieses Griffs konservativ vor und wenden Sie nur mittleren Druck an. Steigern Sie die Dehnung nur, wenn Sie wissen, dass Ihr Patient dies aushält.

Vorgehensweise

Legen Sie Ihre Hände um die Extremität. Lassen Sie Finger und Daumen zusammen und halten Sie mit den Handflächen und Fingern Kontakt mit der Haut. Bewegen Sie eine Hand nach vorn, die andere nach hinten, um den Muskel zu dehnen. Anschließend kehren Sie das Verfahren rhythmisch um.

Bewegen Sie die Hände langsam entlang der Extremität, um den gesamten Muskel zu bearbeiten.

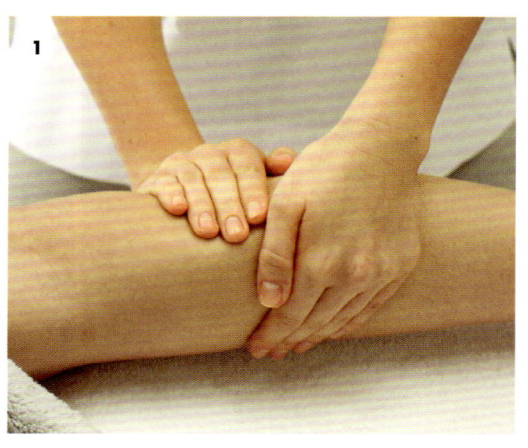 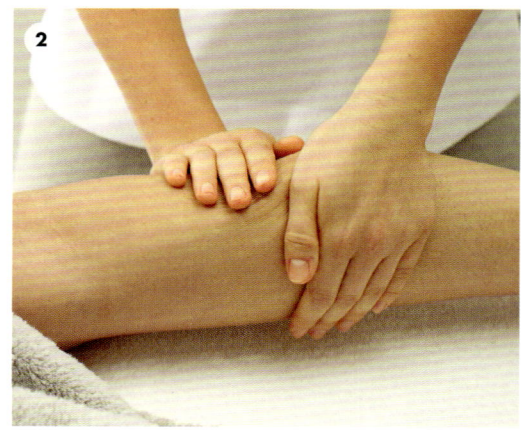

Walken

1, 2 *Bewegen Sie eine Hand vorwärts, die andere rückwärts, um den Muskel zu dehnen. Anschließend kehren Sie das Verfahren um.*

Doppelhändiges Anheben und Pressen

Diese Petrissagetechnik kann angewendet werden, um die größeren Muskeln der Extremitäten zu dehnen und weich zu machen.

Vorgehensweise

Legen Sie beide Hände nebeneinander auf die zu behandelnde Region. Greifen Sie den Muskel mit beiden Händen und heben Sie ihn fest vom Knochen ab.

Bewegen Sie die Hände langsam entlang der Extremität, um den gesamten Muskel zu bearbeiten.

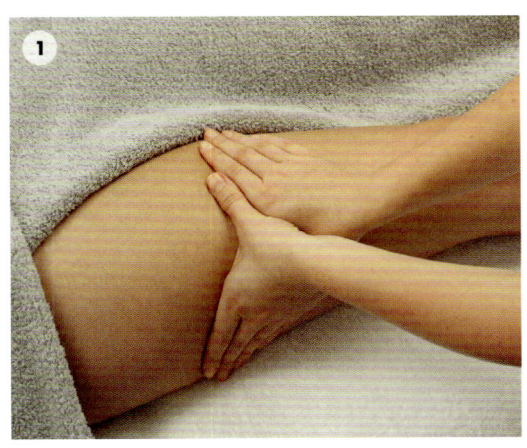
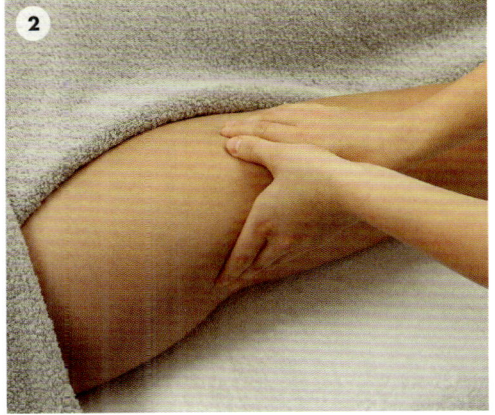

Doppelhändiges Anheben und Pressen

1, 2 *Greifen Sie mit beiden Händen nebeneinander, aber mit den Fingern in entgegengesetzter Richtung, den Muskel und heben Sie ihn kräftig vom Knochen ab. Wiederholen Sie diese Aktion, während Sie sich entlang der Extremität bewegen.*

Einhändiges Anheben und Pressen

Diese Technik wird verwendet, um kleinere Muskeln zu stimulieren, insbesondere der Arme und Beine.

Vorgehensweise

Heben Sie den Muskel mit einer Hand an und pressen Sie ihn. Lassen Sie schnell los und wenden Sie dieses schnelle Zupfen abwechselnd an, wobei Sie sich entlang der behandelten Region bewegen.

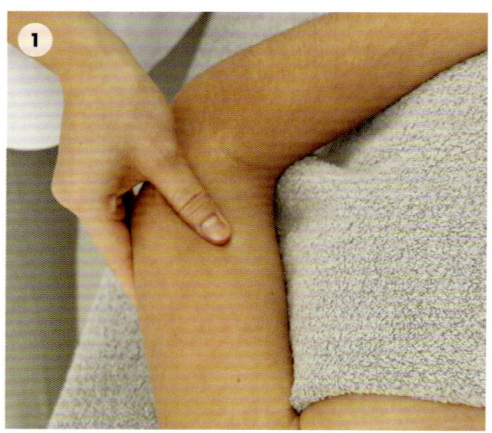

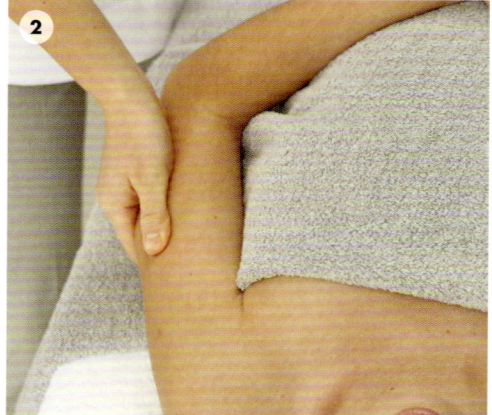

Einhändiges Anheben und Pressen

1, 2 *Greifen Sie mit Daumen und Fingern einen Teil des Gewebes und ziehen Sie es sanft nach oben. Lassen Sie los und wiederholen Sie diese Aktion, während Sie sich entlang der Extremität bewegen. Stellen Sie mit der statischen Hand stetigen Kontakt in der Nähe her.*

Anwendung von tieferem Druck

Griffe dieser Art werden hauptsächlich verwendet, um tief in den Muskeln liegende Verspannungen und Knoten zu lösen. Größtenteils wird dabei fokussierter Druck von den Daumen und/oder Fingern angewendet, häufig in einer kreisenden Bewegung. Manchmal kann es sinnvoll sein, mit dem Handballen oder sogar mit dem Ellbogen Druck auszuüben.

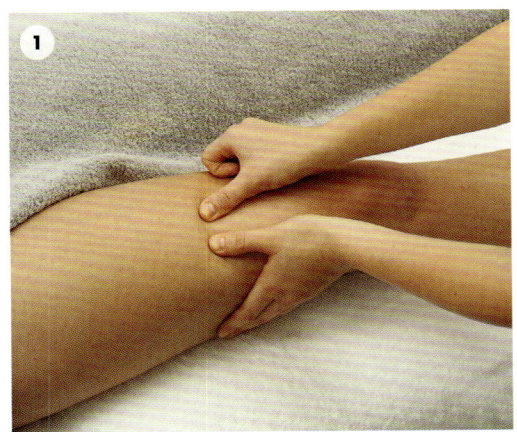

Daumendruck

1 *Wenden Sie mit beiden Daumen zunehmend höheren Druck an. Führen Sie dabei kleine, kreisende Bewegungen aus. Lassen Sie los und bewegen Sie die Daumen an die nächste zu bearbeitende Position und wiederholen Sie die Druckanwendung.*

Vorgehensweise

Arbeiten Sie mit beiden Händen gleichzeitig. Legen Sie die Daumenglieder über den zu bearbeitenden Bereich, während Sie diesen sanft mit Ihren Fingern und Händen umschließen. Sie können den Fingerdruck ganz ähnlich wie den Daumendruck anwenden.

Nutzen Sie Ihr Körpergewicht, um langsam mehr Druck auf die Region anzuwenden. Atmen Sie während des Prozesses langsam und tief.

Während Sie den Druck erhöhen, machen Sie kleine, kreisende Bewegungen mit Ihren Daumen und fühlen, wie sich das darunter befindliche Gewebe langsam lockert. Sie werden bald in der Lage sein, zu erkennen, wann die Region ausreichend bearbeitet wurde (zunehmende Wärme ist ein gutes Anzeichen), aber während Sie noch lernen, bearbeiten Sie jede Region maximal zehn Mal, bevor Sie zum nächsten Abschnitt der behandelten Region weitergehen. Vermeiden Sie, eine Region länger zu bearbeiten, weil dies Schmerzen verursachen kann.

Wenn Sie zu lange Druck anwenden, kann dies außerdem die Blutzirkulation zum Muskel temporär blockieren. Führen Sie nach jeder Anwendung von Daumendruck ein paar Effleurage-Griffe aus, um den Blutfluss wiederherzustellen.

Klopfende Griffe

Im Gegensatz zu den entspannenden, gleitenden Griffen der Effleurage und den dehnenden und lösenden Wirkungen der Petrissage sind die klopfenden Griffe (manchmal auch als Tapotement bezeichnet) dafür vorgesehen, die Muskeln zu tonisieren und zu stimulieren. Sie werden häufig zum Ende der Massage eingesetzt. Die meisten dieser raschen Griffe sollten nicht in Regionen eingesetzt werden, in denen der Knochen nahe unter der Haut liegt, wie beispielsweise an den Schienbeinen oder an der Wirbelsäule. Klopfende Griffe sind unter anderem Hacken, Klopfen, Schröpfen und Zupfen. Die „Regentropfen"-Technik, die ein sanftes Klopfen verwendet, ist ebenfalls in diese Kategorie einzuordnen. Sie kann in empfindlicheren Regionen eingesetzt werden.

Regentropfen-Technik

Der „Regentropfen"-Griff wird für keine der in diesem Buch beschriebenen Massagen benötigt. Er verwendet ein sanftes Klopfen für empfindliche Regionen, in denen der Knochen nah unter der Haut liegt, wie beispielsweise bei Gesicht und Hals. Die Wirkung ist sowohl entspannend als auch sanft stimulierend.

Tippen Sie mit entspannten Händen und Fingern auf diese Region und „klimpern" Sie darauf. Die Bewegung soll leicht und „federnd" erfolgen. Bei diesem Griff darf nur sehr wenig Druck angewendet werden.

Hacken

Bei diesem Griff werden mit der Außenkante der Hand rasche, hackende Schläge auf die behandelte Region ausgeführt.

Vorgehensweise

Halten Sie bei abgewinkelten Ellbogen und entspannten Armen beide Hände über die Region, wobei sich die Handflächen gegenüberliegen und die Finger geöffnet sind. Halten Sie während des Verfahrens Ihre Handgelenke entspannt und beweglich.

Schlagen Sie mit einer schnellen Aufwärts- und Abwärtsbewegung abwechselnd mit beiden Händen auf den Muskel. Wenn eine Hand Kontakt hat, heben Sie sie sofort wieder an und schlagen mit der anderen. Es sollte keine zu große Kraft angewendet werden, und die Bewegung sollte rasch und rhythmisch sein. Erhöhen Sie die Schlagkraft schrittweise, abhängig von den Bedürfnissen und der Toleranz des Patienten.

Achten Sie darauf, den gesamten Muskel gleichmäßig zu bearbeiten und bearbeiten Sie dieselbe Region nicht zu lange. Dies könnte Schmerzen verursachen.

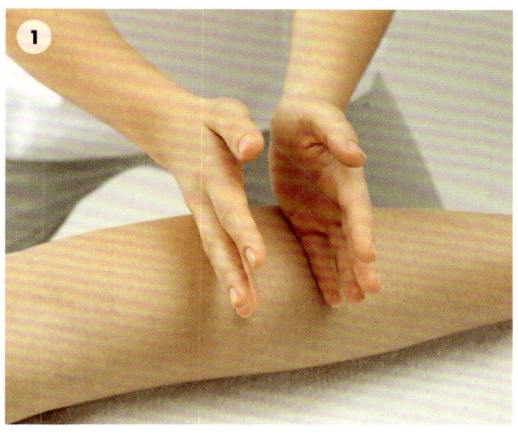 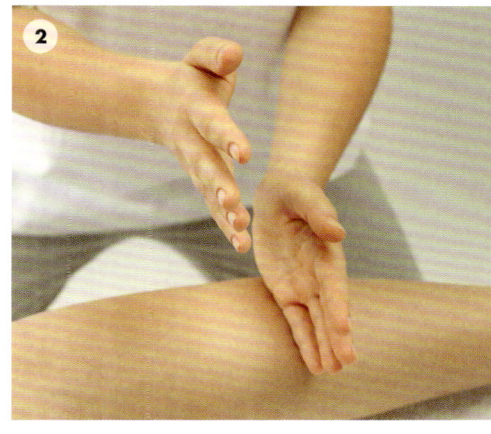

Hacken

1 *Legen Sie beide Hände auf die zu behandelnde Region, die Daumen oben, die Handflächen einander gegenüberliegend.*

2 *Stellen Sie abwechselnd mit den Händen Kontakt zu der zu behandelnden Region her und führen Sie mit der Hand eine hackende Aktion aus.*

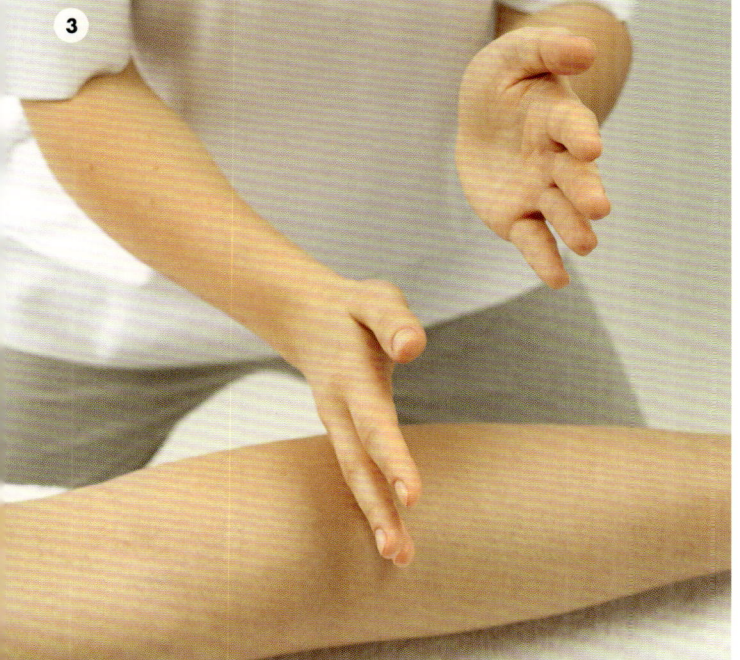

3 *Wenden Sie einen raschen Rhythmus an und bewegen Sie sich über die gesamte zu behandelnde Region.*

Hämmern

Bei diesem Klopfgriff werden die Fäuste verwendet, um Druck anzuwenden, ähnlich wie beim Hacken. Er sollte nur in Regionen mit vielen Muskeln angewendet werden.

Vorgehensweise

Bilden Sie lockere Fäuste mit Ihren Händen (schließen Sie die Fäuste nicht zu fest) und halten Sie sie dann, die Seite mit dem kleinen Finger nach unten, über den zu behandelnden Muskel. Halten Sie Ihre Ellbogen nach außen und schließen Sie Ihre Fäuste fester.

Hämmern Sie mit den Händen in einem federnden Rhythmus abwechselnd auf den Muskel. Beginnen Sie langsam mit einem leichten Druck und werden Sie nach Bedarf schneller und kräftiger.

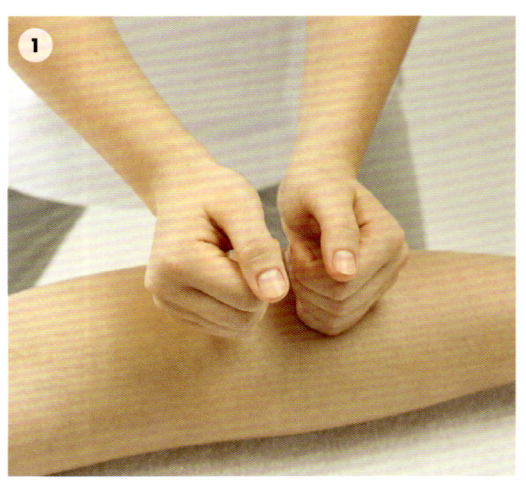 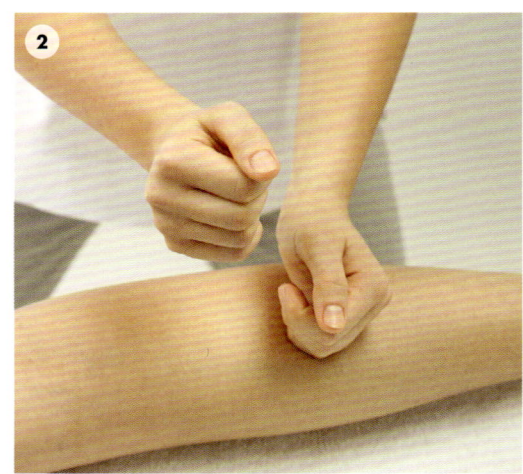

Hämmern
1, 2 *Hämmern Sie mit der Außenseite Ihrer Fäuste abwechselnd auf die zu behandelnde Region.*

Schröpfen

Dieser Griff besteht aus einer klopfenden Aktion, die ein kurzzeitiges Vakuum zwischen der Hand und der Haut des Patienten erzeugt. Er ist vor allem stimulierend für den Kreislauf. Aus diesem Grund kann die Haut bei der Behandlung warm und rot werden.

Vorgehensweise

Bilden Sie bei geschlossenen Fingern und Daumen mit beiden Händen eine Schale. Legen Sie sie mit der Handinnenseite über die zu behandelnde Region.

Heben und senken Sie jede Hand abwechselnd mit rascher und rhythmischer Bewegung. Wenn die Hand Kontakt mit der Haut hat, entsteht ein klatschendes Geräusch.

Wenn Sie eine Hand heben, bilden Sie wieder ein Schale daraus, die für den nächsten Griff bereit ist.

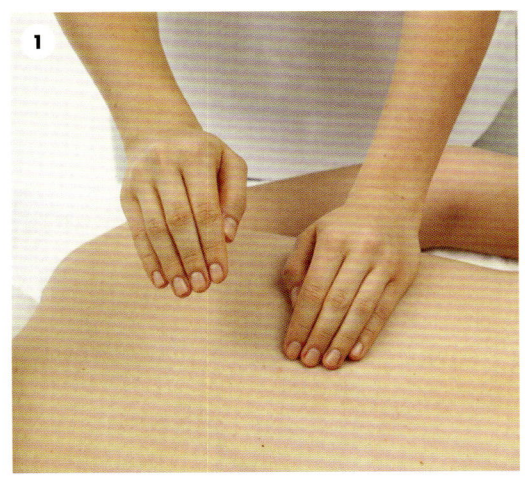 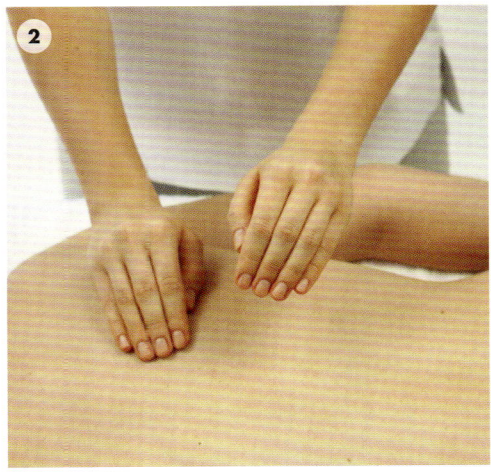

Schröpfen
1, 2 *Bilden Sie eine Schale mit jeder Hand. Klopfen Sie abwechselnd mit beiden Händen fest rhythmisch auf die Region.*

Weitere Massagetechniken

Neben den klassischen Massagegriffen gibt es weitere Massagetechniken, die der Masseur in sein Repertoire aufnehmen kann. Häufig leiten sie sich von Massagetraditionen aus der ganzen Welt ab und werden seit Jahrhunderten angewendet, was ihre Wirkung belegt. Sie sind nicht alle in den Massageverfahren hinten im Buch enthalten, aber nachdem Sie Erfahrung und Vertrauen gewonnen haben, wollen Sie sie möglicherweise in Ihre Arbeit aufnehmen.

Vibration

Diese Technik wird häufig angewendet, um Verhärtung und Verspannung in Oberschenkelmuskeln zu lösen, insbesondere dann, wenn die Petrissage-Behandlung nicht erfolgreich war.

Vorgehensweise

Legen Sie die ganze Hand (bei einem großen Muskel) oder nur die Fingerspitzen (für kleinere Bereiche) über die zu behandelnde Region. Wenden Sie festen Druck an und bewegen Sie die Hand (oder die Fingerspitzen) schnell von einer Seite auf die andere, um den darunterliegenden Muskel in Bewegung zu bringen, ohne mit der Hand (oder den Fingerspitzen) über die Haut zu streichen. Sie können Ihre Hand stabilisieren, indem Sie die andere Hand darauflegen.

Statischer Druck

Bei der Shiatsu-Behandlung wird Druck auf bestimmte Punkte des Körpers angewendet, um den Energiefluss zu verbessern. Sie müssen sich jedoch nicht den Ideen des Shiatsu verschreiben, um einige seiner Techniken anzuwenden.

Daumen- und Fingerdruck werden in einigen der Massagen in diesem Buch verwendet und Sie können diesen Ansatz weiterführen, indem Sie andere Körperteile verwenden, um Druck auszuüben und tiefliegende Verspannung zu lösen.

Vorgehensweise

Um tiefen Druck auf Gewebe unter großen Muskeln auszuüben, wie beispielsweise auf die

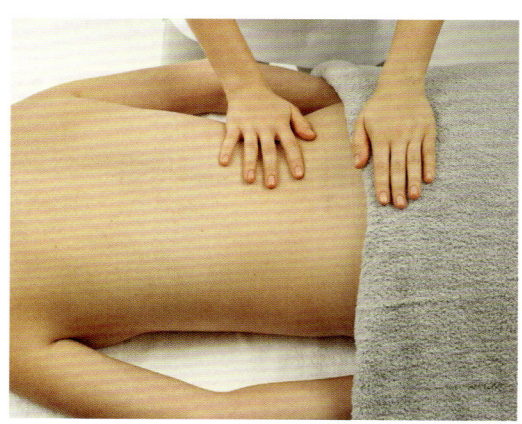

Vibration
Die Brustmuskeln werden unter Verwendung von Vibration wirksam entspannt.

Gesäßmuskeln um die Hüfte, können Sie den Handballen oder sogar den Ellbogen verwenden.

Wenn Sie Ihren Handballen verwenden, stabilisieren Sie die zu behandelnde Region mit einer Handfläche, während Sie den Ballen der Arbeitshand direkt über die Region bringen, auf die Sie Druck anwenden wollen.

Halten Sie den Arm gerade und nutzen Sie Ihr Gewicht, um Druck durch den Handballen anzuwenden. Halten Sie den Druck für ein paar Sekunden, lassen Sie los und wiederholen Sie den Griff in einer rhythmischen Abfolge.

Gehen Sie ähnlich vor, wenn Sie mit dem Ellbogen arbeiten. Achten Sie darauf, nicht zu viel Druck auszuüben, oder den Druck zu lange aufrecht zu erhalten.

Gelenkmobilisierung

Masseure verwenden häufig passive Gelenkbewegungen, um die Mobilität der Extremitäten zu verbessern.

Vorgehensweise

Dabei bewegt der Masseur das Gelenk (die Hüfte, die Schulter oder den Knöchel) vorsichtig über seinen vollständigen Bewegungsbereich. Der Patient muss die bewusste Kontrolle über das Gelenk freigeben und Ihnen gestatten, die Bewegung zu kontrollieren.

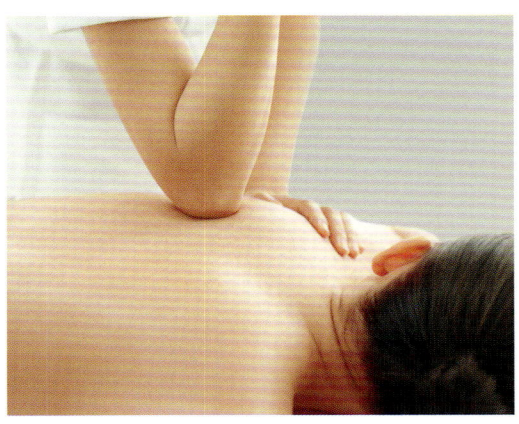

Statischer Druck
Für die Anwendung von Druck auf große Muskeln kann der Ellbogen verwendet werden.

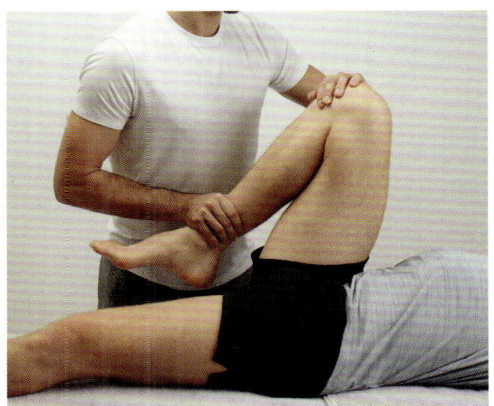

Gelenkmobilisierung
Die Bewegung eines Gelenks wie beispielsweise der Hüfte über ihren vollständigen Bewegungsbereich verbessert die Mobilität.

Abschließende Techniken

Wenn Sie Ihre Massagebehandlung abgeschlossen haben, egal ob Sie den ganzen Körper oder nur einen Teil davon behandelt haben, sollten Sie die Sitzung unbedingt so abschließen, dass ihr Nutzen verinnerlicht wird und anhaltend wirkt. Üblicherweise verwenden Sie dazu lange Effleurage-Griffe, um die behandelten Regionen zu verbinden. Genau wie beim Beginn einer Massage (siehe Seite 96), gleiten Sie sanft, aber souverän mit Ihren Händen in einem kreisförmigen Muster über den Körper in Richtung des Herzens.

Die abschließende Effleurage bei der Massage muss nicht so lange dauern wie die einführende Phase und sollte relativ sanft sein.

Abschluss

Wenn Sie zum Ende Ihrer Massagesitzung die Effleurage abgeschlossen haben, lassen Sie Ihre Hände einen Moment auf dem Körper des Patienten liegen und konzentrieren sich für ein paar Sekunden auf die Behandlung, die Sie durchgeführt haben. Atmen Sie tief und ruhig und konzentrieren Sie sich darauf, diese friedvolle und heilende Energie auf den Patienten zu übertragen.

Decken Sie schließlich den Patienten mit Handtüchern ab und teilen Sie ihm mit, dass die Massage beendet ist.

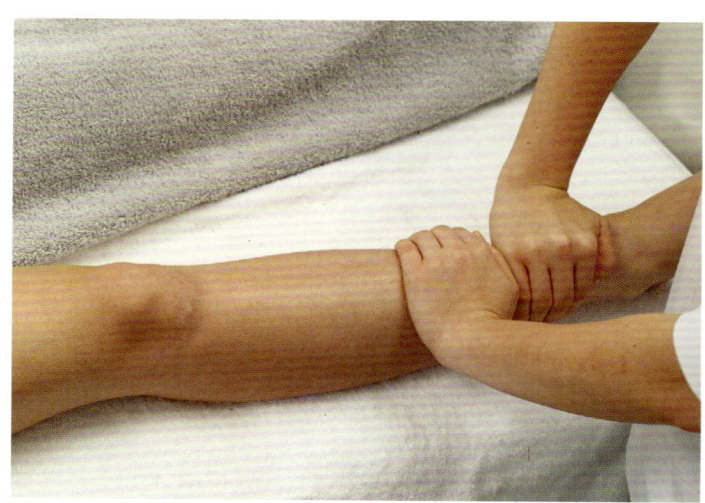

Abschließende Effleurage
Beenden Sie Ihre Massage mit fließenden Effleurage-Griffen über die behandelten Regionen.

GANZKÖRPER-MASSAGEVERFAHREN

Die Massage des gesamten Körpers stellt nicht nur eine stärkende Behandlung für den Patienten dar, sondern gestattet dem Masseur auch, eine große Vielfalt an Griffen und Techniken anzuwenden. Dieses Kapitel beschreibt ein Standardverfahren für eine Ganzkörpermassage, unterteilt nach den verschiedenen Körperregionen. Die anatomischen Eigenschaften jeden Körperteils werden beschrieben und Sie erhalten schrittweise Anleitungen zu den in dieser Region anzuwendenden Griffen. Diese Anweisungen stellen Ihnen alle Informationen bereit, die Sie brauchen, um eine wirksame, allgemeine Massage zu geben.

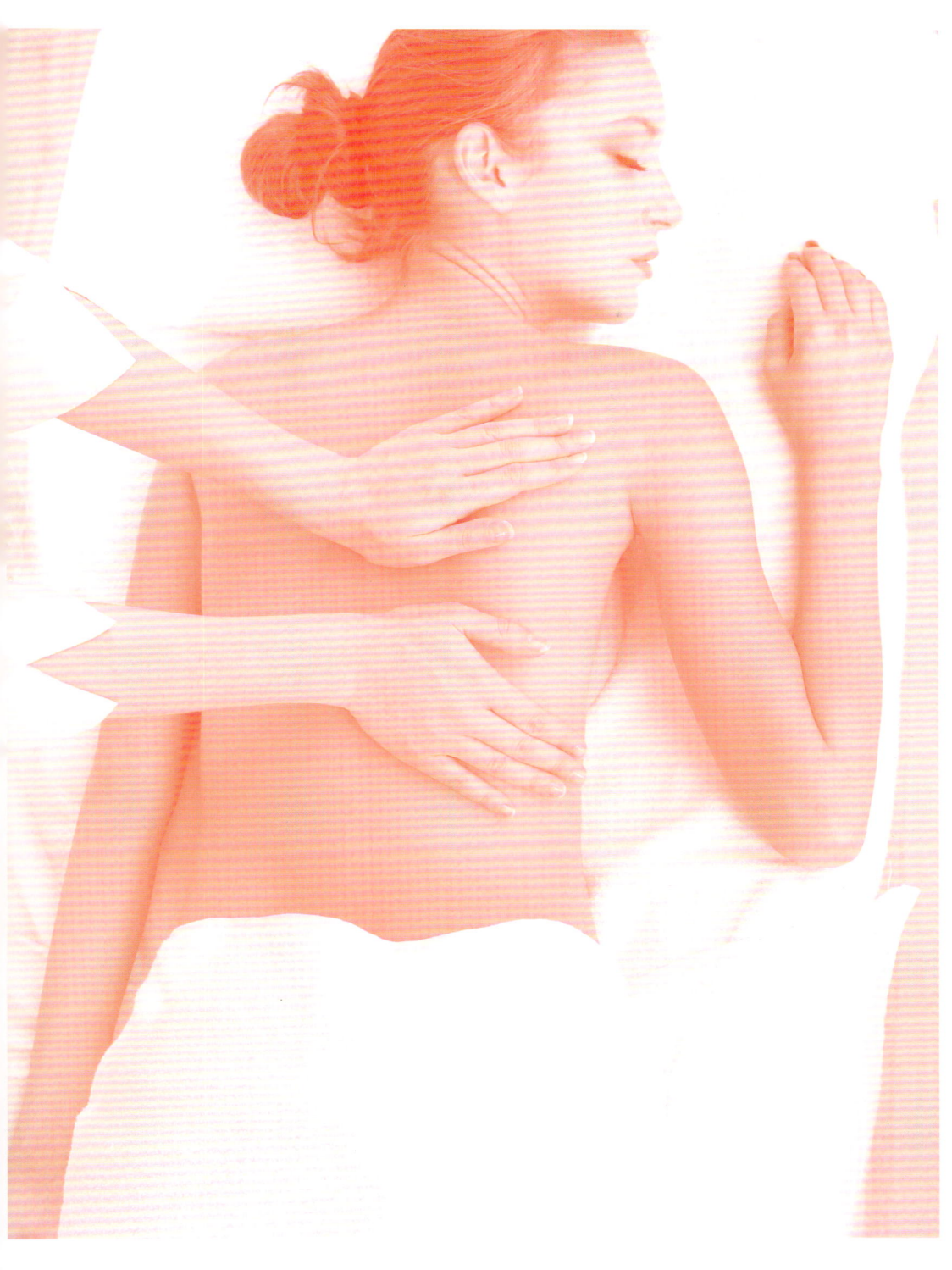

Ganzkörpermassage – Wichtige Informationen

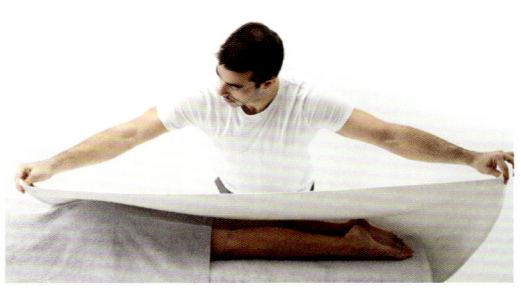

Ein vollständiges Verfahren

Eine Ganzkörpermassage gestattet dem Masseur, zahlreiche Griffe und Techniken anzuwenden.

Eine Massage, die die meisten Körperregionen behandelt, ist die wichtigste Säule der Massage. Wenn nicht ein bestimmter Problembereich zu behandeln ist oder die Zeit knapp ist, ist eine Behandlung des gesamten Körpers die bevorzugte Option. Sie gestattet dem Therapeuten, verspannte Bereiche zu untersuchen und zu behandeln, die dem Patienten nicht bewusst sind, oder die aufgrund von Problemen in anderen Körperbereichen entstanden sind. Man könnte sie mit einem Kundendienst für Ihr Auto vergleichen.

Viele Menschen genießen eine Ganzkörpermassage für ihre Gesundheit, ähnlich wie sie regelmäßig ins Fitnesscenter gehen oder Vitaminpräparate zu sich nehmen. Menschen, die eine solche Therapie regelmäßig in Anspruch nehmen,

berichten, dass sie ihnen hilft, gefährliche Auswirkungen von Stress zu verhindern, und dass sie viele chronische Gesundheitsprobleme in Grenzen hält, wie beispielsweise Rückenschmerzen oder ständige Kopfschmerzen.

Ein Lernprozess

Das Erlernen einer Ganzkörpermassage hat zahlreiche Vorteile für einen Massageanfänger. Sie ermöglicht Ihnen, fast jede Massagetechnik anzuwenden, von den verschiedenen Griffen bis hin zur Umsetzung der in den vier Juwelen ausgedrückten Philosophie der Massage. Sie lernen, sich selbst ebenso wie Ihren Patienten in jeder Phase in die richtige Position zu lenken. Das Fortschreiten von einem Körperteil zum nächsten bedeutet, dass Sie die lebenswichtigen Prinzipien von Rhythmus und Stetigkeit einhalten müssen. Gleichzeitig üben Sie die Aufmerksamkeit und Achtsamkeit, die unabdingbar für eine gute Massagetechnik sind.

Es ist unwahrscheinlich, dass Sie als erstes Massageprojekt eine Ganzkörpermassage ausführen. Sie bedingt ein hohes Maß an Konzentration und Fokus. Dies zu erlernen, kann einige Zeit dauern. Sie sollten Einzelkomponenten des Verfahrens separat üben, z. B. eine Rückenmassage, später die Massage eines anderen Bereichs, und irgendwann die Prozesse zu einem vollständigen

Verfahren verknüpfen. Beachten Sie jedoch, dass Sie immer beide Seiten des Körpers behandeln sollten. Wenn Sie zum Beispiel eine Beinmassage machen, behandeln Sie immer beide Beine.

Auswahl der Griffe

Das Verfahren auf den folgenden Seiten verwendet ein volles Programm an entspannenden und stimulierenden Griffen, die für die meisten Menschen eine wirksame Massage darstellen. Es ist jedoch wichtig, dass Sie Ihr eigenes Urteilsvermögen für die speziellen Bedürfnisse Ihres jeweiligen Patienten anwenden. Insbesondere sollten Sie Ihre klopfenden Griffe reduzieren, wenn Sie eine Region nicht stimulieren wollen und Ihr Ziel eine allgemeine Entspannung ist.

Timing

Eine Ganzkörpermassage darf nicht in Eile erfolgen. Sie brauchen ausreichend viel Zeit, um die Massage durchzuführen, ohne in den letzten Phasen schneller werden zu müssen, weil diese genauso wichtig sind wie der erste Teil des Verfahrens. Während Ihrer Arbeit erkennen Sie außerdem vielleicht, dass bestimmte Regionen mehr Aufmerksamkeit benötigen als vorgesehen. Es gibt keine absoluten Richtlinien, wie lange das Verfahren dauert, aber es ist sinnvoll, die Person auf mindestens zwei Stunden vorzubereiten, einschließlich einer vorbereitenden Unterhaltung und einem Gespräch nach der Massage.

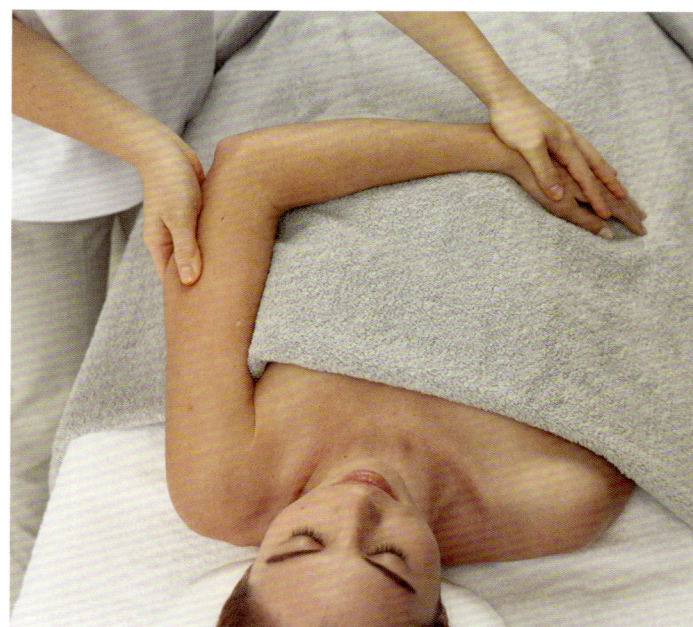

Nehmen Sie sich Zeit
Während einer Ganzkörpermassage sollten Sie sich immer Zeit nehmen, um sich auf Regionen konzentrieren zu können, die spezielle Aufmerksamkeit benötigen.

Checkliste für eine Ganzkörpermassage

- Bevor Sie mit der Massage beginnen, sollten Sie eine Checkliste der wichtigsten Vorbereitungen durchlaufen, die in Kapitel 3 beschrieben wurden.

- Ist der Raum bereit? Überprüfen Sie vor allem Temperatur und Sauberkeit.

- Haben Sie alles, was Sie brauchen? Überprüfen Sie, ob genügend saubere Handtücher vorhanden sind, um die Liege abzudecken und um die behandelnde Person zuzudecken. Stellen Sie sicher, dass genügend Massageöl vorhanden ist. Falls Sie ätherische Öle einsetzen, bereiten Sie die Mischung möglichst vorab vor.

- Sind Sie bereit? Achten Sie darauf, dass Sie sich körperlich gut fühlen und mental fokussiert sind.

Phase 1 • Gesicht nach unten

Eine Ganzkörpermassage beginnt normaler-weise damit, dass der Patient mit dem Gesicht nach unten auf der Massageliege liegt. Bevor Sie beginnen, stellen Sie sicher, dass Ihr Patient bequem liegt und vollständig mit zwei großen Handtüchern bedeckt ist. Überprüfen Sie sanft, ob sie so symmetrisch wie möglich liegen, und passen Sie die Position gegebenenfalls an. Wenn Sie eine Massageliege mit Gesichtsöff-nung haben, stellen Sie sicher, dass das Gesicht bequem in der Öffnung liegt und der Nacken gerade ist. Wenn Sie eine Massageliege ohne Öffnung verwenden, stützen Sie die Stirn mit einem gefalteten Handtuch ab.

Richtung und Reihenfolge

Die Phase mit Gesicht nach unten beginnt mit den Waden und bewegt sich entlang des Körpers nach oben bis hin zur Kopfhautmassage.

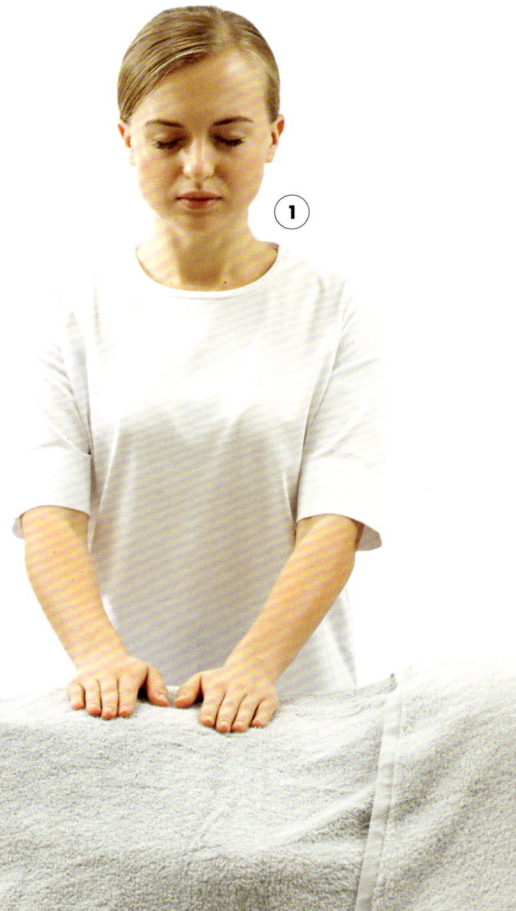

Anfängliche Erdung

1 Stellen Sie sich mit leicht gespreizten Beinen neben die Liege. Legen Sie Ihre Hände mit geschlossenen Fingern in die Mitte des Rückens, ohne das Handtuch zu entfernen. Konzentrieren Sie sich drei Atemzüge lang auf den Kon-takt.

Erdung

Bevor Sie mit der Massage eines Körperteils beginnen, sollten Sie eine erdende Berührung ausführen. Dazu nimmt der Patient Kontakt mit Ihren Händen auf, bevor die eigentliche Massage stattfindet.

Erste Bewegungen

2 *Drehen Sie das Gesicht zum Kopf, bewegen Sie sanft beide Hände am Oberschenkel entlang bis zur Wade und üben Sie einen Effleurage-Griff an.*

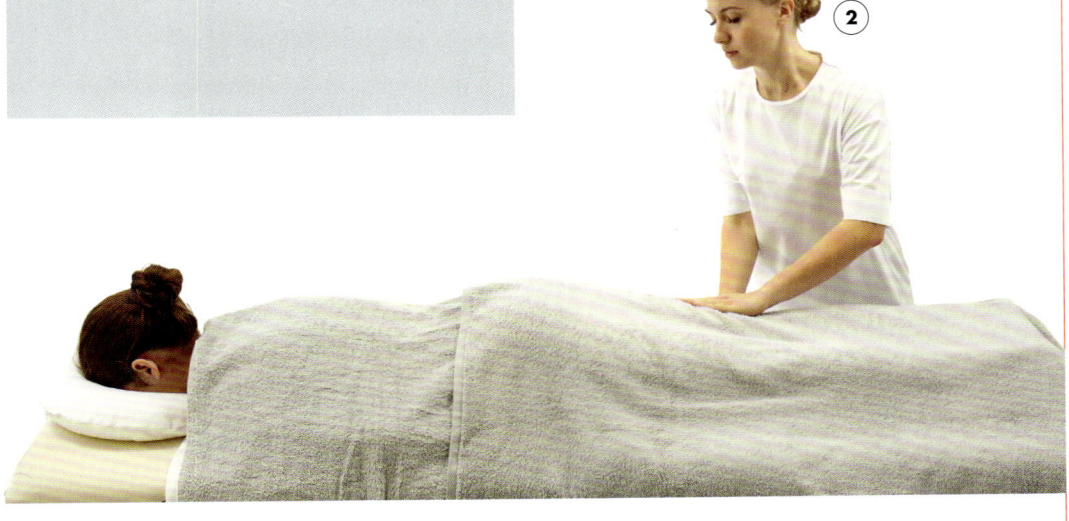

Erdung an der Wade

3 *Stellen Sie sich neben die Wade und legen Sie Ihre Hände darauf, wobei das Handtuch noch aufliegt, und zählen Sie bis drei.*

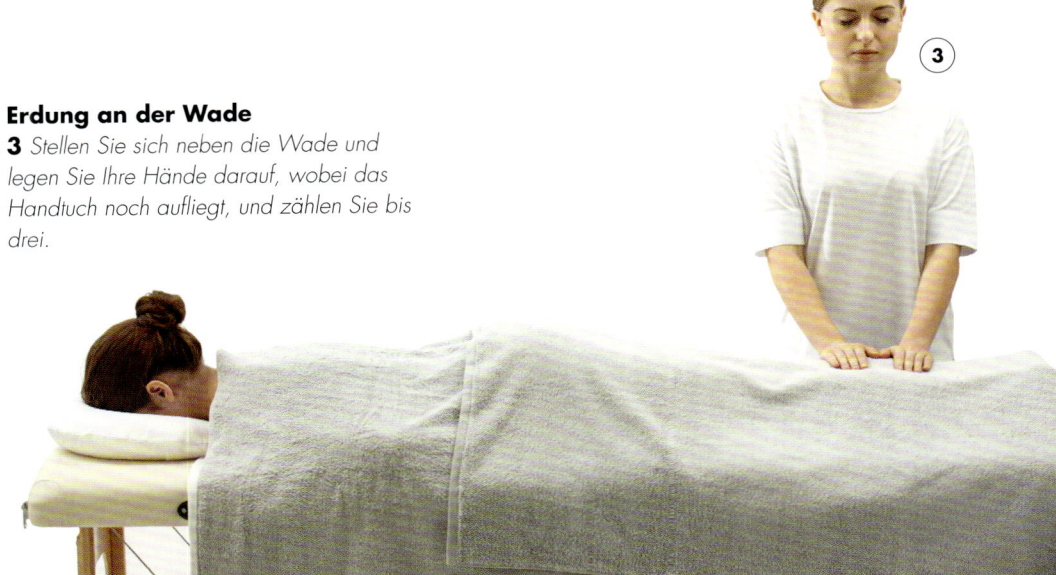

RÜCKSEITE DER WADE

Die Wade (oder die Rückseite des Unterschenkels) ist die Region zwischen Knöchel und Kniekehle. Für den Therapeuten ist das wichtigste Merkmal dieses Körperteils der große Muskel, der auch als Gastrocnemius bezeichnet wird (siehe Seite 31). Dieser Muskel, auch als Wadenmuskel bekannt, besteht aus zwei Abschnitten an jeder Seite des hinteren Unterschenkels. Er ist über eine Sehne (Achillessehne) mit den Knöchelknochen und den Knochen oberhalb des Knies verbunden. Es handelt sich um einen schwer arbeitenden Muskel, der sich jedes Mal zusammenzieht, wenn wir unsere Füße abwinkeln. Durch Überlastung kann er verspannen. Durch das Tragen hoher Schuhe über viele Jahre kann er sich außerdem verkürzen. Die Massage dieses Muskels kann helfen, seine Verspannung zu lösen und die Flexibilität und einfache Bewegung zu verbessern.

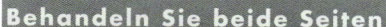

Behandeln Sie beide Seiten

Nachdem Sie die Behandlung von Wade, Oberschenkel und ganzem Bein auf einer Seite abgeschlossen haben, gehen Sie auf die andere Seite der Liege und behandeln das andere Bein genauso, bevor Sie zum nächsten Abschnitt weitergehen.

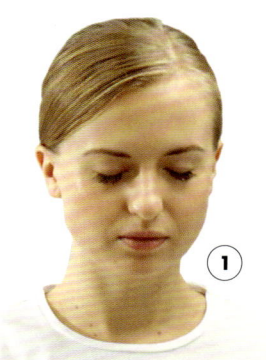

Erdung an der Wade

1 *Schlagen Sie das Handtuch einer Wade nach hinten und legen Sie beide Hände auf die Wade.*

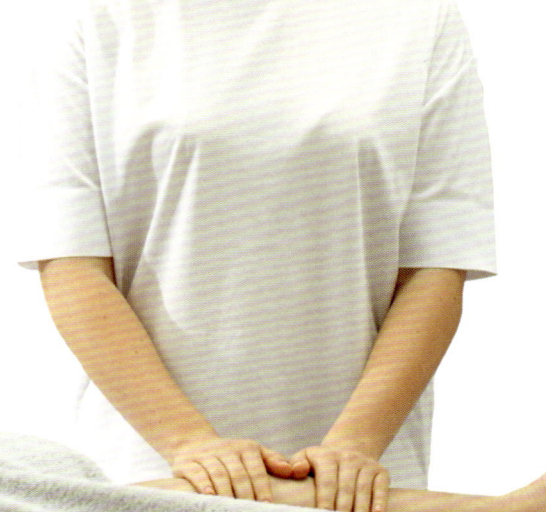

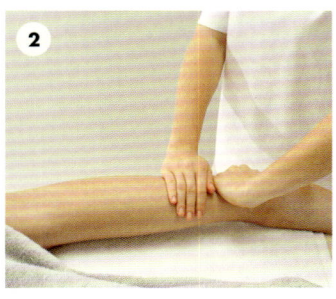
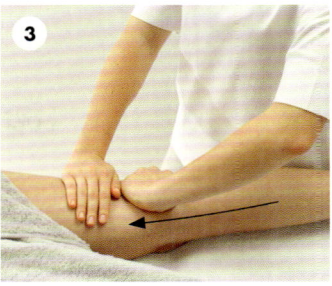
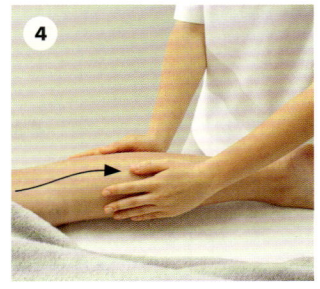

Anfängliche Effleurage

2, 3 *Wenden Sie das Gesicht zum Kopf. Legen Sie beide Hände über den Knöchel und wenden Sie einen Effleurage-Griff über die Wade nach oben zum Knie an.*

4 *Führen Sie die Hände entlang der Außenseiten der Wade zurück zum Knöchel. Wiederholen Sie die Schritte 2 - 4 dreimal.*

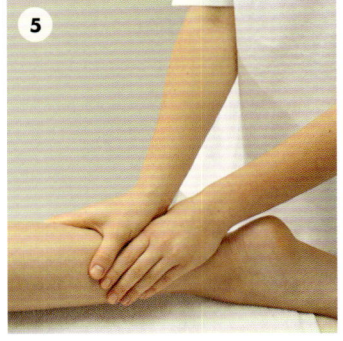
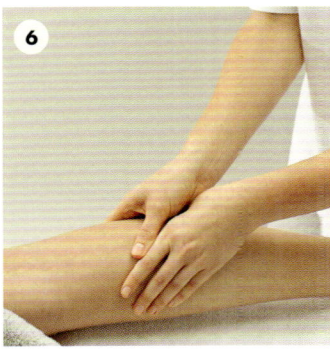

Anheben und Pressen

5, 6 *Wenden Sie ein doppelhändiges Anheben und Pressen an und heben Sie das Gewebe der Wade an. Wiederholen Sie dies dreimal.*

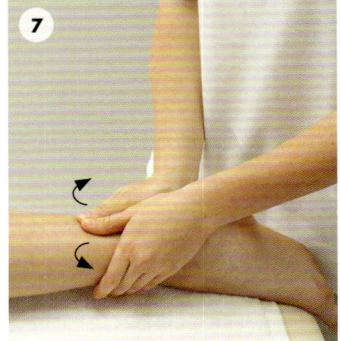
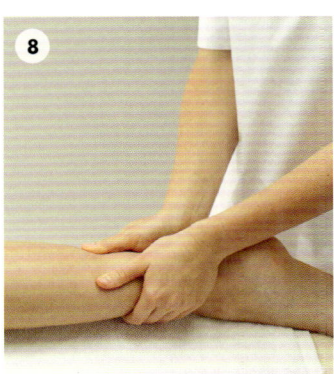

Daumendruck

7, 8 *Wenden Sie mit beiden Daumen Druck in einer kreisenden Bewegung entlang der gesamten Wade an, vom Knöchel bis zum Knie. Behandeln Sie die gesamte Wade in drei Linien: mittlere, äußere und innere Wade.*

Fortsetzung auf der nächsten Seite

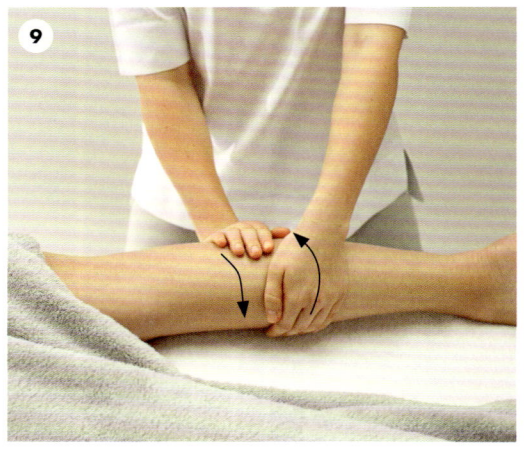
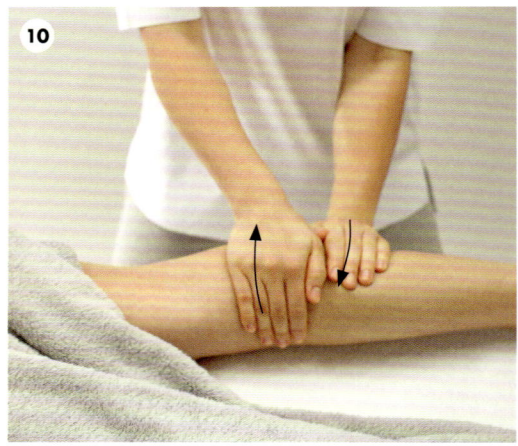

Walken
9,10 *Wenden Sie eine Walktechnik an, um den Wadenmuskel abwechselnd zu drücken und zu ziehen.*

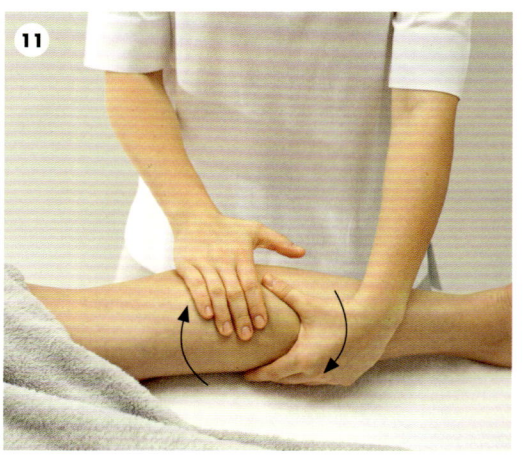
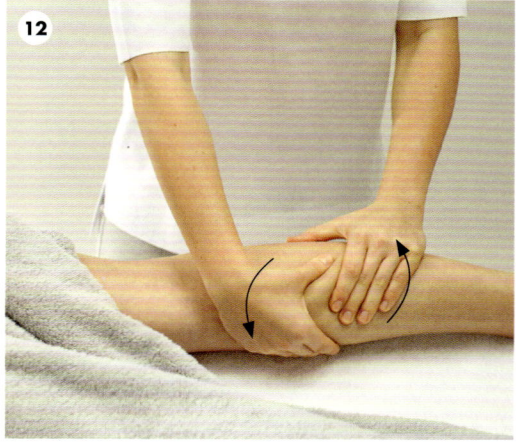

Kneten
11, 12 *Heben und pressen Sie den Wadenmuskel unter Verwendung beider Hände in abwechselnder Bewegung über seine gesamte Länge.*

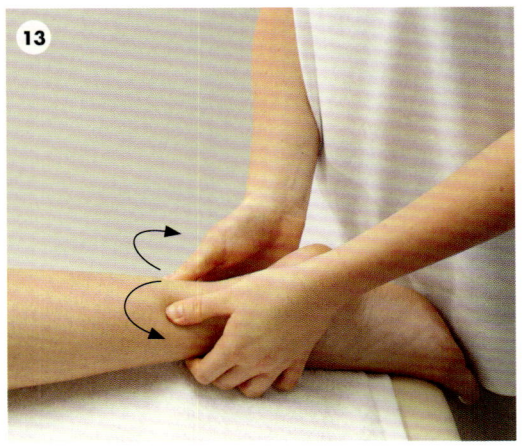

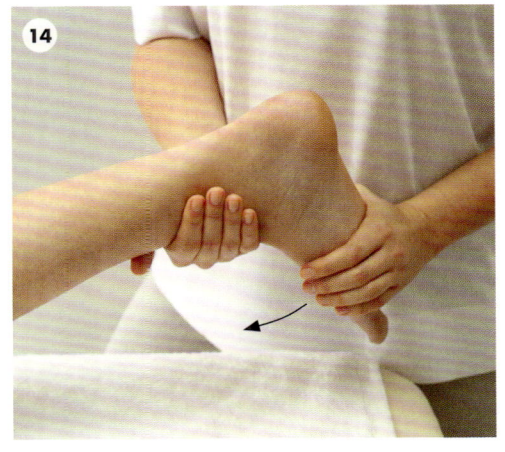

Daumendruck auf die Achillessehne

13 *Wenden Sie mit den Daumen Druck in kreisender Bewegung über die Achillessehne an, oberhalb der Rückseite des Knöchels.*

Die Wadenmuskeln dehnen

14 *Legen Sie eine Hand unter den Knöchel und drücken Sie den Fuß mit Ihrer anderen Hand nach unten. Halten Sie die Position für drei Sekunden und lassen Sie sie dann los. Wiederholen Sie dies dreimal.*

Schütteln der Wade

15 *Halten Sie den Fuß in beiden Händen und schütteln Sie ihn mit einer kleinen Bewegung.*

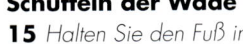

RÜCKSEITE DES OBERSCHENKELS
Die Hauptmuskeln an der Rückseite des Oberschenkels, auch als rückseitige Oberschenkelmuskeln bezeichnet, erstrecken sich von der Hüfte bis zum Knie. Wenn sich diese Muskeln zusammenziehen, beugt sich das Bein am Knie – eine Bewegung, die die meisten von uns unzählige Male jeden Tag ausführen. Die Muskeln an der Rückseite des Oberschenkels können sich nach einer ungewöhnlichen Belastung verspannen und versteifen. Bei Personen, die einen Großteil des Tages sitzen, können sie sich verkürzen. Massage kann helfen, diesen Problemen entgegenzuwirken, die sich nachteilig auf Haltung und Mobilität auswirken können. Jedem der Griffe in diesem Abschnitt sollte ein verbindender Effleurage-Griff folgen.

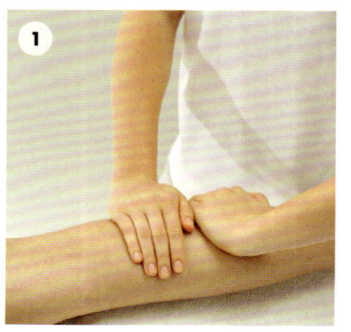 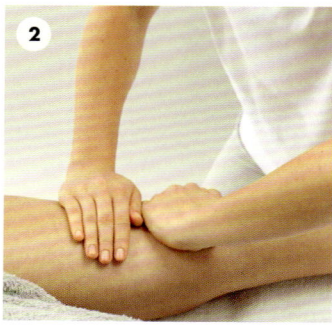

Effleurage
1, 2 *Schlagen Sie das Handtuch zurück, um die Rückseite des Oberschenkels freizulegen. Wenden Sie einen Effleurage-Griff von der Wade bis oben am Oberschenkel an. Beginnen Sie mit einem leichten Druck und steigern Sie den Druck langsam, während Sie den Griff dreimal wiederholen.*

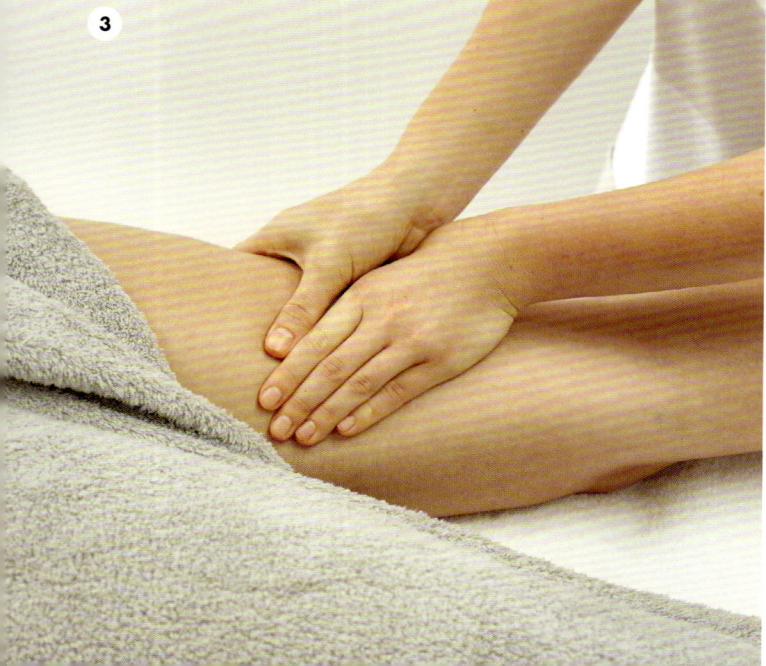

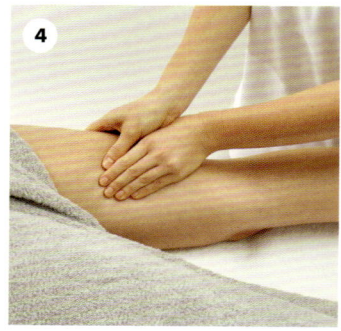

Anheben und Pressen
3, 4 *Wenden Sie das Anheben und Pressen mit beiden Händen an, um den Muskel an der Rückseite des Oberschenkels zu greifen und anzuheben. Arbeiten Sie von der Wade bis oben zum Oberschenkel hin.*

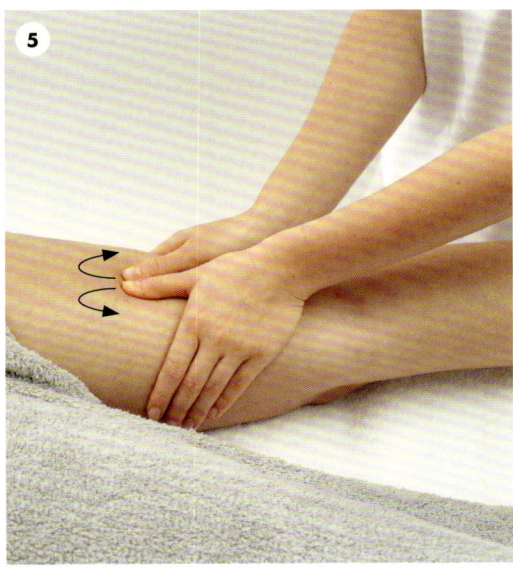

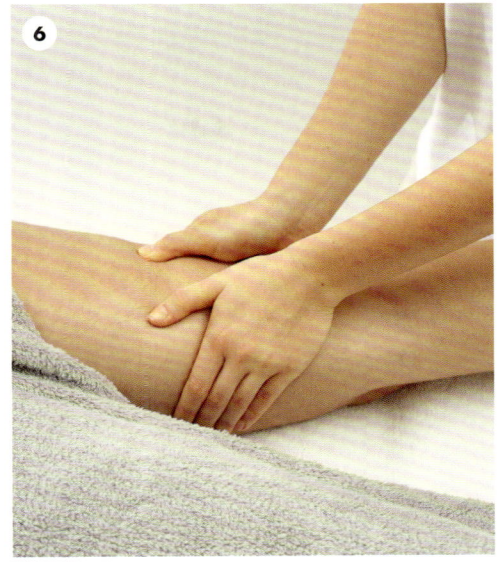

Daumendruck

5, 6 Wenden Sie einen kreisenden Daumendruck an der Rückseite des Oberschenkels an.
Arbeiten Sie in drei Streifen: mittig, innen und außen am Oberschenkel.

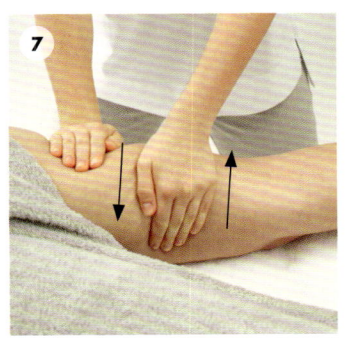

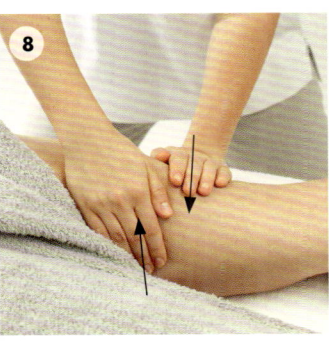

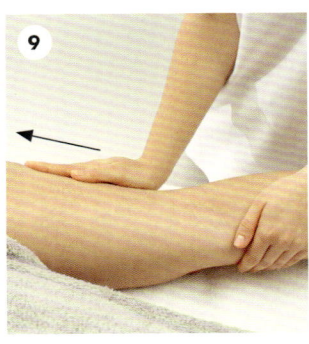

Walken

7, 8 Arbeiten Sie mit beiden Händen in entgegengesetzte Richtungen über die Rückseite des Oberschenkels, um einen walkenden Griff auf den Muskel anzuwenden.

Handballen

9 Wenden Sie mit dem Handballen einer Hand gleichmäßigen Druck auf die Außenseite des Oberschenkels an. Kreisen Sie zurück und machen Sie drei Wiederholungen.

GANZES BEIN

Nachdem Sie die unteren und oberen Beinbereiche separat gelockert haben, wenden Sie ein paar verbindende Griffe an, um die Lockerungen zusammenzuführen. Zuerst stimulieren und tonisieren Sie die Muskeln mit klopfenden Griffen. Anschließend wenden Sie eine beruhigende Effleurage an, um die Behandlung abzuschließen. Enden Sie, indem Sie Ihre Hände und sich selbst in die Position für die nächste Phase der Massage bringen.

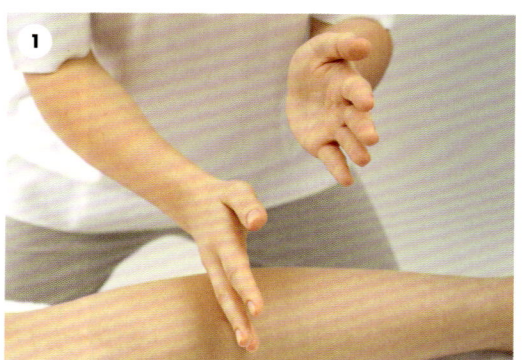

Hacken

1 *Wenden Sie feste und rhythmische Hackgriffe mit der Außenseite der Hände über das gesamte Bein an.*

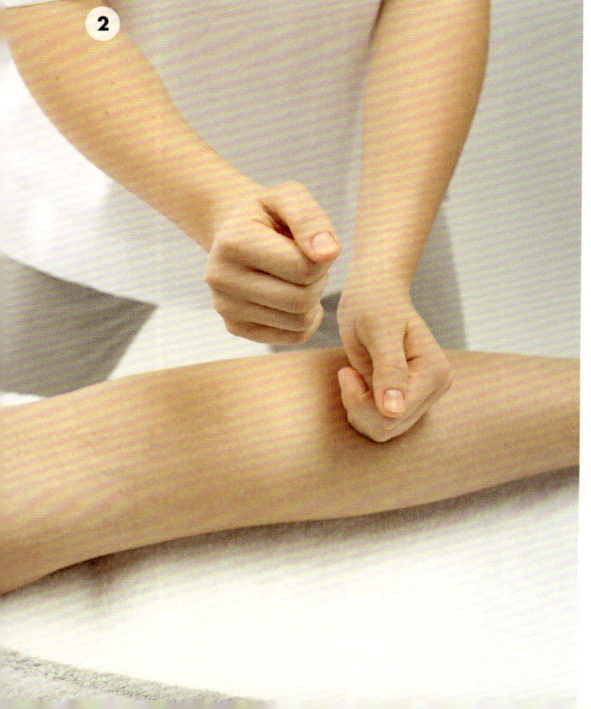

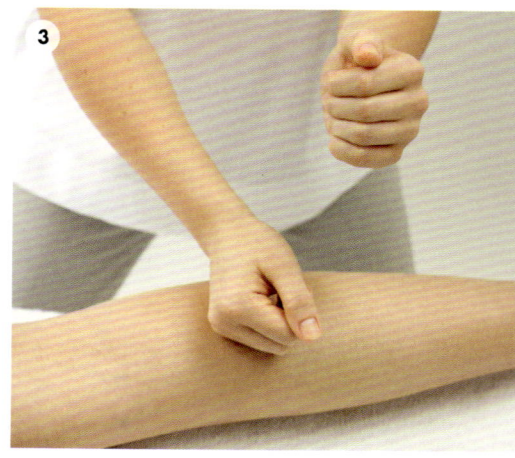

Hämmern

2, 3 *Wenden Sie mit den geschlossenen Fäusten abwechselnd hämmernde Griffe an der Rückseite des Beins an.*

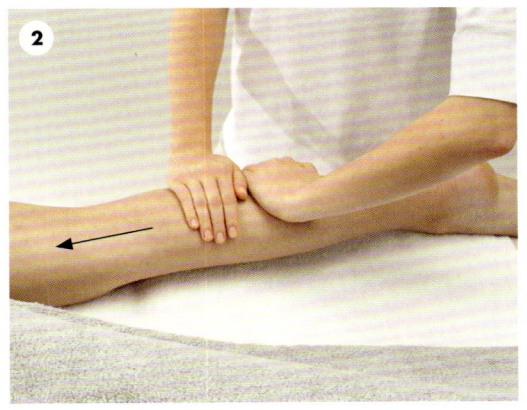

2

Effleurage

4 *Wenden Sie Effleurage-Griffe über das gesamte Bein an, von der Wade bis zum Oberschenkel. Decken Sie das Bein ab und gehen Sie auf die andere Seite, um das andere Bein auf dieselbe Weise zu behandeln.*

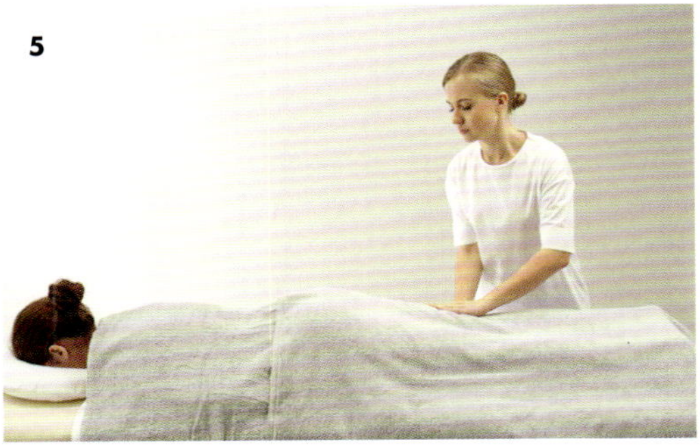

5

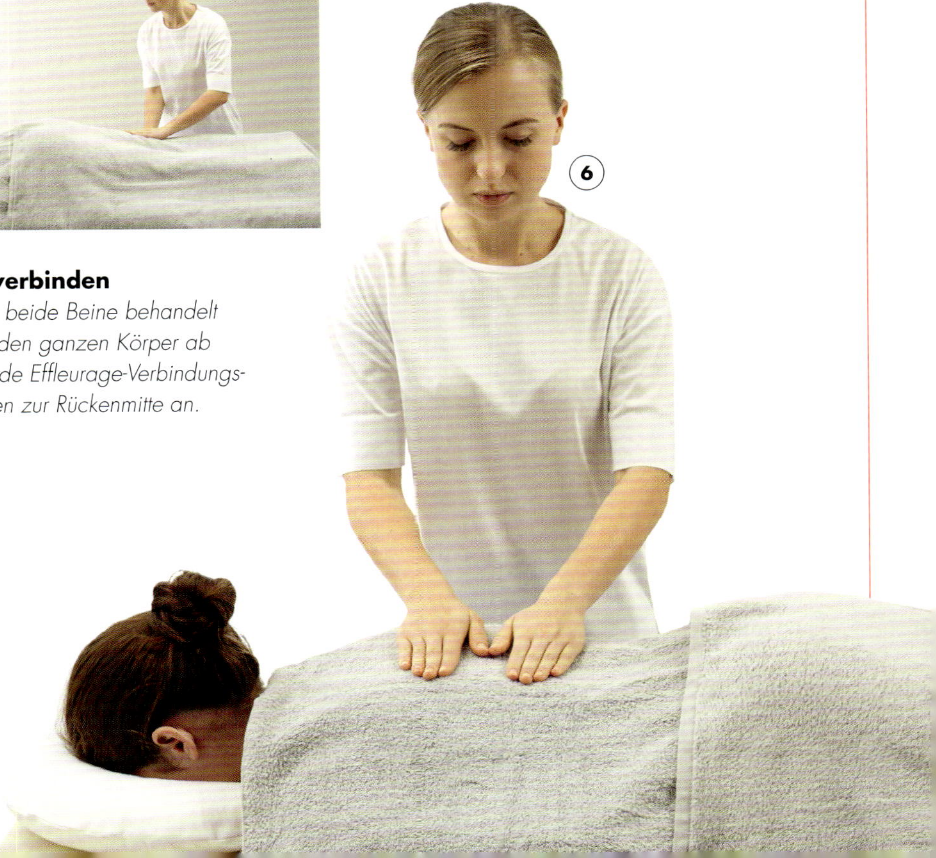

Abdecken und verbinden

5, 6 *Nachdem Sie beide Beine behandelt haben, decken Sie den ganzen Körper ab und wenden gleitende Effleurage-Verbindungsgriffe von den Beinen zur Rückenmitte an.*

6

RÜCKEN

Der Rücken besteht aus mehreren komplexen Strukturen, die sich um die knochige Wirbelsäule gruppieren. Die Wirbelsäule besteht aus 33 separaten Knochen, den Wirbeln, die über ein Gelenksystem verbunden sind, um Flexibilität zu schaffen. Bänder, die die Gelenke an ihrer Position stützen, sorgen für Stabilität. Der Brustkasten ist am oberen Teil der Wirbelsäule mit den Wirbeln verbunden. Die Bewegung der Wirbelsäule erfolgt durch symmetrisch an jeder Seite angeordnete Muskelschichten, von den tiefen Muskeln zwischen den Wirbeln bis hin zu den mittleren und oberen Flächenmuskelschichten. Keine der Muskeln kreuzt die Wirbelsäule. Es ist möglich, eine wohltuende Rückenmassage zu erteilen, ohne detailliertes Wissen über die Anatomie zu besitzen, aber Sie sollten sich dennoch mit den Strukturen im Rücken vertraut machen, um ein tiefergehendes Verständnis zu entwickeln.

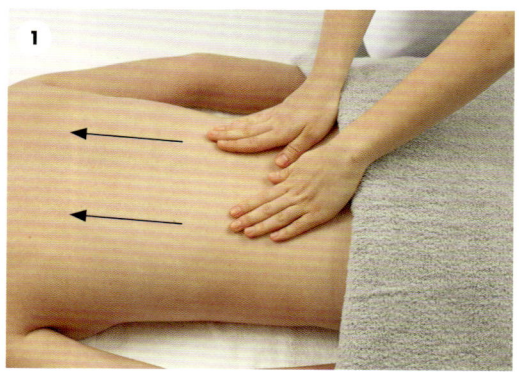 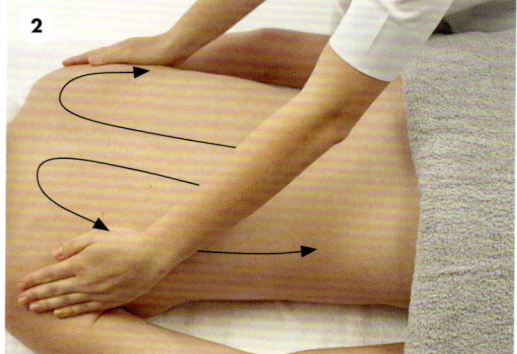

Effleurage

1, 2 *Legen Sie eine Hand an jede Seite der Wirbelsäule in Höhe der Taille und wenden Sie einen gleitenden Effleurage-Griff über den Rücken nach oben, über die Schultern und zurück an den Seiten an. Führen Sie dazu eine herzförmige Bewegung aus. Wiederholen Sie dies dreimal.*

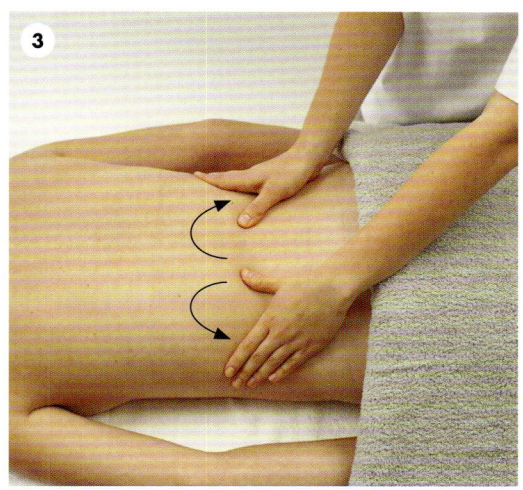

Die Massage des Rückens ist eines der am meisten geschätzten Verfahren einer Ganzkörpermassage. Häufig erfolgt sie auch als Einzelbehandlung. Die Rückenmassage kann Erleichterung bei verschiedenen Arten von Rückenschmerzen verschaffen, indem verspannte und versteifte Muskeln gelockert werden, die beispielsweise auf Nerven drücken oder die Mobilität behindern.

Führen Sie nie eine Massage bei jemandem mit einer Rückenverletzung durch, bevor nicht der Arzt bestätigt hat, dass dies sicher ist.

Daumendruck

3 *Legen Sie Ihre Daumen etwa 2,5 cm seitlich von der Wirbelsäule an. Wenden Sie unter Nutzung Ihres Körpergewichts Druck an und machen Sie kreisende Bewegungen mit den Daumen. Wiederholen Sie dies, während Sie mit Ihren Händen den Rücken entlang bis zum Nacken arbeiten.*

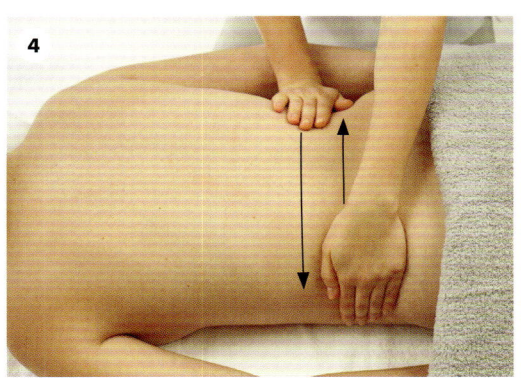

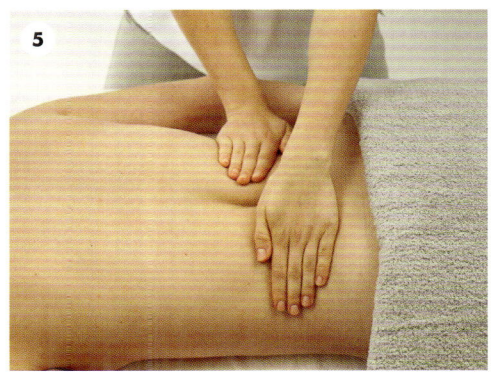

Walken

4, 5 *Legen Sie Ihre Hände in Taillenhöhe auf beide Seiten des Rückens. Bringen Sie die Hände unter Anwendung von Druck zueinander und bringen Sie sie dann wieder in die Ausgangsposition. Wiederholen Sie dies sechsmal.*

Fortsetzung auf der nächsten Seite

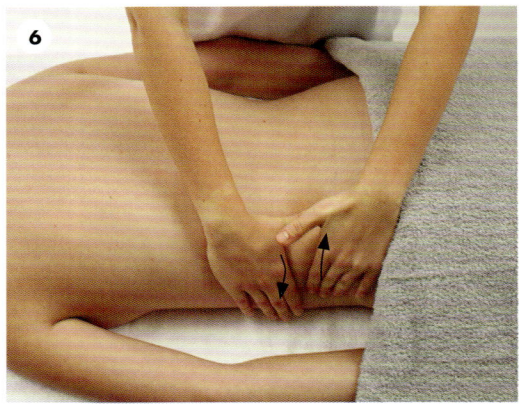

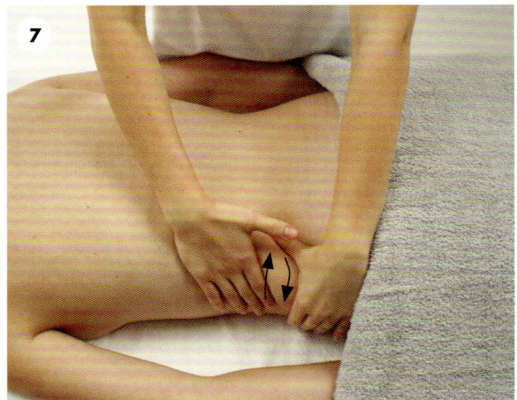

Kneten

6, 7, 8 *Arbeiten Sie mit beiden Händen auf einer Seite, um das Gewebe des Taillenbereichs auf der gegenüberliegenden Seite zu kneten. Bewegen Sie Ihre Hände weiter kreisend und gehen Sie zur anderen Körperseite. Wiederholen Sie das Kneten auf der anderen Seite.*

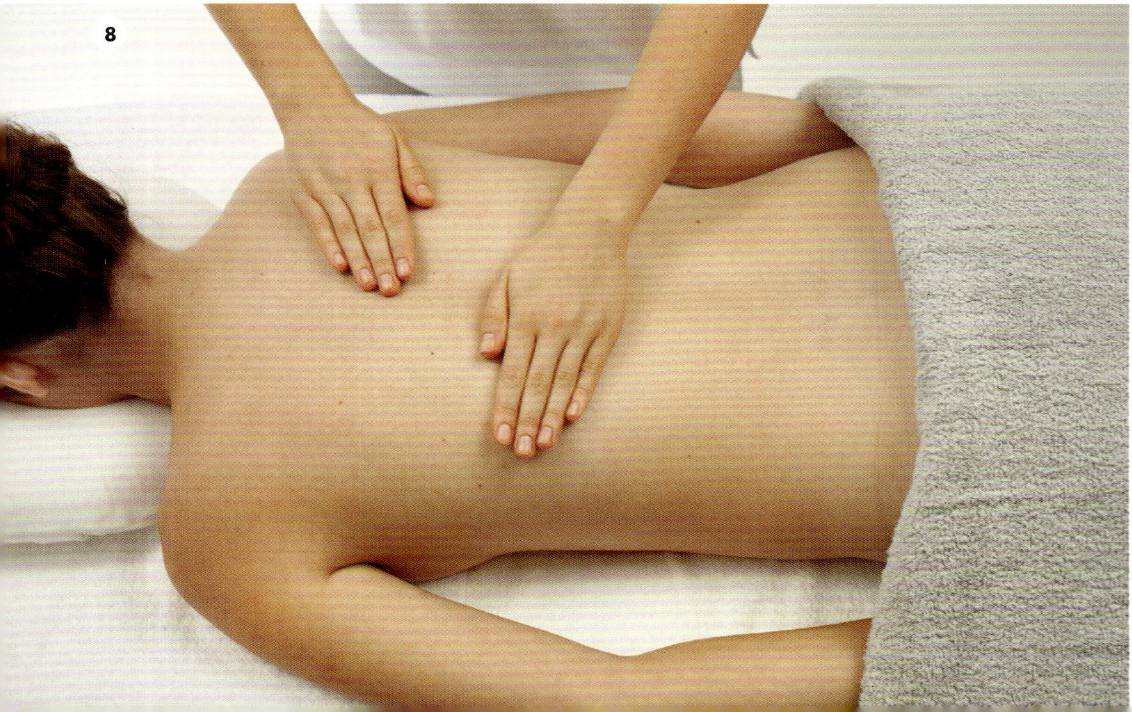

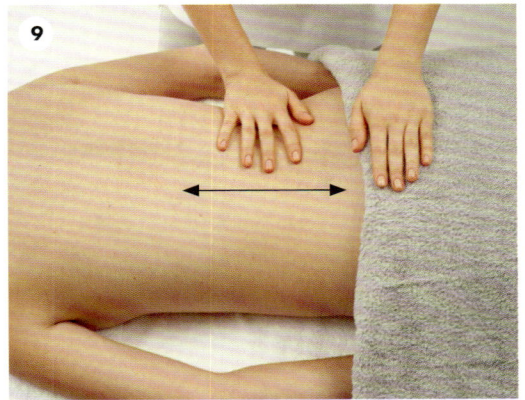

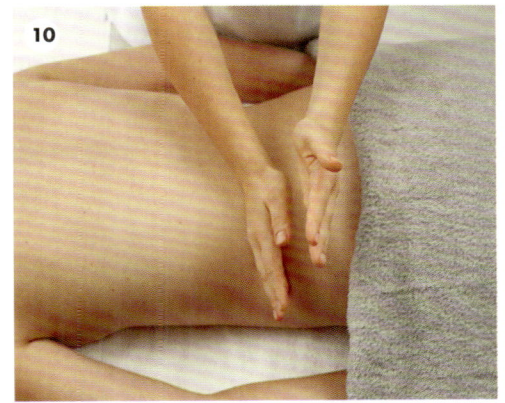

Vibration

9 Wenden Sie mit einer Hand festen Druck an der Basis der Wirbelsäule an, während Sie mit der anderen Hand rasche Vibrationsbewegungen den Rücken entlang nach oben auf der einen Seite und nach unten auf der anderen Seite ausführen.

Hacken

10 Wenden Sie Hackgriffe auf den Gewebeseiten des unteren Rückens im Taillenbereich an. Bearbeiten Sie nacheinander beide Seiten.

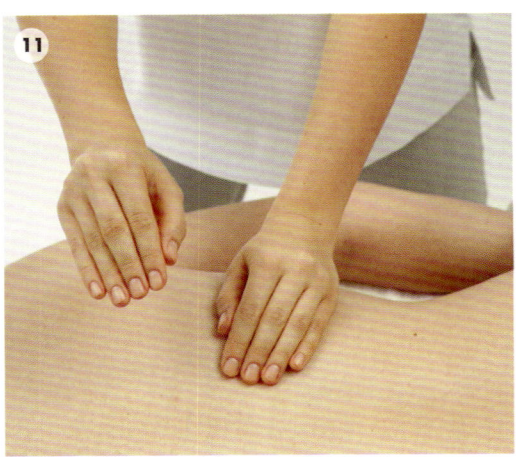

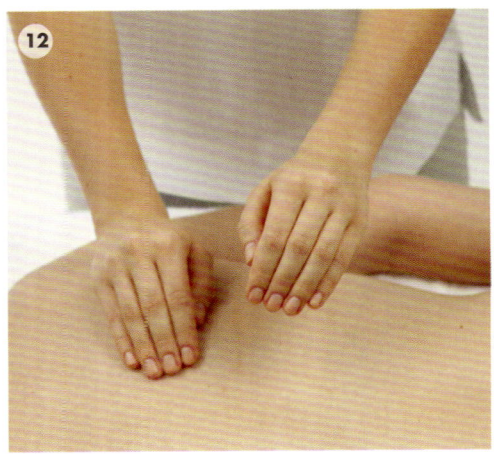

Schröpfen

11, 12 Formen Sie mit beiden Handflächen eine Schale und klopfen Sie vom unteren Rücken auf der einen Seite nach oben und auf der anderen Seite nach unten.

SCHULTERN

Die Schultergürtel sind paarweise Strukturen, die die Arme mit dem Torso verbinden und die Unterteilung zwischen Rücken und Nacken kennzeichnen. Jeder Schultergürtel besteht aus einem Schlüsselbein (Clavicula) und einem Schulterblatt (Scapula). Die Schlüsselbeine sind oben mit dem Brustbein (Sternum) verbunden. Die Hauptmuskeln der Schulter sind die Trapezmuskeln. Diese triangulären Muskelflächen verbinden das Schultergelenk mit der Wirbelsäule von der Rückenmitte bis zur Schädelbasis. Tiefere Muskeln steuern die Bewegung der Schulterblätter.

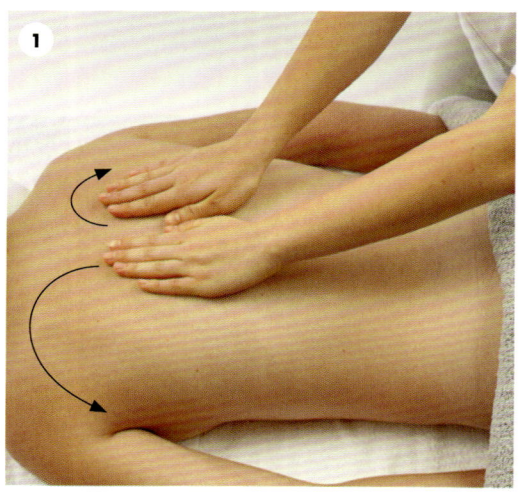 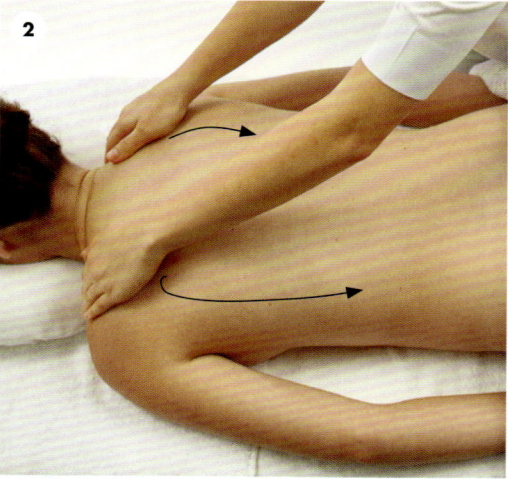

Effleurage

1, 2 *Wenden Sie drei Effleurage-Griffe in einer stetigen Bewegung vom unteren Rücken bis zu den Schultern, um die Schultern herum und zurück zum Rücken an.*

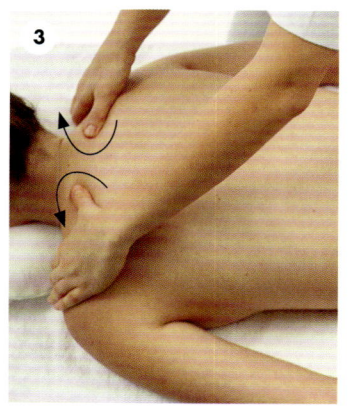
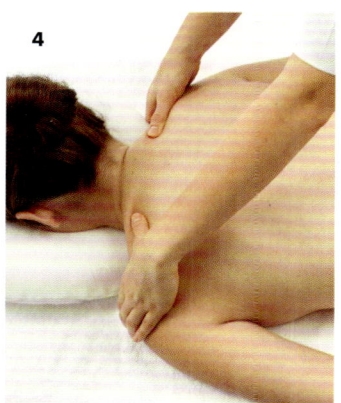

Daumendruck

3, 4 Wenden Sie mit den Daumen beider Hände Druck in kleinen, kreisenden Bewegungen über beide Schultern an.

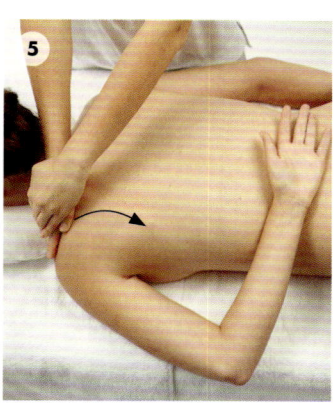
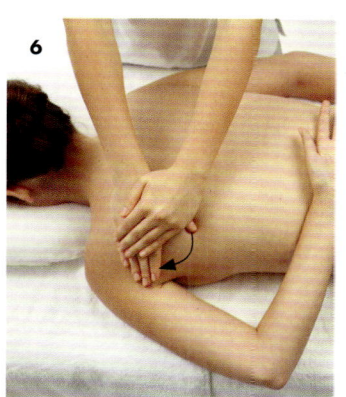

Scapula-Anhebung

5, 6 Kreuzen Sie den Ihnen gegenüberliegenden Arm über den Rücken, mit der Handinnenfläche nach oben. Wenden Sie mit übereinanderliegenden Händen Druck oben auf das Schulterblatt des gekreuzten Arms an. Verschieben Sie Ihre Hände, um den gesamten Schulterblattbereich zu behandeln. Wechseln Sie auf die andere Seite und wiederholen Sie dies.

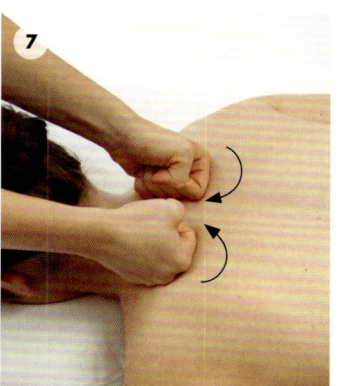
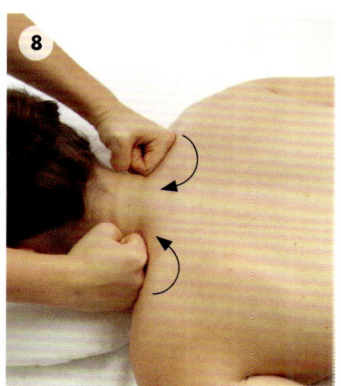

Faustdruck

7, 8 Wenden Sie mit den Fäusten kreisend Druck auf beide Schultern an, vom oberen Rücken bis oben an die Schultern.

NACKEN UND KOPFHAUT

Der Nacken besteht aus den oberen sieben Wirbeln der Wirbelsäule, als Halswirbel bezeichnet. Diese Knochen kann man während der Massage normalerweise gut fühlen. Die Trapezmuskeln verbinden beide Seiten des Nackens. Die Massage dieses Bereichs ist eine Erweiterung der Schulterbehandlung, geht jedoch auch spezifisch auf Schmerzen ein, die aus falschen oder wiederholten Bewegungen und einer schlechten Haltung entstehen. Der Hals enthält wichtige Blutgefäße, vermeiden Sie also einen übermäßigen oder langanhaltenden Druck auf die behandelten Bereiche. Der letzte Bereich, der in der Position mit Gesicht nach unten behandelt wird, ist die Kopfhaut. Das Gewebe, das den Schädel bedeckt, ist sehr dünn, enthält jedoch viele Blutgefäße und Nervenenden. Bei der Massage dieser Region werden viele spezielle Griffe verwendet, die für den Patienten sowohl stimulierend als auch entspannend sind. Achten Sie darauf, bei der Arbeit nicht ruckartig an den Haaren zu ziehen, weil dies die Vorteile zunichtemachen könnte.

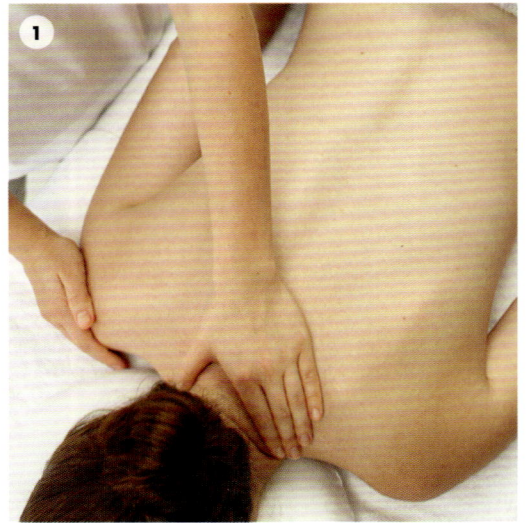

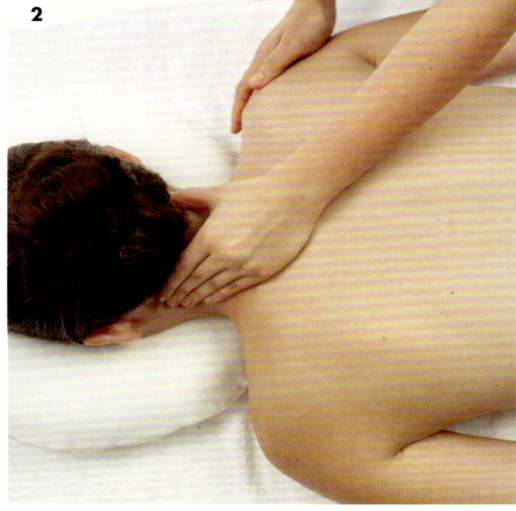

Pressen

1 *Pressen Sie mit einer Hand das Gewebe an der Rückseite des Halses nach oben, weg vom Knochen. Wiederholen Sie dies dreimal.*

Daumendruck

2 *Pressen Sie die Rückseite des Halses mit Ihrem Daumen und den Fingern und machen Sie kleine, kreisende Bewegungen an jeder Seite der Wirbelsäule. Beenden Sie dies mit einem verbindenden Effleurage-Griff über den gesamten Rücken.*

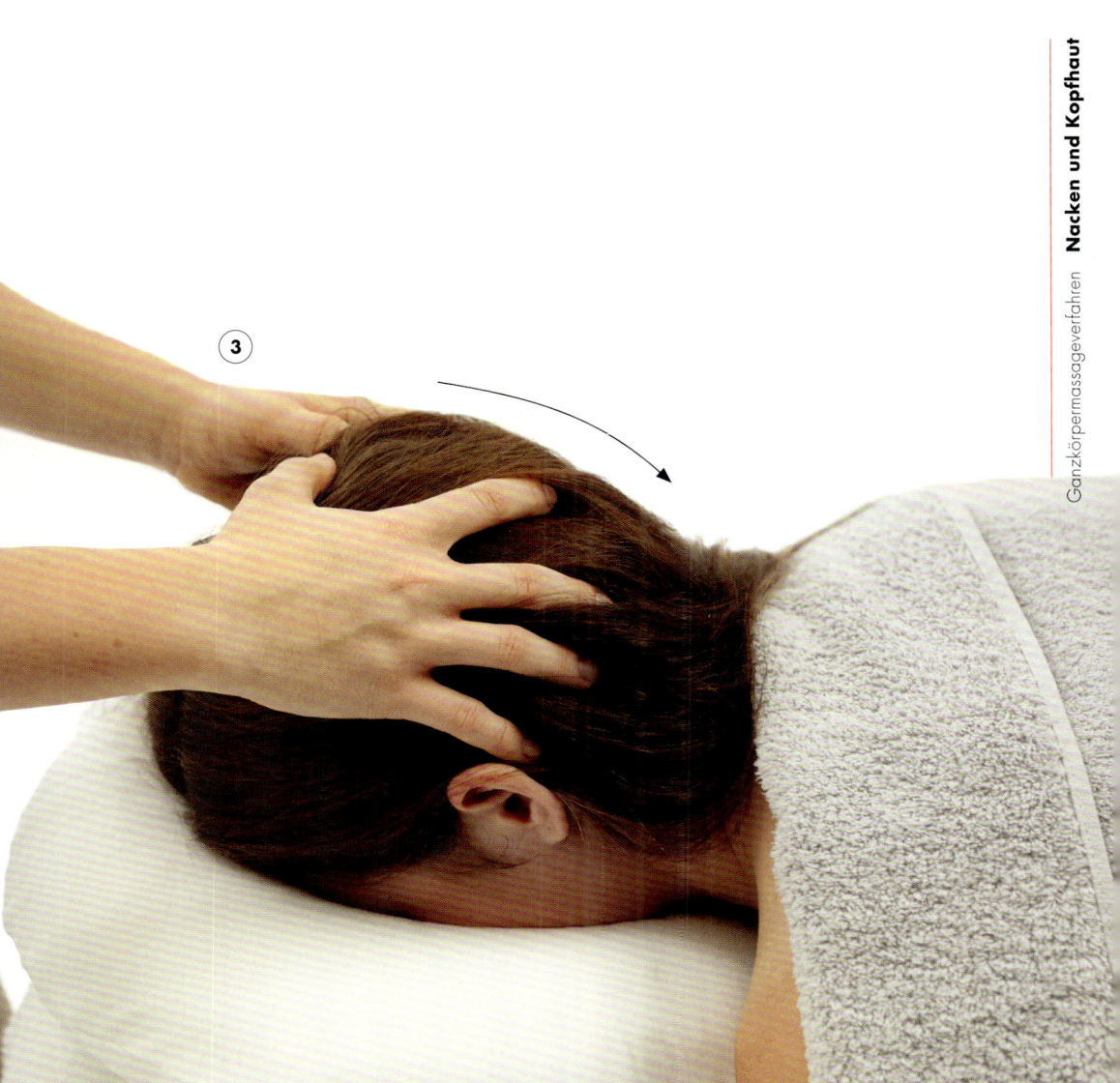

Kämmen

3 *Legen Sie Ihre Hände auf den Kopf und machen Sie abwech-selnde, kämmende Bewegungen durch das Haar von vorn zum Hinterkopf. Arbeiten Sie vor allem durch das Haar hindurch und konzentrieren Sie sich mit den Fingerspitzen auf die Kopfhaut.*

Fortsetzung auf der nächsten Seite

135

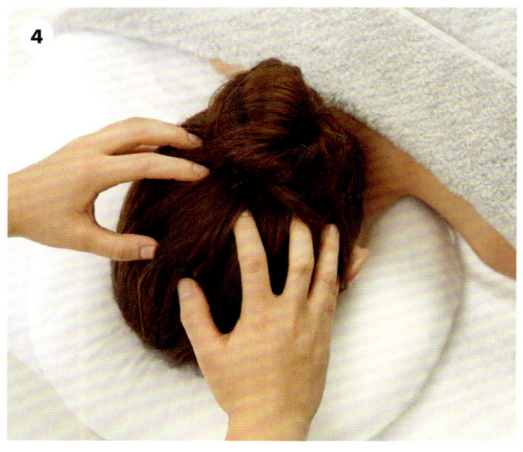

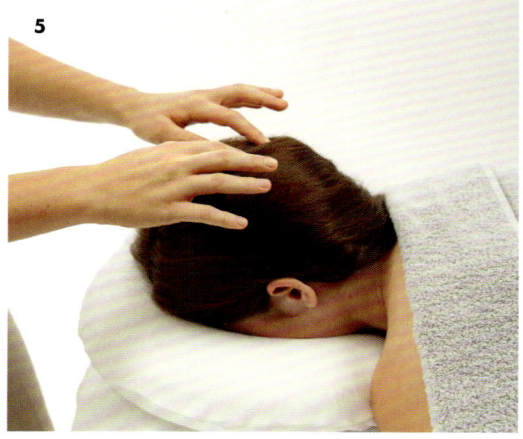

Schamponieren

4 *Machen Sie mit beiden Händen schamponierende Bewegungen durch das Haar.*

Kopfhautzupfen

5 *Zupfen Sie mit den Fingern beider Hände überall an der Kopfhaut.*

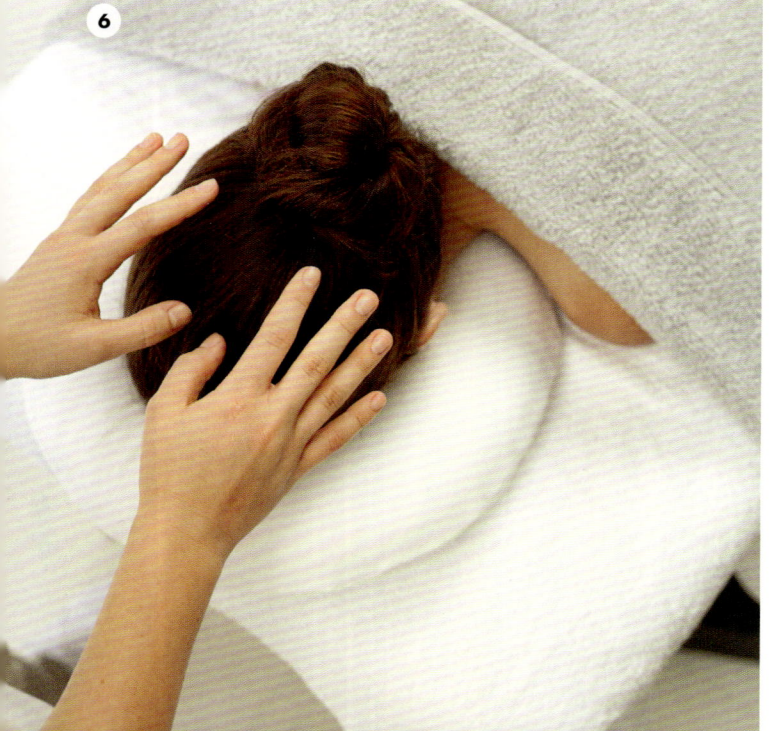

Fingertippen

6 *Tippen Sie leicht mit den Fingern beider Hände auf die gesamte Kopfhaut, wobei Sie mit dem jeweils vorderen Glied der Fingerspitzen arbeiten.*

Haargriffe

7 *Ziehen Sie sanft, aber fest mit beiden Händen an dicken Haarsträhnen auf der Kopfhaut.*

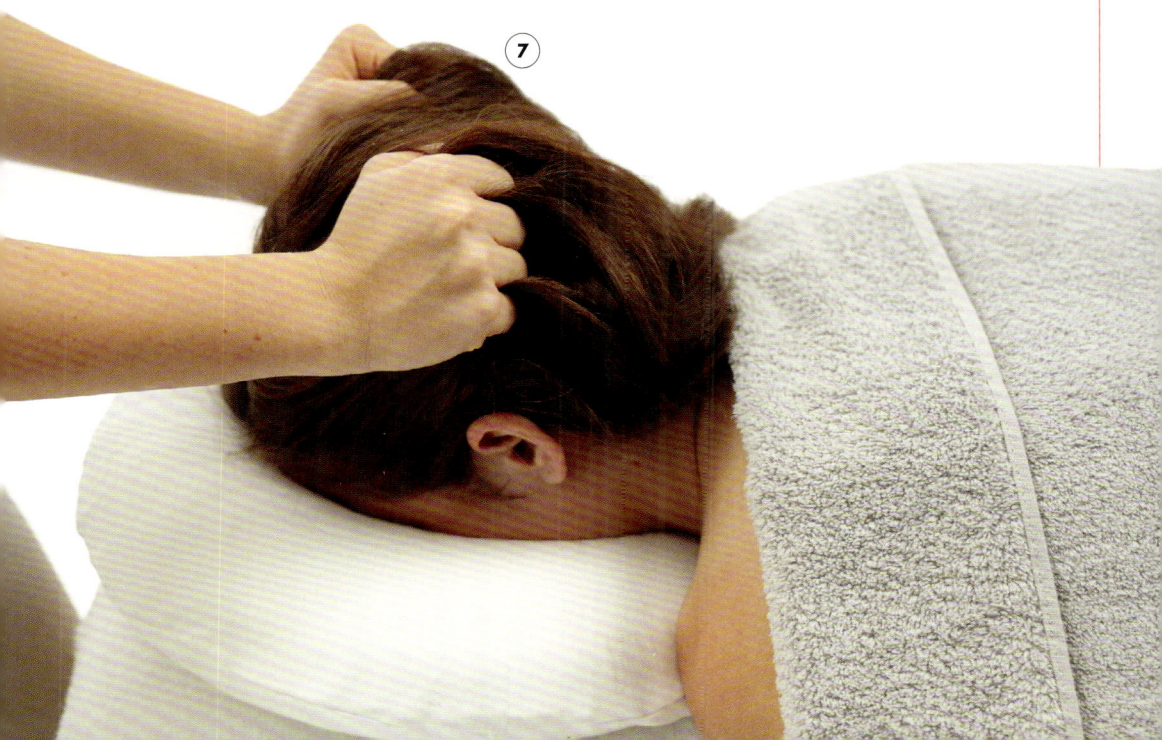

Phase 2 • Gesicht nach oben

Für die zweite Phase der Massage bewegt sich der Patient in eine Position mit Gesicht nach oben auf der Massageliege. Helfen Sie der Person, angemessen abgedeckt zu bleiben, während sie sich umdreht, indem Sie ein großes Handtuch über sie halten, während sie ihre Position wechselt. Wenden Sie dabei Ihren Blick ab.

Nachdem die Person bequem in der Position mit Gesicht nach oben liegt, ordnen Sie die Handtücher neu an. Eins davon deckt den oberen Körperbereich ab, das andere die untere Hälfte. Überprüfen Sie erneut, ob sie so symmetrisch wie möglich liegen und passen Sie die Position gegebenenfalls an.

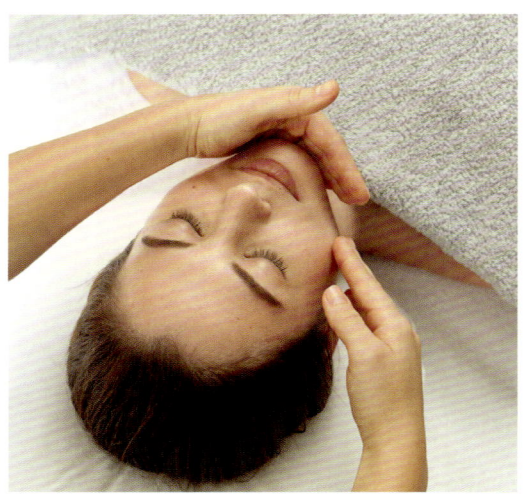

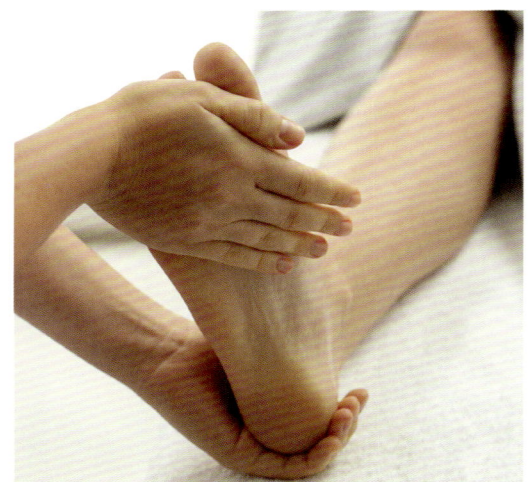

Von Kopf bis Fuß

Die Phase mit Gesicht nach oben beginnt mit dem Gesicht und bewegt sich entlang des Körpers nach unten, um mit einer Fußmassage zu enden.

Erneute Erdung

Wenn der Patient die Position wechselt, entsteht eine Unterbrechung der Kontinuität, deshalb müssen Sie die Empfangsbereitschaft für Ihre Berührung wiederherstellen, indem Sie eine erdende Berührung (siehe Seite 57) vornehmen, bevor Sie mit der eigentlichen Massage beginnen. Legen Sie Ihre Hände für drei Atemzüge auf die Schultern oder auf die Stirn.

GESICHT

Die Nerven für das Gesicht sowie die Gesichtsmuskeln sind sehr empfänglich für eine Massage. Es gibt keine größeren Muskeln, die Sie mit den energischeren Massagegriffen behandeln könnten, aber die Anwendung von Druck an verschiedenen Stellen ist höchst wirksam. Kopfschmerzen und Sekretstau in den Nebenhöhlen gehören zu den Erkrankungen, die durch eine Gesichtsmassage gelindert werden können. Die kreisend stimulierende Wirkung der Massage hat zahlreiche Vorteile für den Zustand und das Aussehen der Gesichtshaut.

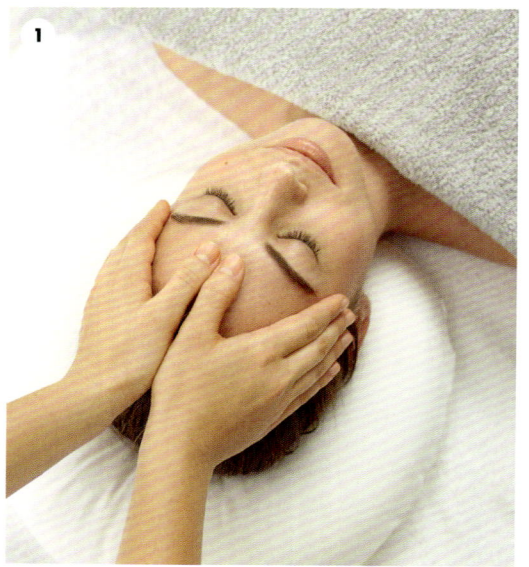 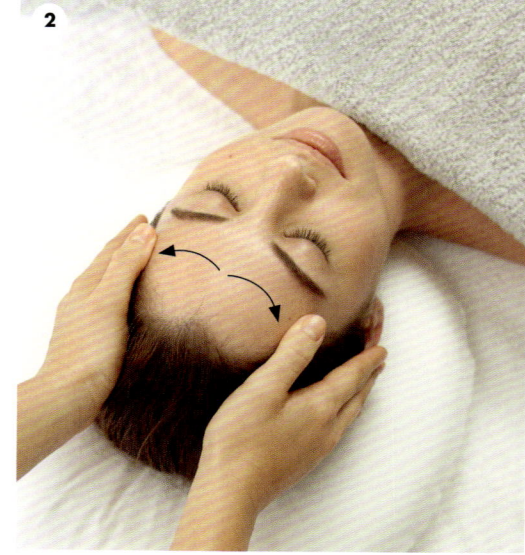

Glätten

1, 2 *Legen Sie die Daumen beider Hände nah zusammen in die Mitte der Stirn und zählen Sie bis drei. Anschließend bewegen Sie die Daumen in einer glättenden Bewegung jeweils zur Stirnseite.*

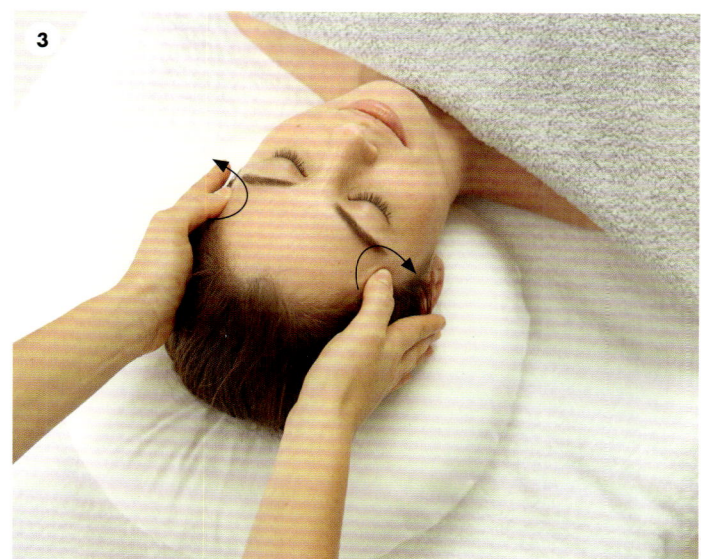

Daumendruck – Schläfen

3 *Wenden Sie mit den Daumen mit kleinen, kreisenden Bewegungen um die Schläfen herum Druck an.*

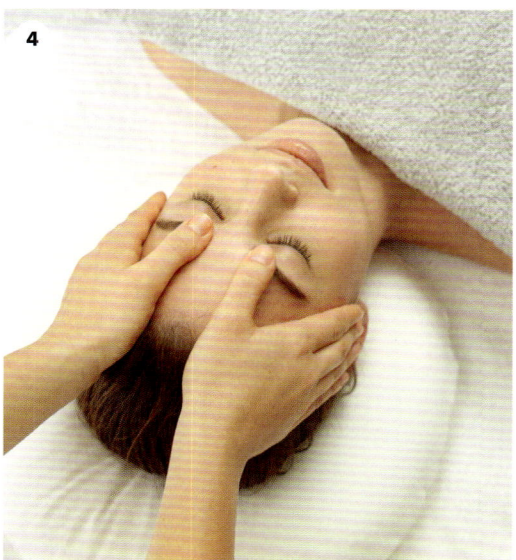

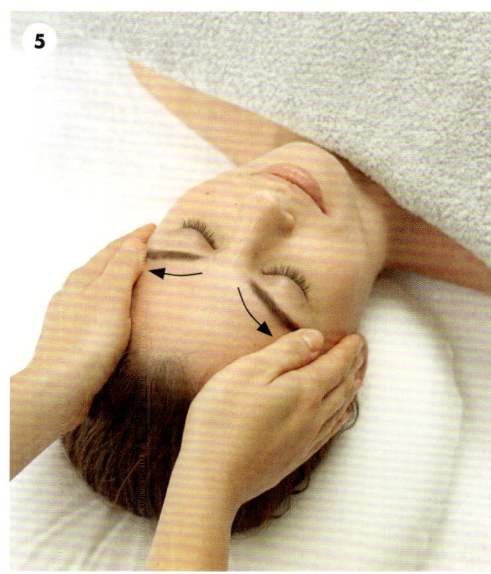

Daumendruck – Augenbrauen

4, 5 *Wenden Sie kreisenden Daumendruck von der Innenseite zur Außenseite der Augenbrauen an.*

Fortsetzung auf der nächsten Seite

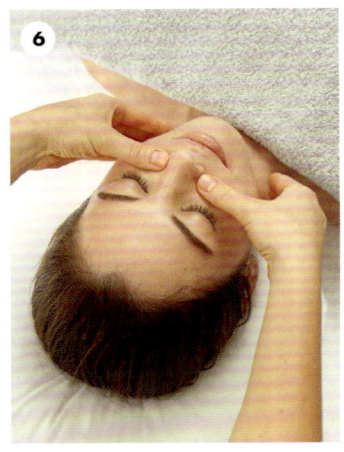 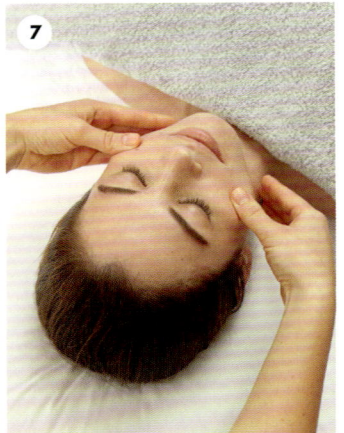 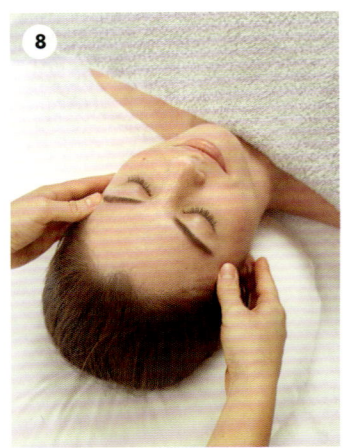

Nase und Wangen

6, 7, 8 *Wenden Sie kreisenden Daumendruck an jeder Seite der Nase an, bewegen Sie die Daumen außen nach oben unter die Wangenknochen und enden Sie an den Schläfen. Wiederholen Sie dies dreimal.*

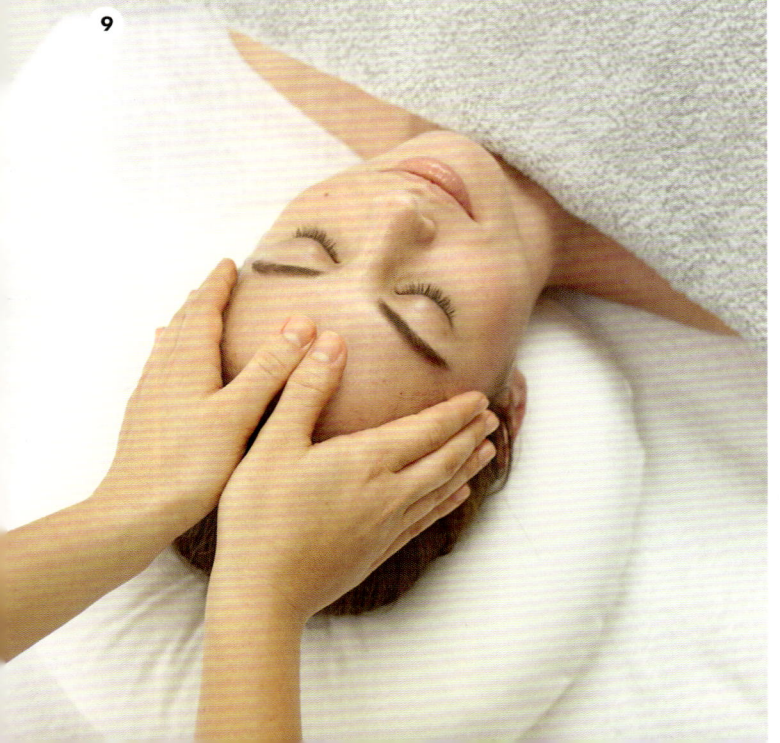

Position des dritten Auges

9 *Bewegen Sie Ihre Daumen in die Mitte der Stirn, auch als die Position des dritten Auges bezeichnet. Halten Sie Ihre Hände flach an den Stirnseiten und wenden Sie mit den Daumen langsam zunehmenden Druck an.*

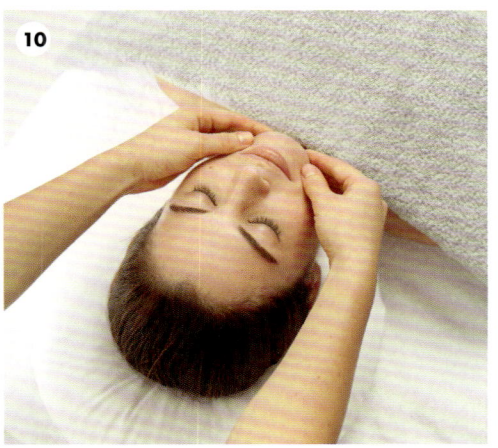

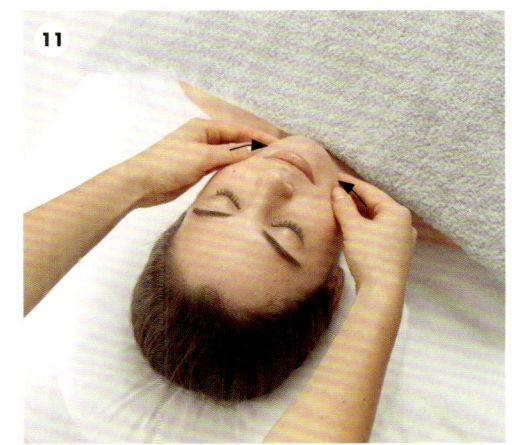

Massage des Kieferknochens

10, 11 *Drücken Sie mit Ihren Fingern entlang der Unterseite des Kieferknochens von den Seiten zur Mitte.*

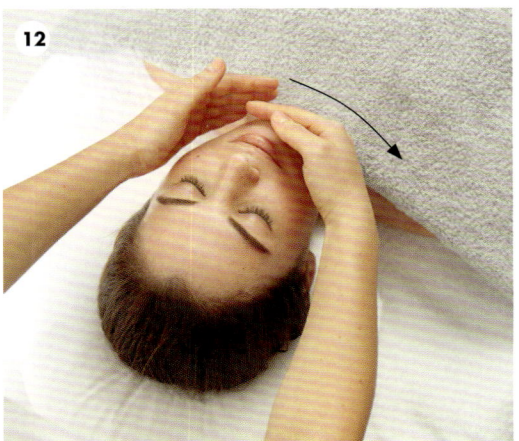

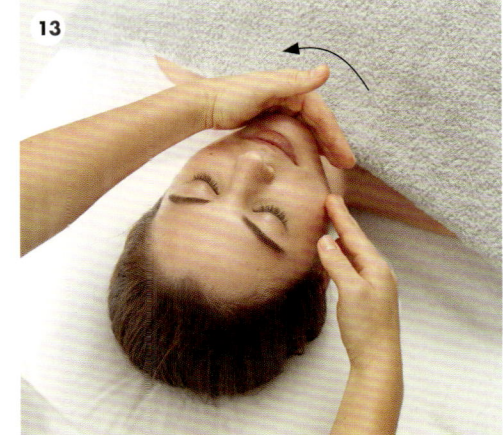

Effleurage

12, 13 *Wenden Sie Effleurage-Griffe mit geschlossenen Fingern um das Kinn von der Mitte zur Außenkante an, abwechselnd in beide Richtungen. Wiederholen Sie dies dreimal. Schließen Sie mit Ihren Daumen in der Position des dritten Auges ab (Schritt 9).*

HALS UND OBERE BRUST

Diese Phase der Massage beginnt mit der oberen Brust, dem knochigen Bereich zwischen den Schlüsselbeinen und dem Brustbereich. In diesem Bereich gibt es nicht viele Muskeln, aber emotionale Belastung kann Verspannungen erzeugen. Sanfte Griffe können ein Öffnen der Brust und ein verbessertes Atmen ermöglichen. Anschließend gehen Sie zurück zur Rückseite des Halses (die Vorderseite des Halses wird nicht massiert). Die Änderung des Arbeitswinkels ermöglicht ein sanftes Dehnen und Lockern der Gelenke zwischen der Halswirbelsäule und den den Hals umgebenden Muskeln und trägt dazu bei, den Kopf zu stützen.

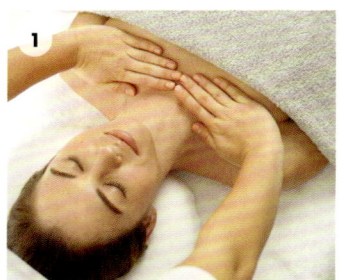

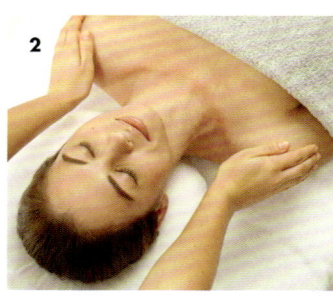

Obere Brust

1, 2, 3, 4 *Legen Sie beide Hände mit geschlossenen Fingern auf die obere Brust. Wenden Sie mittleren Druck an. Bewegen Sie Ihre Hände in einer fließenden Bewegung nach außen um die Schulter. Enden Sie mit einem Schröpfen der Schultern. Anschließend gleiten Sie mit den Rückseiten der Hände über die Schulter. Wiederholen Sie dies dreimal.*

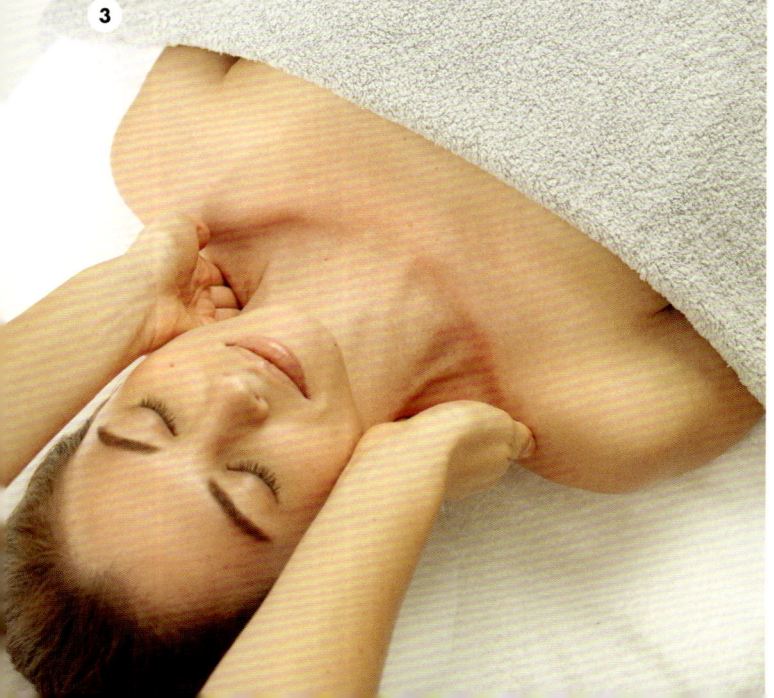

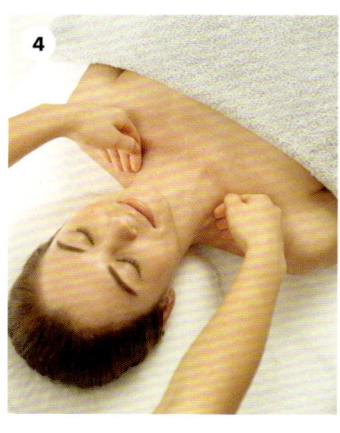

Fingerdruck

5, 6 Wenden Sie mit dem Zeige-
finger jeder Hand abwechselnd
Druck unter dem Hals auf jeder
Seite der Wirbelsäule an. Arbeiten
Sie sich vom Hals bis zur Schädel-
basis hoch.

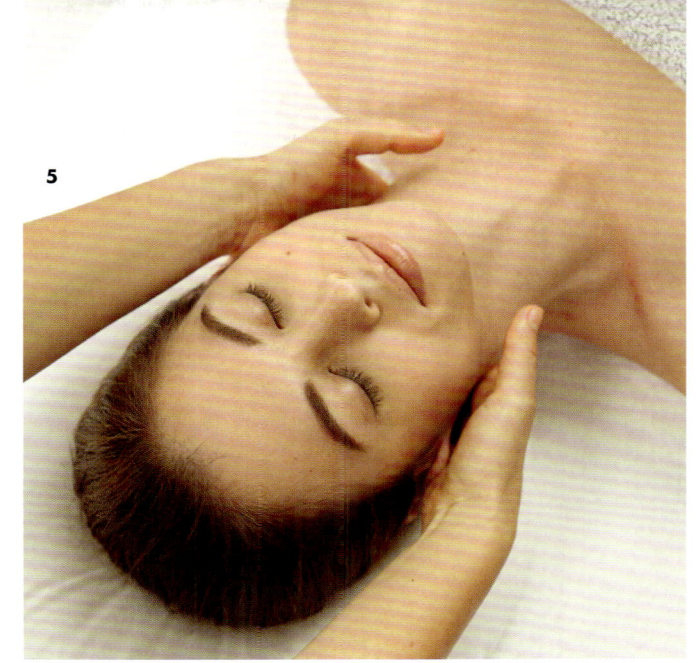

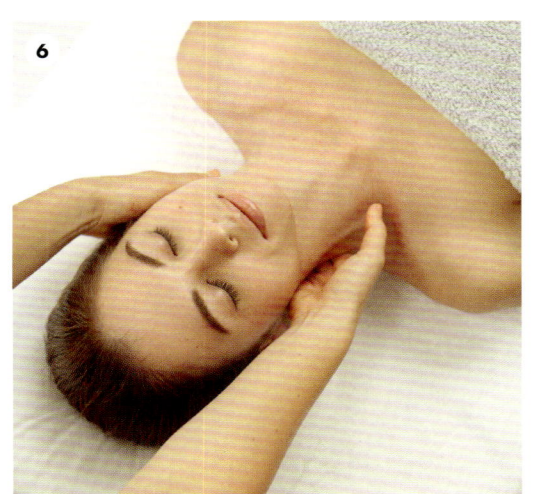

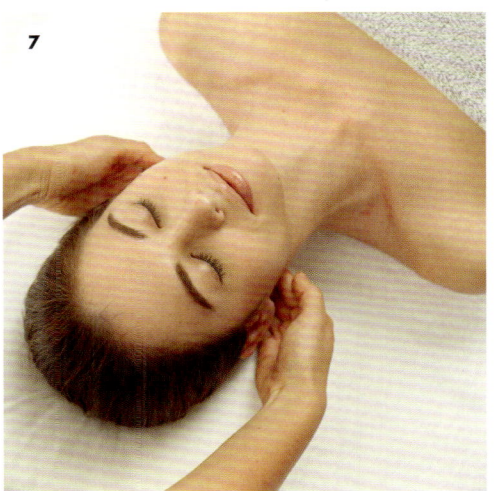

Kreisender Druck

7 Wenden Sie mit Ihren Fingerspitzen kreisenden
Druck auf die Muskeln an der Schädelbasis an.

Fortsetzung auf der nächsten Seite

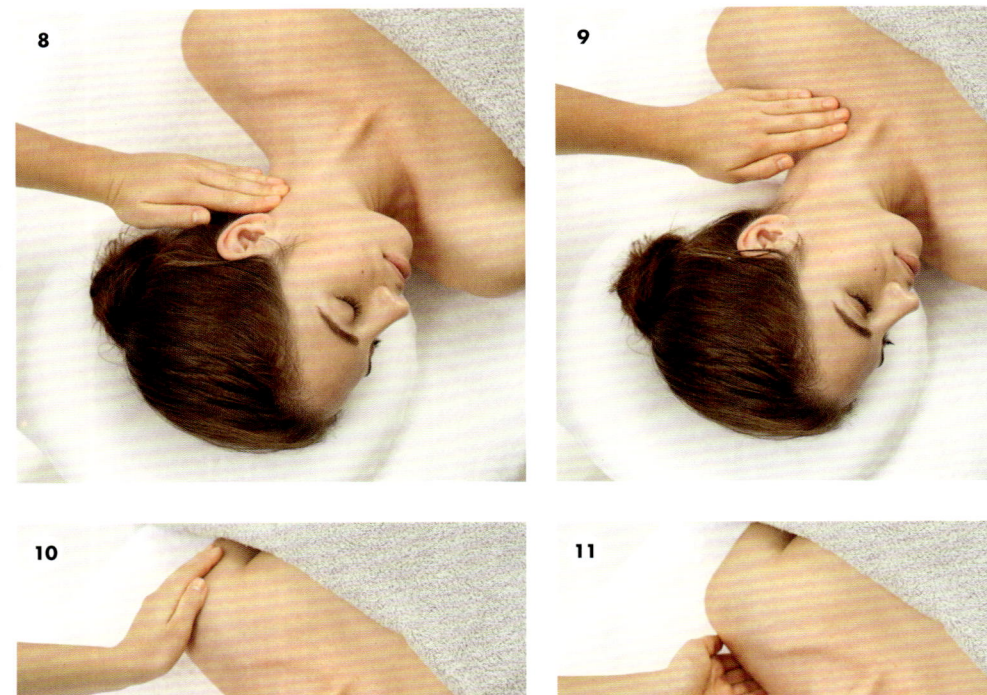

Halsseiten

8, 9, 10, 11 *Drehen Sie den Kopf auf eine Seite. Legen Sie die Finger-spitzen einer Hand unterhalb des Ohrs auf die Halsseite. Bewegen Sie die Fingerspitzen mit sanftem Druck den Hals entlang nach unten und ent-lang der Schulter nach hinten. Wiederholen Sie dies dreimal. Drehen Sie den Kopf auf die andere Seite und wiederholen Sie die Schritte 8 bis 11.*

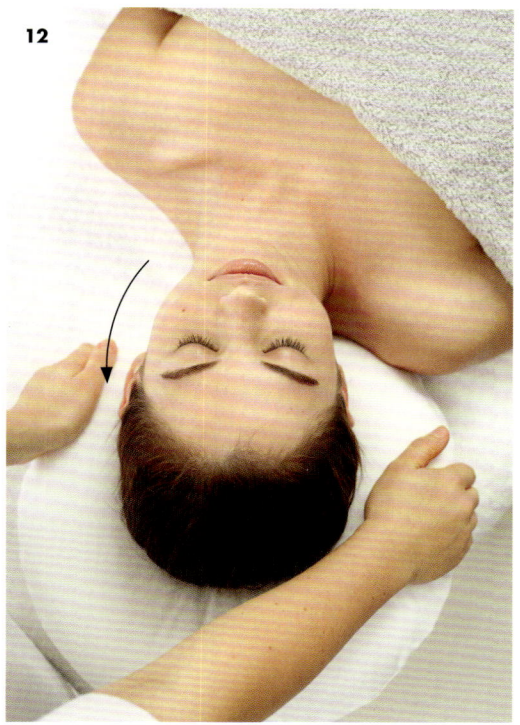

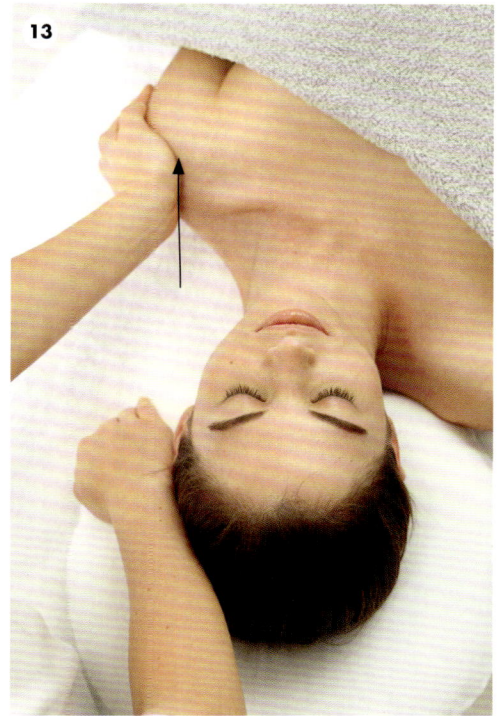

Halsdehnung

12, 13 *Verschieben Sie die Kopfabstützung auf eine Seite. Drücken Sie die Schulter mit einer Hand nach unten und halten Sie den Kopf mit der anderen Hand und dem Arm auf der anderen Seite. Halten Sie diese Position dreimal für drei Sekunden mit anschließender Entspannung. Wiederholen Sie die Schritte 12 bis 13 auf der anderen Seite.*

HAND

Die Hände und Handgelenke gehören zu den am härtesten arbeitenden Körperteilen. Sie sind fast immer in Bewegung – sie halten, bewegen und stützen. Die vielen winzigen Knochen und Gelenke der Hände und Finger sind anfällig gegenüber Problemen durch Überbeanspruchung, wie beispielsweise Verletzung durch wiederholte Belastung oder degenerative Zustände, wie die verschiedenen Formen der Arthritis. Massage kann dazu beitragen, den Schmerz und die Unbeweglichkeit aufgrund dieser Zustände zu lindern, indem die Gelenke mobilisiert und der Blutkreislauf gefördert werden.

Effleurage der Handinnenfläche

1 *Nach einigen Augenblicken der Erdung durch das Handtuch stützen Sie die Handseite des Patienten mit einer Hand ab. Legen Sie Ihre andere Hand gegen die Handinnenfläche und machen Sie kreisförmige Bewegungen.*

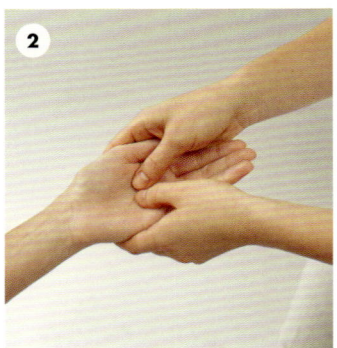

Daumendruck

2 *Wenden Sie mit den Daumen Druck in kreisenden Bewegungen auf die gesamte Handinnenfläche an.*

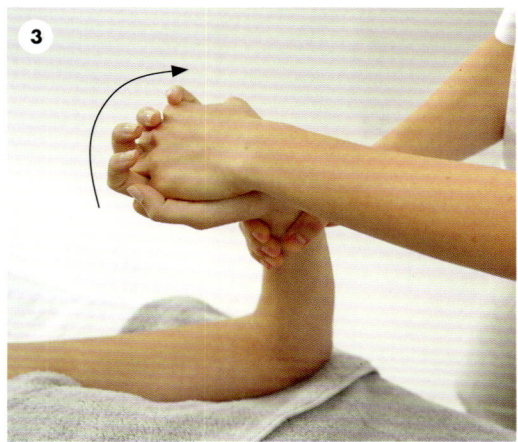 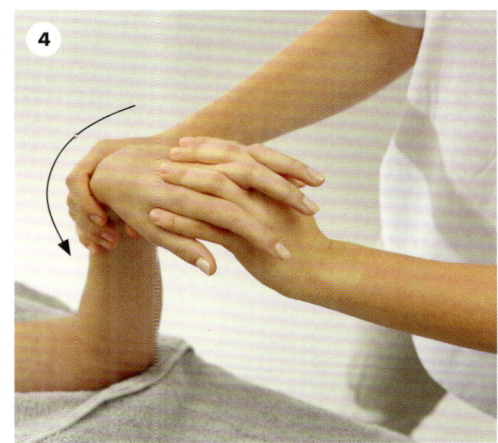

Handgelenksdrehungen

3, 4 Halten Sie den Arm mit einer Hand unmittelbar unterhalb des Handgelenks. Verschränken Sie die Finger Ihrer Hand mit den Fingern Ihres Patienten. Drehen Sie das Handgelenk im Uhrzeigersinn und dann gegen den Uhrzeigersinn.

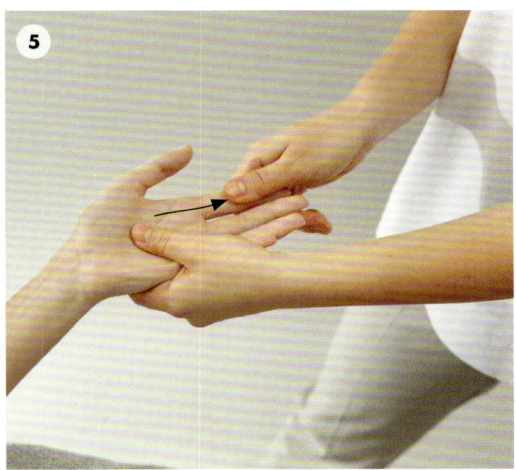 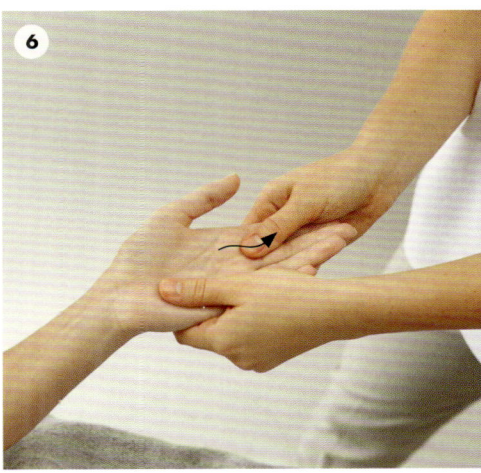

An den Fingern ziehen

5, 6 Ziehen Sie bei der Handinnenfläche nach oben an jedem Finger und Daumen, während Sie die Hand des Patienten mit Ihrer anderen Hand festhalten. Wiederholen Sie die Schritte 1 bis 6 an der anderen Hand.

UNTERARM

Der Unterarm, der Teil des Arms vom Ellbogen zum Handgelenk, besteht aus einem Knochenpaar, Elle und Speiche, die in mehrere Muskeln eingeschlossen sind, welche an Ellbogen und Handgelenk befestigt sind. Diese Muskeln kontrollieren die Bewegung des Handgelenks und können wie alle anderen Skelettmuskeln bei einer Überbeanspruchung steif werden, anschwellen und schmerzen. Das Anschwellen dieser Muskeln kann den Mediannerv zusammendrücken, der durch diesen Bereich verläuft, was zu weiteren Schmerzen und einer reduzierten Funktion des Handgelenks führt. Leichte und mittlere Druckgriffe helfen, vielen Problemen entgegenzuwirken.

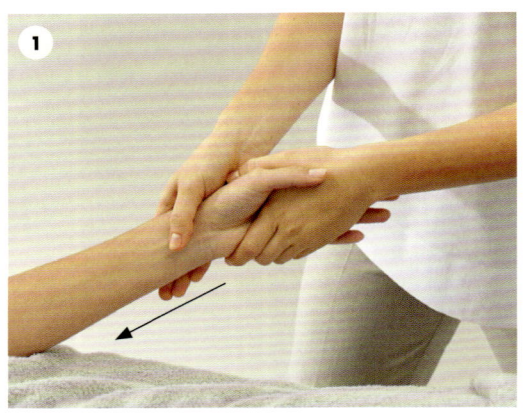

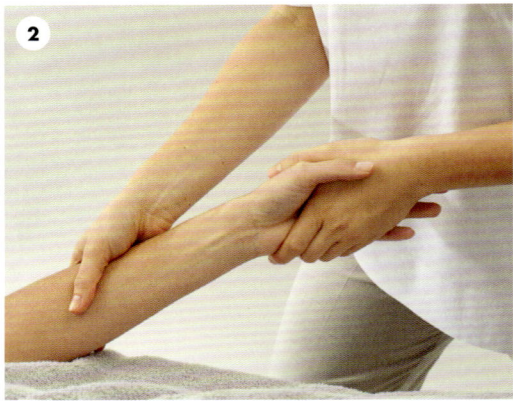

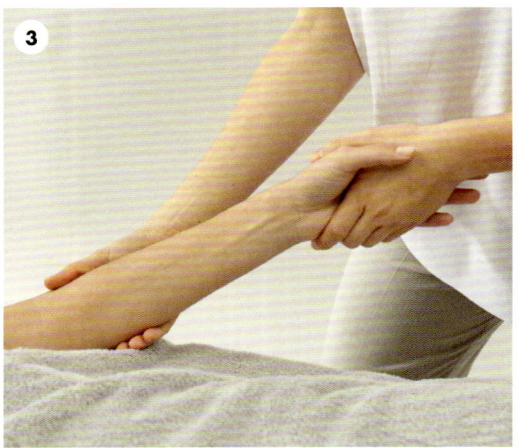

Effleurage

1, 2, 3 *Stützen Sie die Hand des Patienten mit einer Hand ab. Führen Sie mit Ihrer anderen Hand Effleurage-Griffe vom Handgelenk zum Ellbogen aus.*

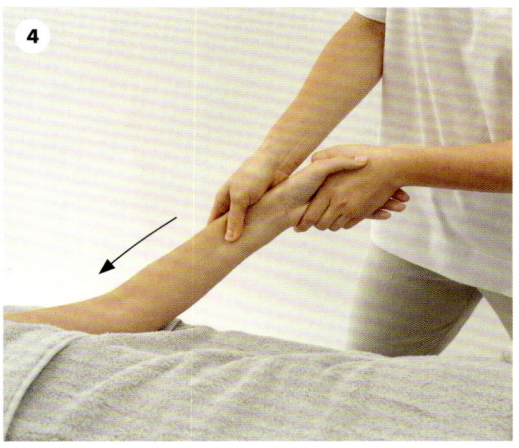

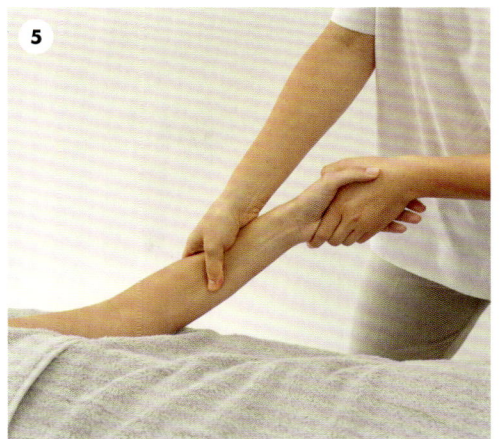

Gleitend pressen

4, 5 *Pressen Sie den Unterarm zwischen Daumen und Fingern in einer einhändigen Anhebe- und Pressbewegung, während Sie die Hand vom Handgelenk zum Ellbogen bewegen.*

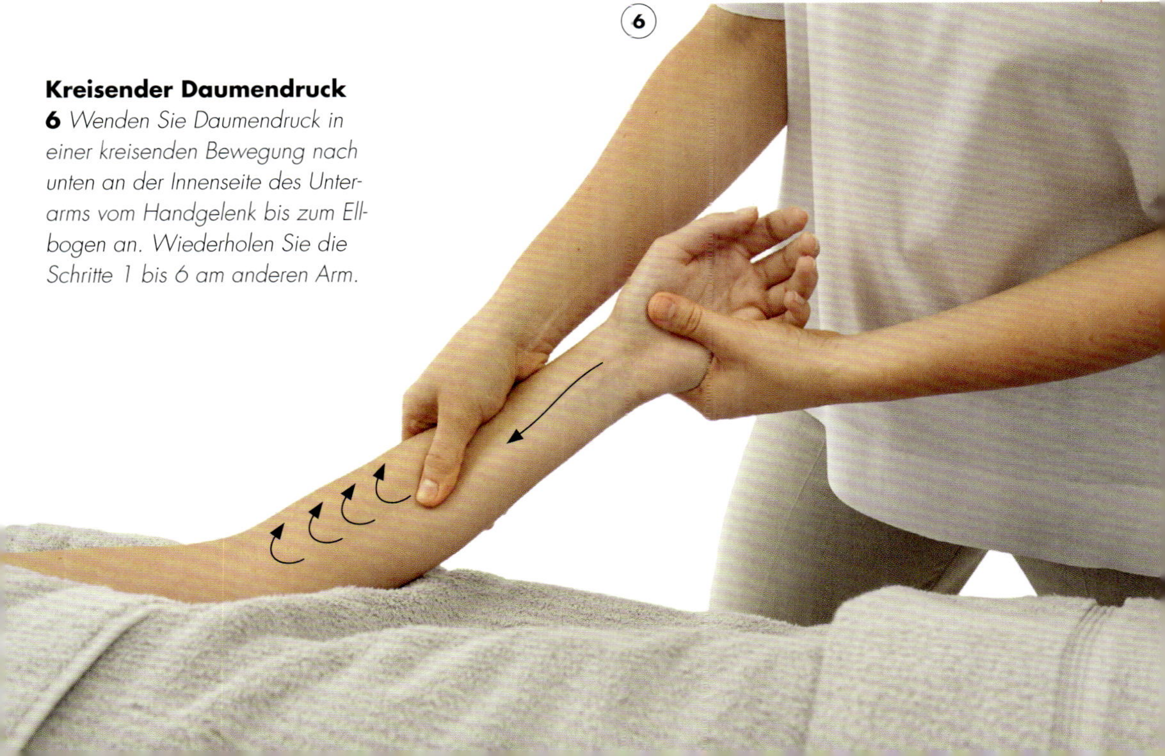

Kreisender Daumendruck

6 *Wenden Sie Daumendruck in einer kreisenden Bewegung nach unten an der Innenseite des Unterarms vom Handgelenk bis zum Ellbogen an. Wiederholen Sie die Schritte 1 bis 6 am anderen Arm.*

OBERARM

Der Kern des Oberarms, der vom Schultergelenk bis zum Ellbogen reicht, ist der Oberarmknochen. Der starke Bizepsmuskel an der Vorderseite des Arms steuert das Anwinkeln des Ellbogens und das Anheben des Unterarms. Der Trizepsmuskel an der Rückseite des Arms ist für das Strecken des Arms verantwortlich. Weitere kleinere Muskeln sorgen für die Drehbewegungen des Arms. Wir alle nutzen unsere Arme ständig, um etwas zu heben oder zu tragen, zu Hause, bei der Arbeit oder beim Sport. Steife und schmerzende Oberarmmuskeln reagieren auf viele Massagegriffe sehr gut.

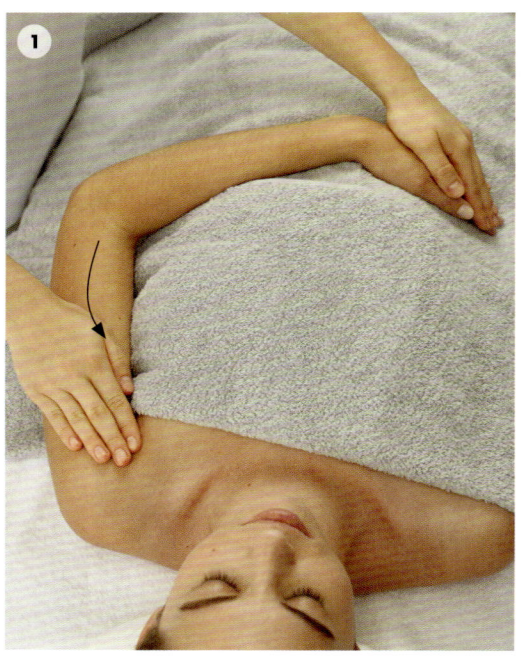 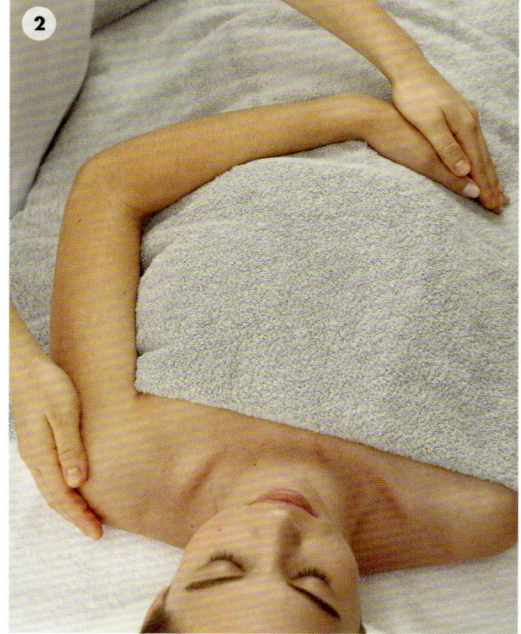

Effleurage

1, 2 *Führen Sie bei angewinkeltem Ellbogen und Unterarm auf dem Körper Effleurage-Griffe vom Ellbogen bis zur Schulter aus. Wiederholen Sie dies dreimal.*

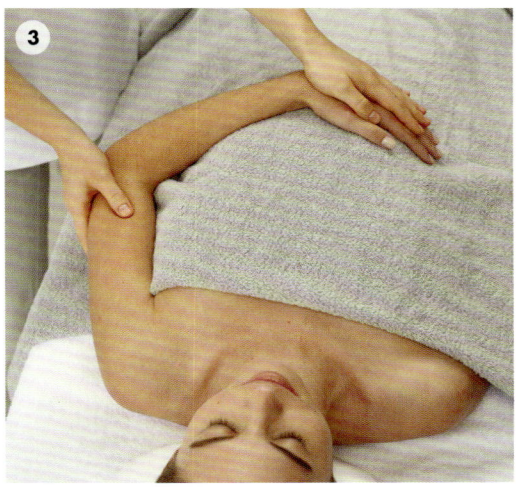

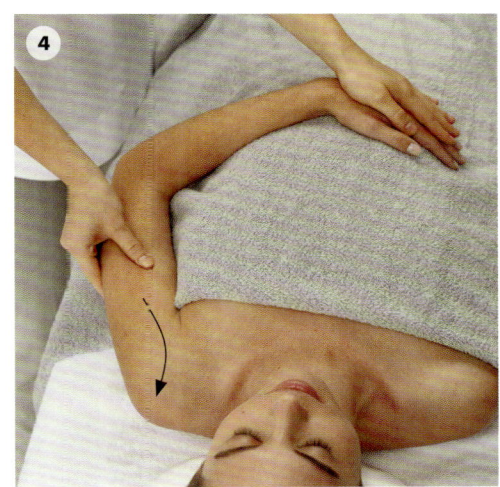

Anheben und Pressen

3, 4 *Wenden Sie drei Anhebe- und Pressgriffe vom Ellbogen bis zur Schulter an. Wiederholen Sie dies dreimal.*

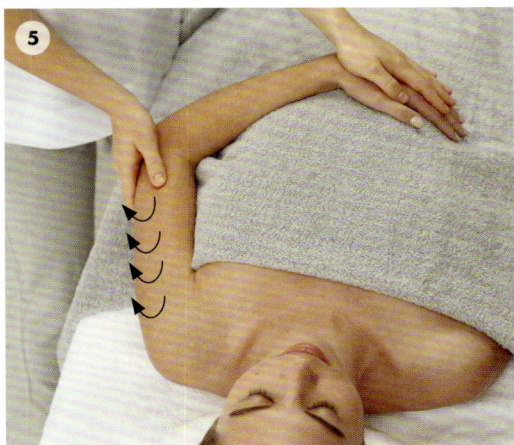

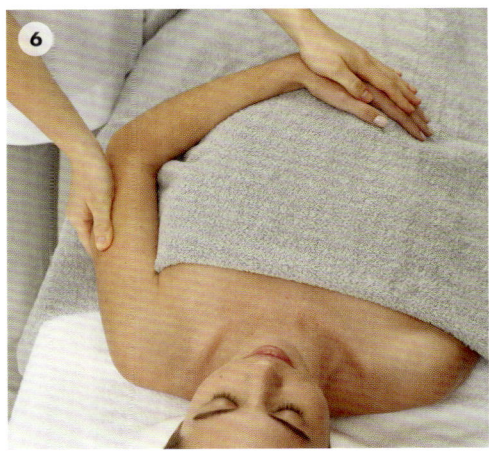

Daumendruck

5, 6 *Wenden Sie Daumendruck in kleinen, kreisenden Bewegungen entlang der oberen Oberfläche des Arms an. Bewegen Sie den Arm weiter über den Körper, um die Unterseite des Arms auf dieselbe Weise behandeln zu können. Wiederholen Sie die Schritte 1 bis 6 am anderen Arm.*

BAUCH

Der Bauch (Abdomen) enthält die meisten Verdauungsorgane. Der Bereich wird von Muskelflächen bedeckt, häufig als „Abs" bezeichnet. Andere Muskeln in diesem Teil des Körpers sind beispielsweise die Muskeln zwischen den Rippen – die Interkostal-Muskeln. Ziel der Massage in diesem Bereich ist nicht nur die Entspannung und Tonisierung dieser Skelettmuskeln, sondern auch eine sanfte Stimulierung der darunterliegenden Verdauungsorgane. Die Richtung der Griffe – im Uhrzeigersinn – ist wichtig, weil sie mit der Richtung der Wellen bei den Muskelkontraktionen des Verdauungstrakts vom Magen bis zu den Gedärmen übereinstimmen soll.

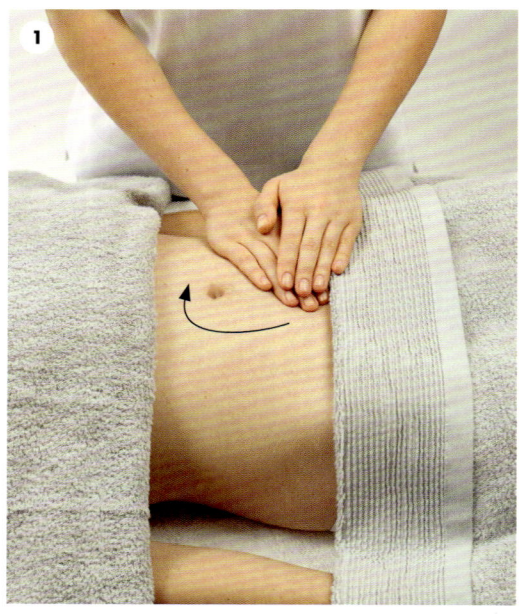 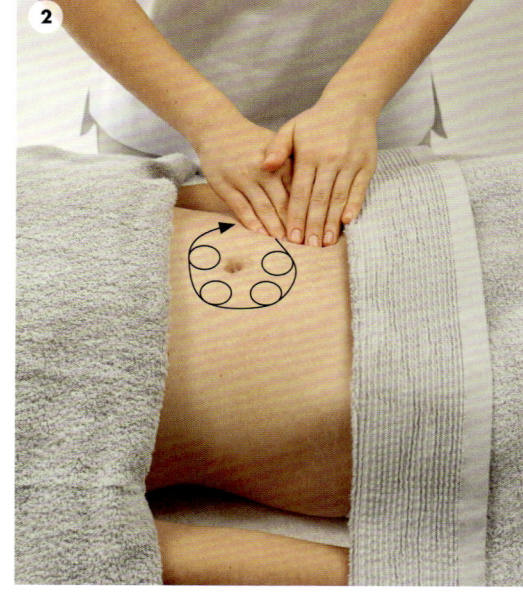

Effleurage

1 *Schlagen Sie das Handtuch zurück, um den Bereich zwischen den Rippen und der Hüfte freizulegen, und nehmen Sie mit übereinandergelegten Händen Effleurage-Bewegungen im Uhrzeigersinn um den Bauchbereich vor.*

Kreisender Druck

2 *Machen Sie kleine, kreisende Bewegungen im Uhrzeigersinn über den gesamten Bereich. Achten Sie sorgfältig darauf, den Druck an den jeweiligen Patienten anzupassen.*

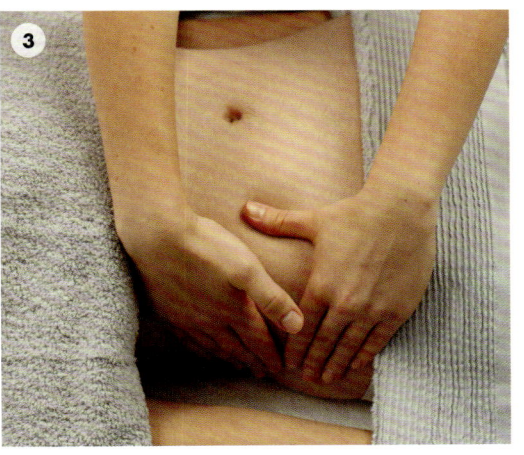

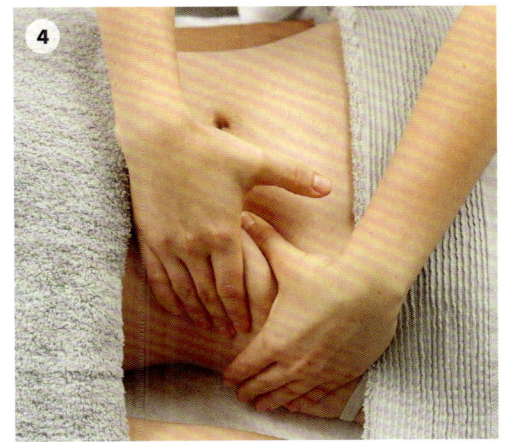

Kneten

3, 4 *Kneten Sie die Seite des gegenüberliegenden Bauchbereichs. Halten Sie beide Hände in Kontakt mit dem Patienten, bewegen Sie sie auf die andere Seite und wiederholen Sie das Kneten auf dieser Seite.*

Interkostal-Massage

5 *Legen Sie Ihre Hände über die Rippen auf beiden Seiten. Legen Sie die Finger zwischen die Rippen und ziehen Sie die Hände nach oben über die Interkostal-Muskeln. Legen Sie das Handtuch wieder über den Bauch.*

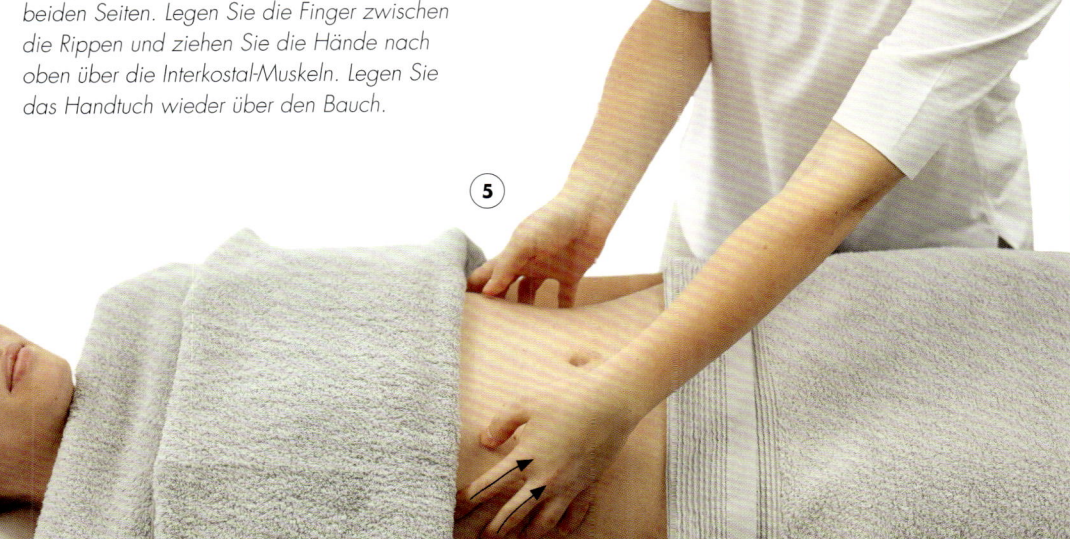

VORDERSEITE DES OBERSCHENKELS

Das wichtigste Merkmal an der Vorderseite des Oberschenkels ist die Muskelgruppe, die auch als Quadrizeps (allgemein als „Quads" bekannt) bezeichnet wird. Diese Muskeln sind mit dem Knie und der Hüfte verbunden. Eine Kontraktion dieser Muskeln streckt das Bein. Sie arbeiten besonders hart beim Treppensteigen, oder wenn wir beim Sport vergleichbare Bewegungen machen, wenn das Bein gestreckt ist und das ganze Körpergewicht tragen muss. Die Massage hilft, diese Muskeln zu entspannen und zu tonisieren und ist besonders förderlich vor und nach sportlichen Aktivitäten.

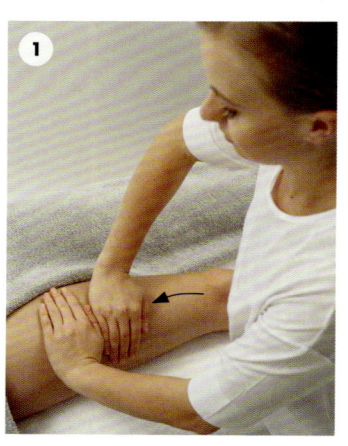 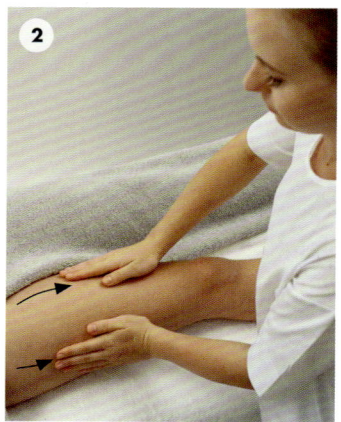

Effleurage

1, 2 *Schlagen Sie das Handtuch auf einer Seite zurück. Wenden Sie mit beiden Händen kreisende Effleurage-Griffe vom Knie nach oben am Oberschenkel an. Teilen Sie die Hände und bewegen Sie sie seitlich entlang des Oberschenkels.*

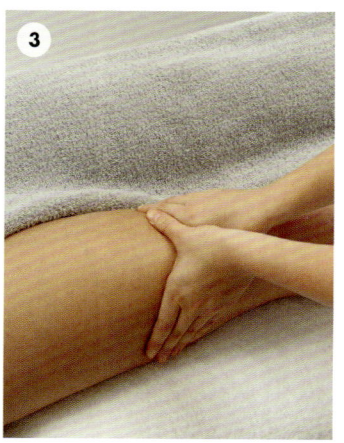 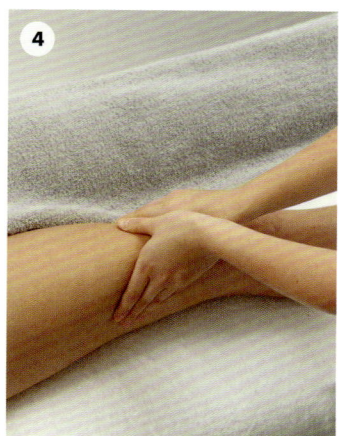

Anheben und Pressen

3, 4 *Zupfen und ziehen Sie abwechselnd mit beiden Händen an dem Gewebe, vom Knie nach oben entlang des Oberschenkels. Wiederholen Sie dies dreimal.*

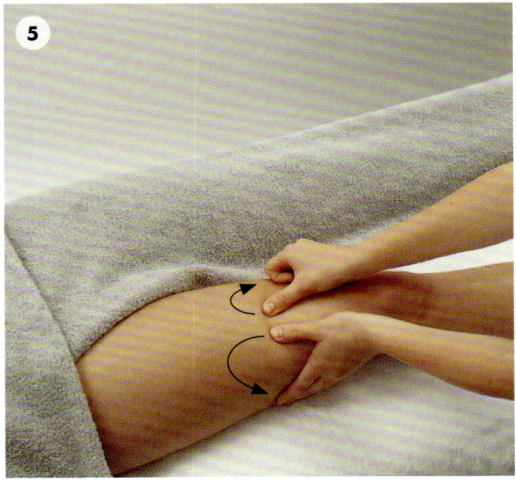

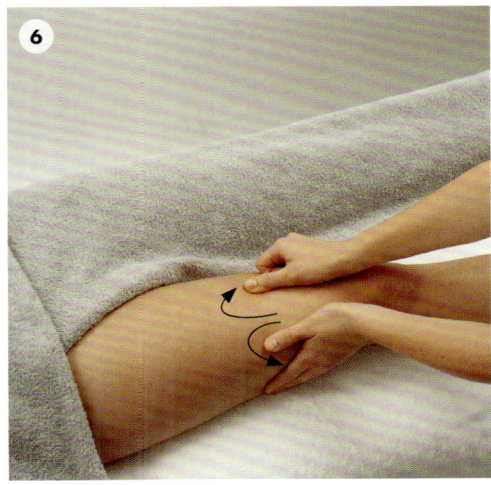

Daumendruck

5, 6 *Wenden Sie einen kreisenden Daumendruck vom Knie entlang des Oberschenkels an.*

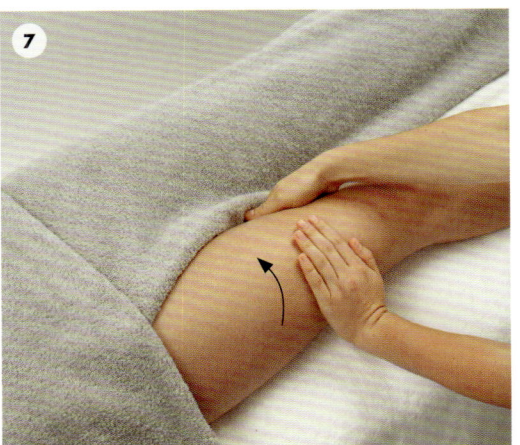

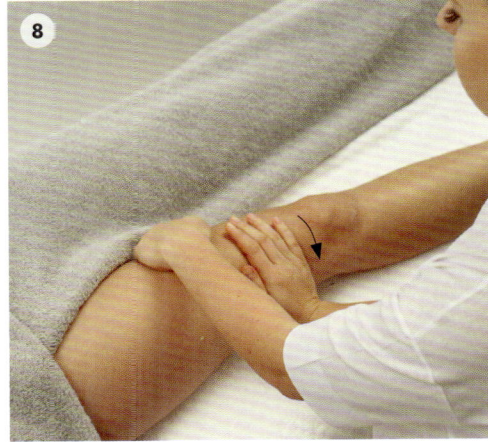

Walken

7, 8 *Wenden Sie eine walkende Bewegung mit den Händer in entgegengesetzte Richtungen entlang des Oberschenkels an. Behandeln Sie der gesamten Oberschenkel vom Knie an aufwärts. Wiederholen Sie die Schritte 1 bis 8 am anderen Bein.*

KNIE UND VORDERSEITE DES UNTERSCHENKELS

Das Knie ist im Wesentlichen ein Scharniergelenk zwischen dem Femur (Oberschenkelknochen) und dem Hauptknochen des Unterschenkels, der Tibia (Schienbein). Das Gelenk wird an der Vorderseite durch einen „beweglichen" Knochen geschützt, die Patella (Kniescheibe). Sie ist von einem komplexen Netz an Sehnen und Bändern umgeben, welche die Muskeln von Oberschenkel und Unterschenkel verankern. Unterhalb des Knies ist das Schienbein an der Außenseite mit einem kleineren Knochen verbunden, der Fibula (Wadenbein). Dieses Knochenpaar reicht bis zum Knöchel. Die Muskeln an der Vorderseite des Unterschenkels sind relativ dünn, aber zusammen mit den Sehnen um das Knie werden sie durch die Massage gelockert.

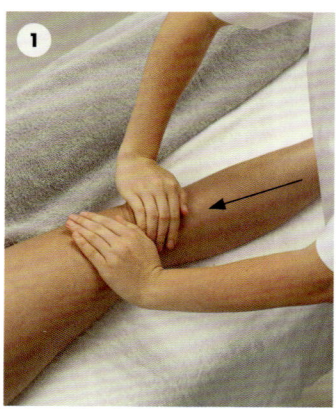 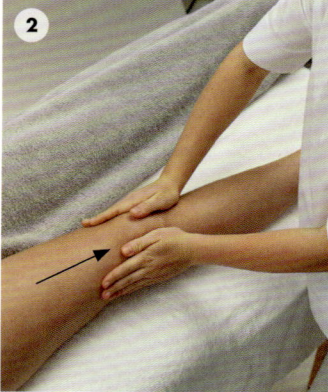

Knie-Effleurage

1, 2 *Wenden Sie kreisende Effleurage-Griffe von unmittelbar unterhalb bis unmittelbar oberhalb des Knies und entlang der Knieseiten an.*

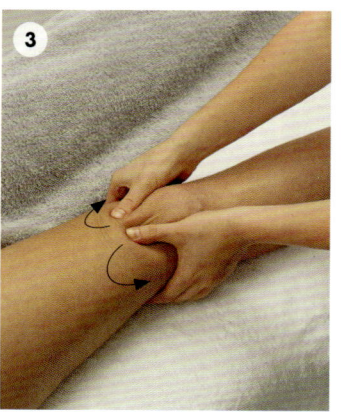 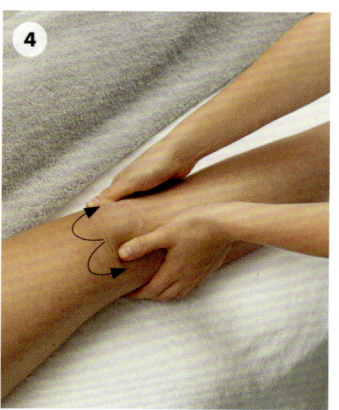

Daumendruck

3, 4 *Wenden Sie kreisenden Daumendruck um die Kniescheibe herum an, beginnend in der Mitte und nach außen verlaufend. Wiederholen Sie die Effleurage wie in den Schritten 1 und 2.*

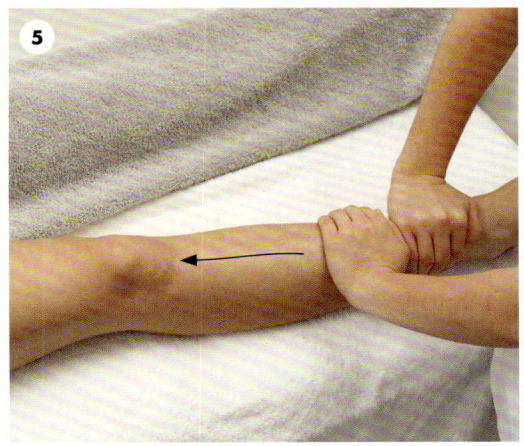

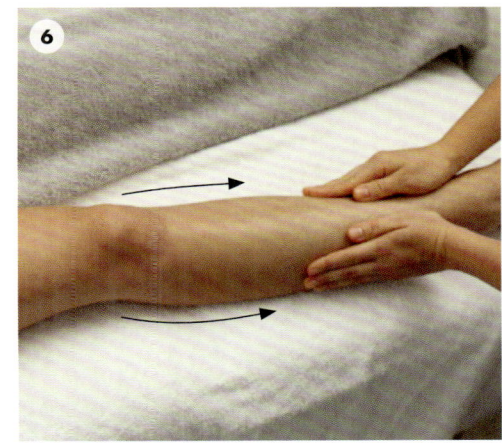

Effleurage des Unterschenkels

5, 6 *Wenden Sie zweihändige, kreisende Effleurage-Griffe über die Vorderseite des Unterschenkels vom Knöchel bis zum Knie an und bewegen Sie die Hände an jeder Seite der Wade wieder zurück nach unten.*

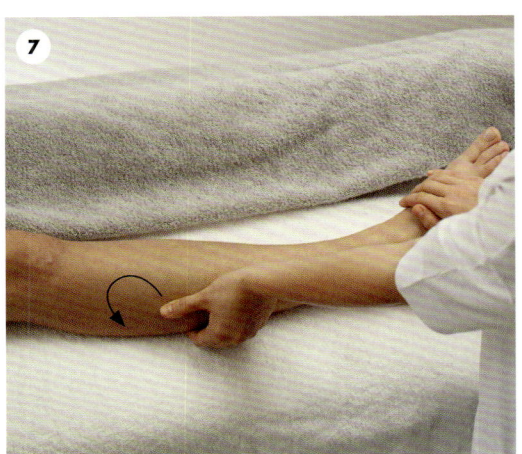

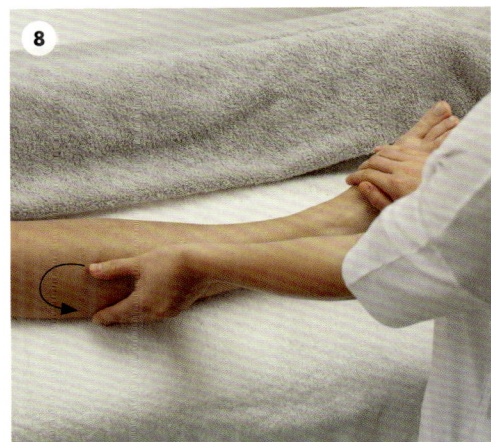

Daumendruck

7, 8 *Stützen Sie den Fuß mit einer Hand ab und wenden Sie mit dem Daumen der anderen Hand kreisenden Druck an der Außenseite des Unterschenkels vom Knöchel bis zum Knie an. Wenden Sie nur leichten Druck an. Wiederholen Sie die Schritte 1 bis 8 am anderen Bein.*

KNÖCHEL UND FÜSSE

Das Knöchelgelenk befindet sich am Verbindungspunkt der beiden Knochen des Unterschenkels, Schien- und Wadenbein und den zahlreichen Knochen des oberen Fuß- und Fersenbereichs, auch als Fußwurzelknochen bezeichnet. Die Fußwurzelknochen sind fest mit den fünf Mittelfußknochen verbunden, die letztlich die Wurzeln der Zehen darstellen. Das Gelenk zwischen jeder Zehe und ihrem Mittelfußknochen ist flexibel, ebenso wie die einzelnen Zehengelenke. Diese komplexe Anordnung kleiner Knochen und Gelenke ist höchst empfänglich für Massage, die dazu beitragen kann, Schmerzen und Unbehagen nach langem Stehen, Gehen oder Laufen zu lindern, oder auch bei Druck durch unangemessenes oder schlecht sitzendes Schuhwerk.

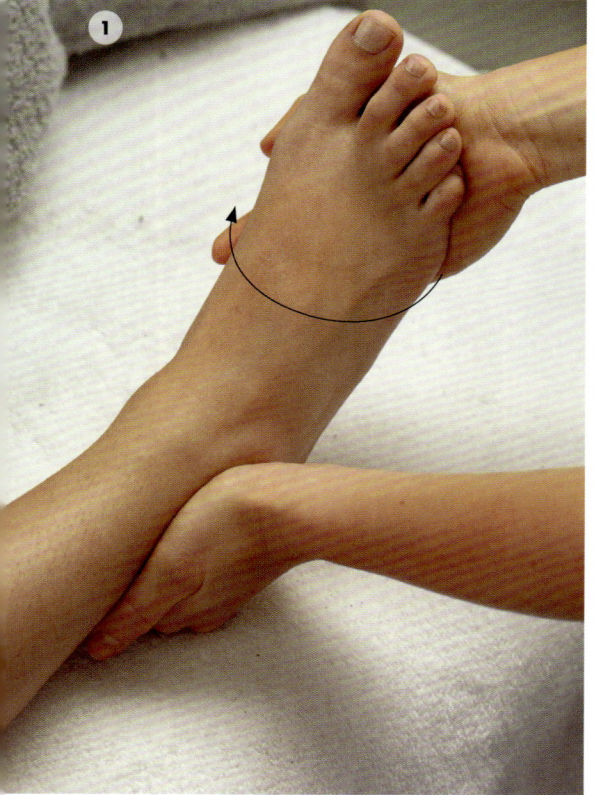

Knöcheldrehungen

1, 2 *Halten Sie den Fuß in einer Hand und stützen Sie die Ferse mit der anderen Hand. Drehen Sie den Knöchel in jede Richtung.*

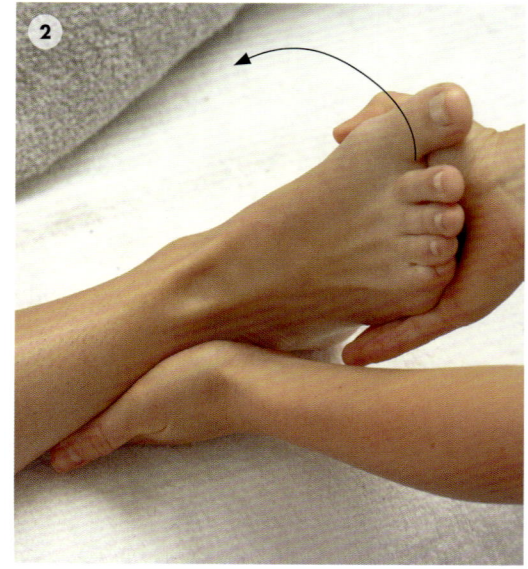

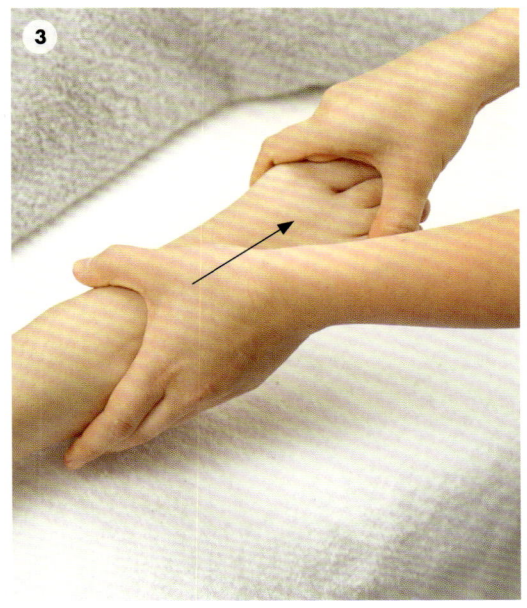

Effleurage

3, 4, 5 Wer den Sie sanfte Effleurage-Griffe an der Vorderseite des Fußes von den Zehen zum Knöchel abwechselnd mit beiden Händen an.

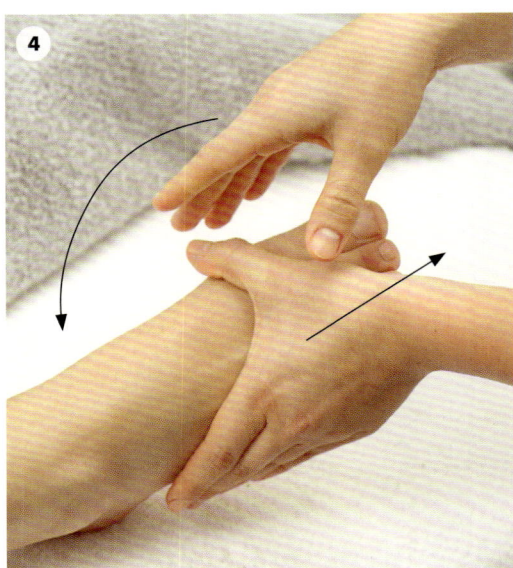

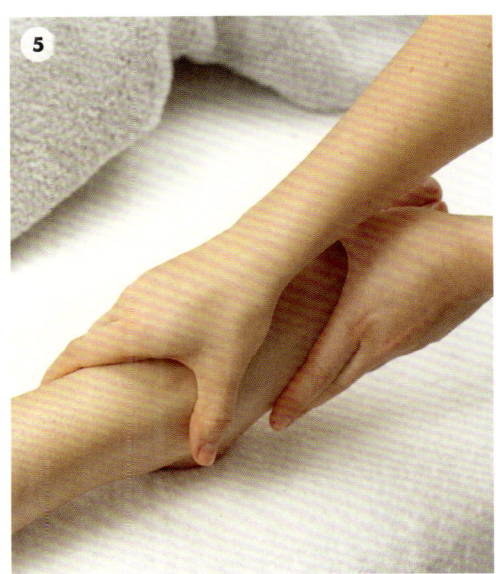

Fortsetzung auf der nächsten Seite

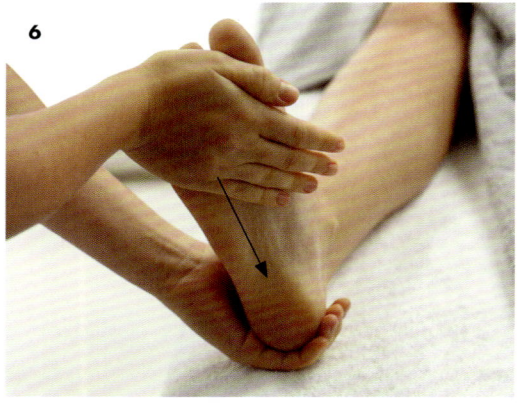

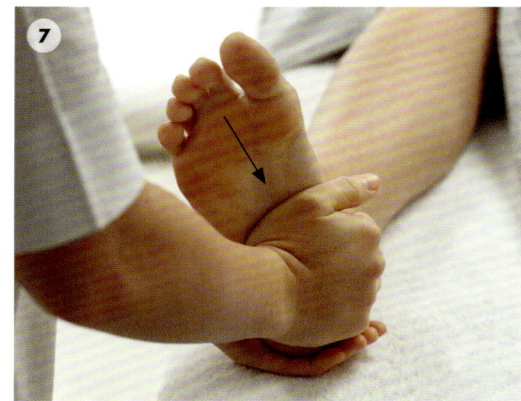

Handballendruck

6, 7 *Stützen Sie den Fuß mit einer Hand ab und wenden Sie mit dem Ballen der anderen Hand mittleren, kreisenden Druck an der Fußsohle von der Ferse zu den Zehen an.*

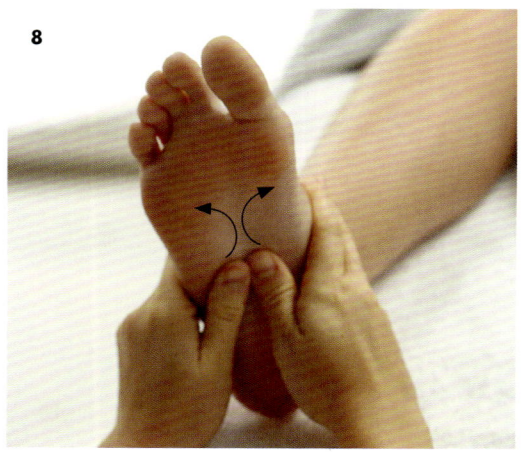

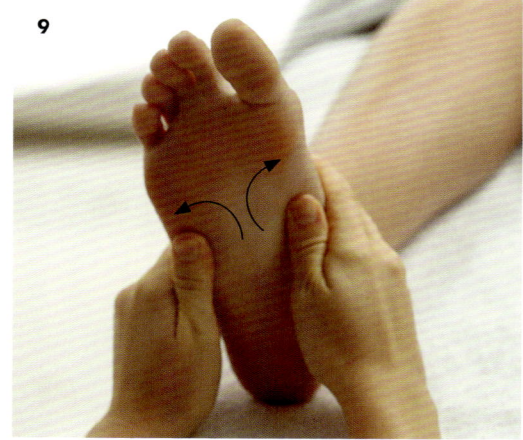

Daumendruck

8, 9 *Wenden Sie Daumendruck an der Fußsohle an, von außen zur Mitte, in kleinen, kreisenden Bewegungen.*

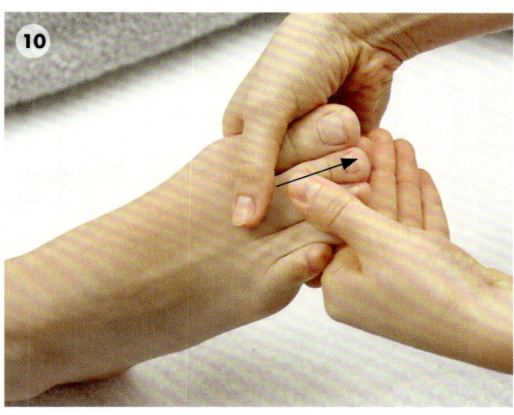 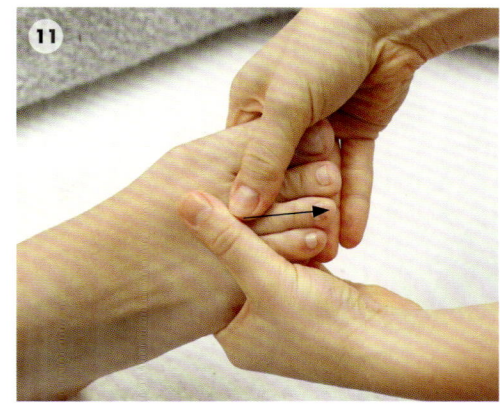

Ziehen an den Zehen

10, 11 *Stützen Sie den Fuß mit einer Hand ab und greifen Sie mit der anderen Hand nacheinander die einzelnen Zehen und ziehen Sie daran.*

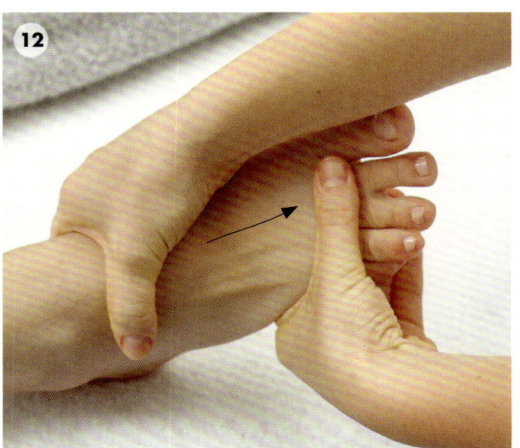 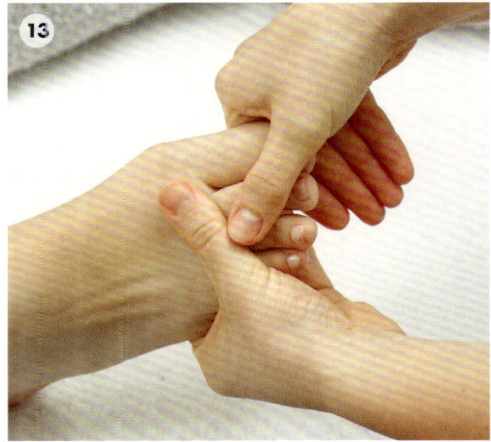

Ziehen am Fuß

12, 13 *Halten Sie den Zehenbereich mit einer Hand fest. Umschließen Sie den Fuß mit der anderen Hand und schieben Sie die Hand mit festem Druck vom Knöchel zu den Zehen. Wiederholen Sie dies dreimal und wiederholen Sie die Schritte 1 bis 13 am anderen Fuß.*

SPEZIFISCHE MASSAGEN

Sie können Ihre Massagekenntnisse auch für spezifische Probleme oder Bedürfnisse einsetzen, wie beispielsweise eine allgemein gesundheitsfördernde Therapie. In diesem Kapitel lernen Sie fokussierte Behandlungsverfahren kennen, die genutzt werden können, um Probleme in bestimmten Körperbereichen zu lindern oder in bestimmten Situationen, wie beispielsweise nach dem Sport. Dieser letzte Abschnitt zeigt Techniken für die Selbstmassage, die praktisch für eine unmittelbare Linderung von Verspannungen und Schmerzen sein kann, wenn Sie nicht zum Masseur gehen können.

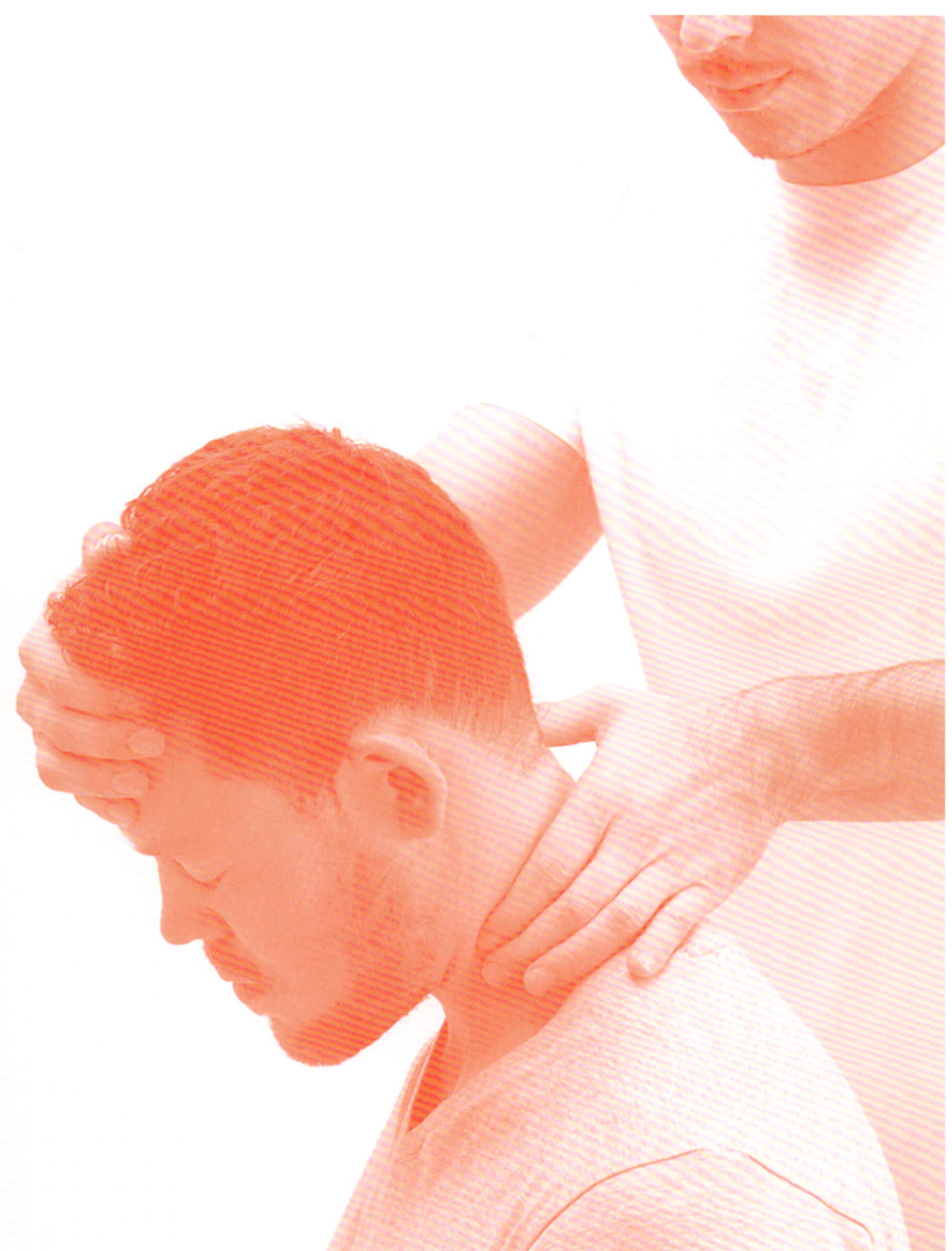

KOPFHAUT UND GESICHT
Der Kopf kann Mittelpunkt stressbedingter Verspannungen sein, weil dort zahlreiche Nervenenden und Blutgefäße vorhanden sind. Viele von uns verbringen Stunden damit, auf den Computerbildschirm oder Unterlagen zu blicken, was allgemein als Augenbelastung bezeichnet wird, genauer gesagt aber die Folge der Überbeanspruchung der Muskeln um die Augen und im Kopfbereich ganz allgemein ist. Daraus ergeben sich häufig Spannungskopfschmerzen.

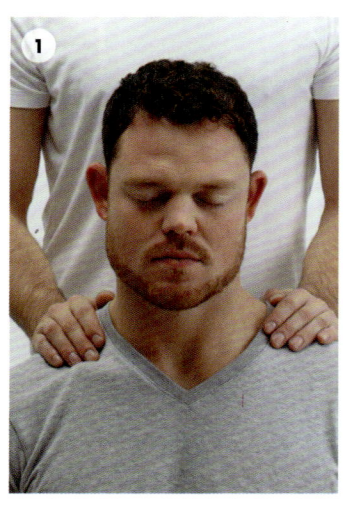 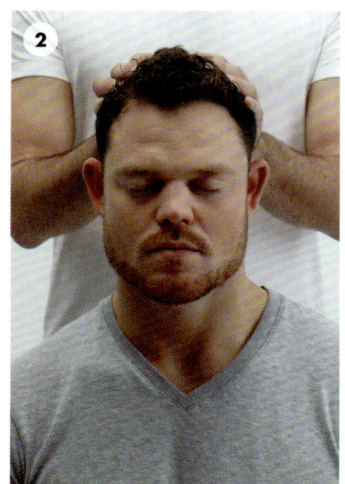 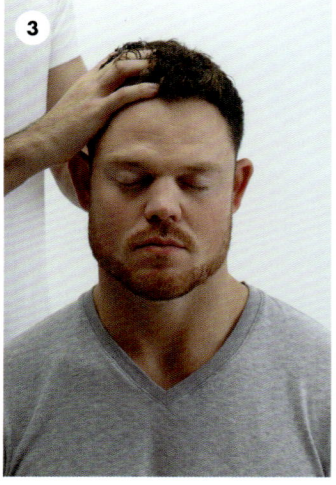

Erdung

1 *Legen Sie beim aufrecht auf dem Stuhl sitzenden Patienten Ihre Hände auf die Schultern und konzentrieren Sie sich ein paar Momente lang.*

Kämmen

2, 3 *Fahren Sie mit Ihren Fingern durch das Haar und über die Kopfhaut, als würden Sie den Patienten kämmen.*

Indische Kopfmassage

Traditionelle indische Ansätze zur Heilung beziehen die Kopfmassage als wichtigen Teil in die regelmäßigen Gesundheits- und Schönheitsrituale ein. Die Stimulation der Blutversorgung in der Kopfhaut trägt zu einer gesunden Aktivität der Haarwurzeln bei. Therapeuten, die die klassische westliche Massage anwenden, haben aus dieser Tradition gelernt und nehmen dieses Verfahren häufig in ihre Therapien auf. Die Handmassage kann eine ideale „Schnellreparatur" darstellen, wenn keine komplette Massage durchführbar ist. Für eine traditionelle indische Kopfmassage verwenden Sie Öle, die mit ätherischen Ölen versetzt sind, wie beispielsweise Jasmin- oder Orangenblütenöl. Dies ist jedoch eine Frage des persönlichen Geschmacks.

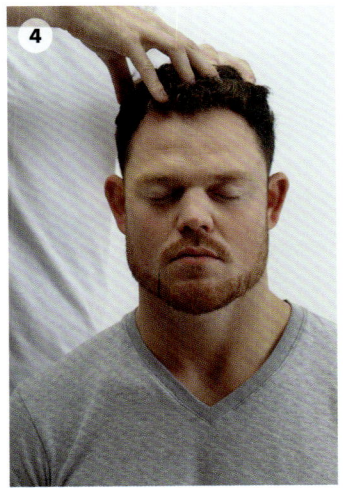

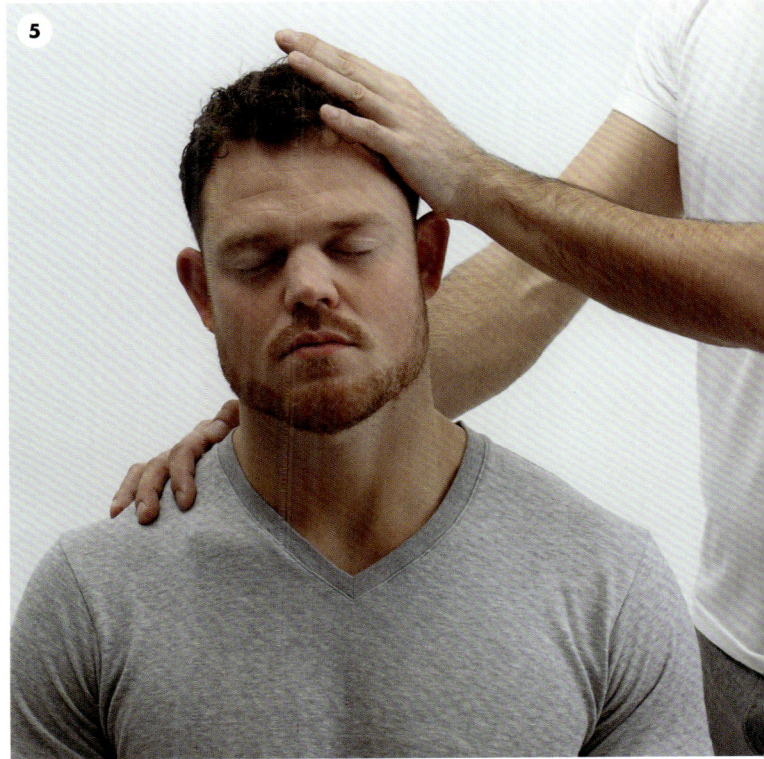

Schamponieren

4 *Reiben Sie mit beiden Händen die Kopfhaut, als würden Sie die Haare schamponieren.*

Reiben

5 *Reiben Sie das ganze Haar fest mit den Handinnenflächen und wenden Sie dabei festen Druck auf die Kopfhaut an.*

Fortsetzung auf der nächsten Seite

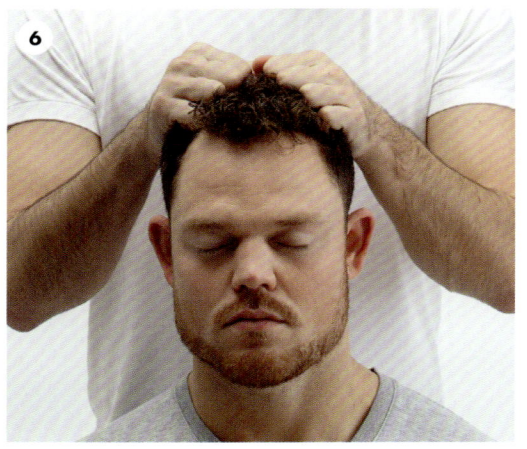

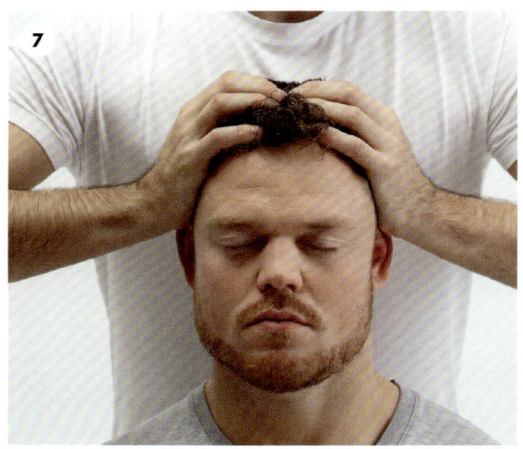

Haargriffe

6 *Greifen Sie ganze Haarsträhnen und kreisen Sie mit den Handballen auf der Kopfhaut. Bearbeiten Sie die gesamte Kopfhaut.*

Pressen von einer Seite auf die andere

7 *Wenden Sie mit den Handinnenflächen Druck auf die Kopfseiten aus. Zählen Sie dabei bis drei.*

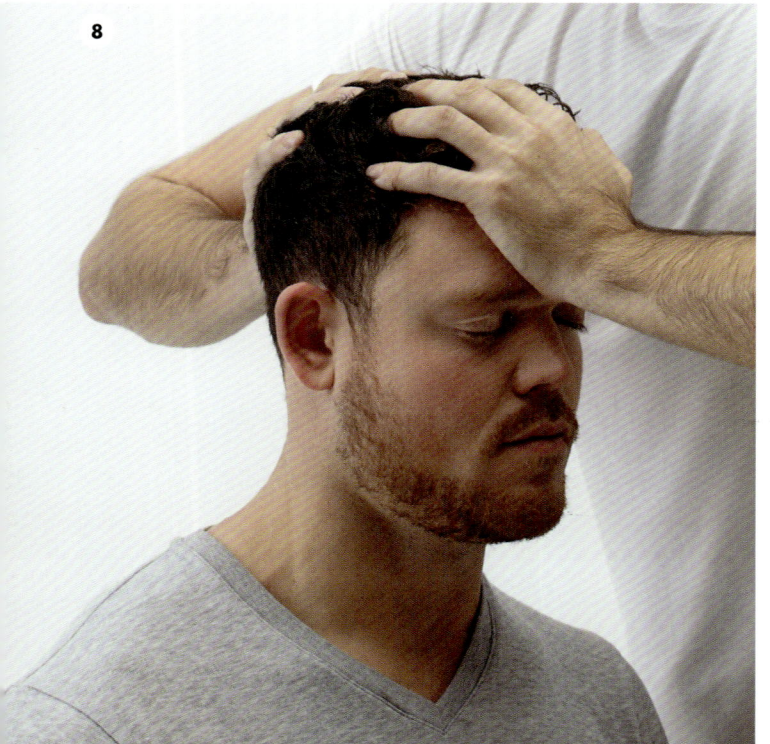

Pressen von vorn nach hinten

8 *Wenden Sie mit den Handinnenflächen Druck auf die Stirn und den Hinterkopf an. Zählen Sie dabei bis drei.*

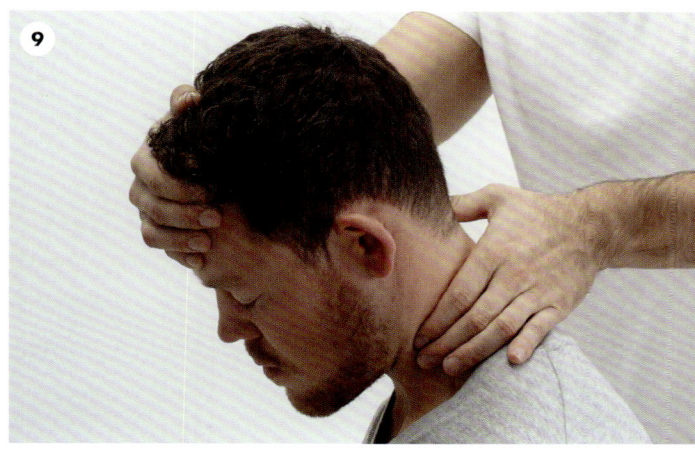

Druck auf die Schädelbasis

9 *Stützen Sie die Stirn mit einer Hand ab und legen Sie den Daumen in die Einhöhlung an der Schädelbasis. Wenden Sie Druck an und zählen Sie bis drei.*

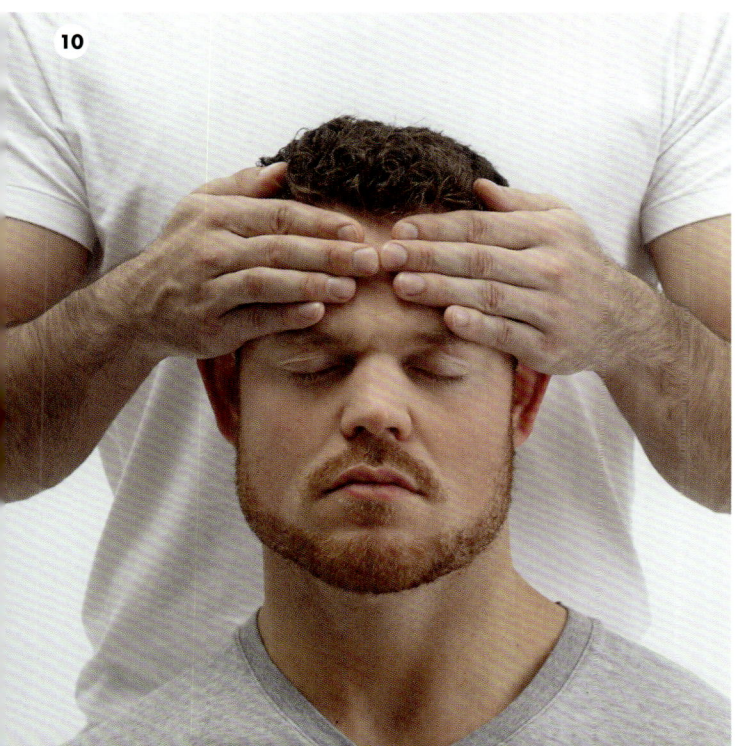

Druck auf das dritte Auge

10 *Halten Sie die Position des dritten Auges, während Sie bis drei zählen, und verringern Sie den Druck langsam.*

Fortsetzung auf der nächsten Seite

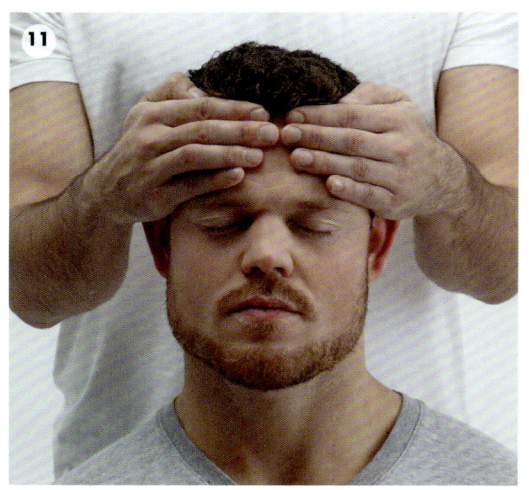

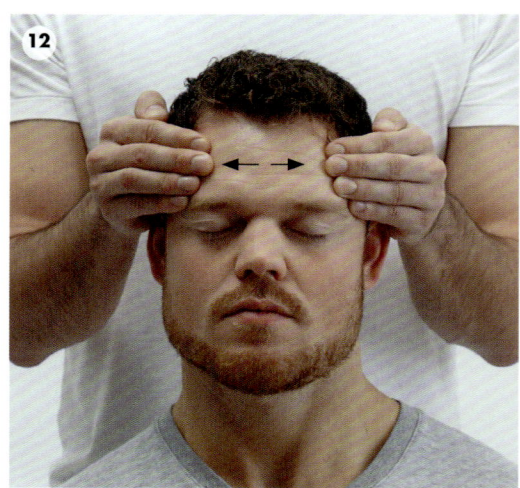

Glätten der Stirn

11, 12 *Legen Sie beide Hände auf die Stirn, Fingerspitzen aneinander, und drücken Sie auf die Stirnmitte. Zählen Sie bis drei und verringern Sie den Druck langsam. Ziehen Sie die Hände in einer glättenden Bewegung nach außen.*

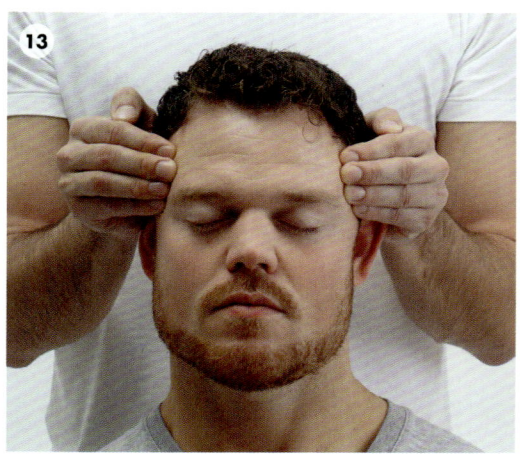

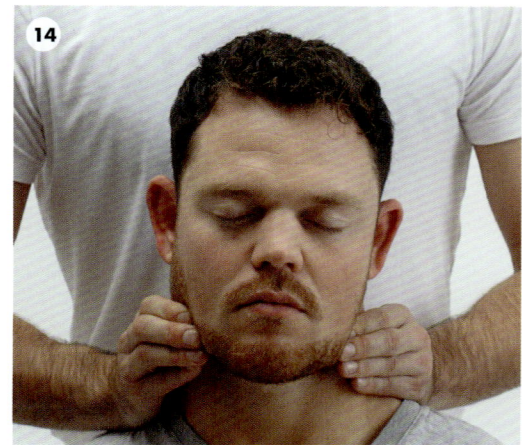

Schläfenkreisen

13 *Wenden Sie mit den Fingerspitzen kreisenden Druck auf die Schläfen an. Zählen Sie bis drei.*

Kieferkreisen

14 *Legen Sie die Fingerspitzen unter den Wangenknochen auf den Kiefer und wenden Sie mit Ihren Fingerspitzen kreisenden Druck an.*

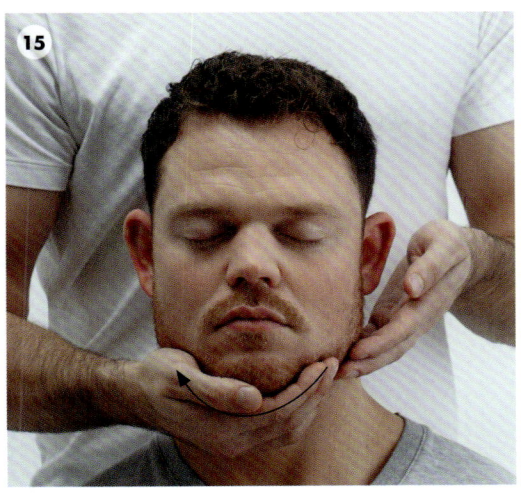
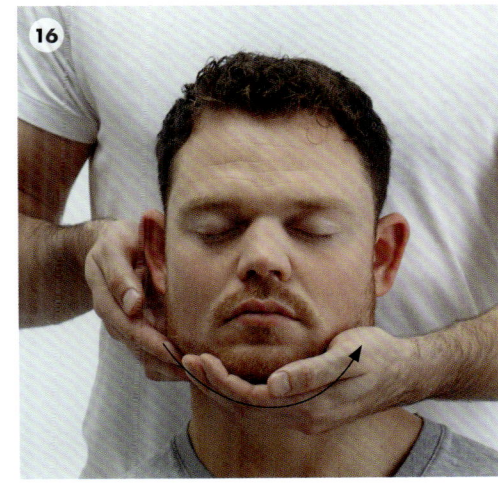

Kiefer-Effleurage

15, 16 Bewegen Sie sich nach unten zum Kinn. Legen Sie das Kinn in eine Hand und schieben Sie beide Hände in abwechselnden Bewegungen unter das Kinn. Beenden Sie das Verfahren mit einer Wiederholung des Drucks auf das dritte Auge (10 und 11). Wiederholen Sie dies dreimal.

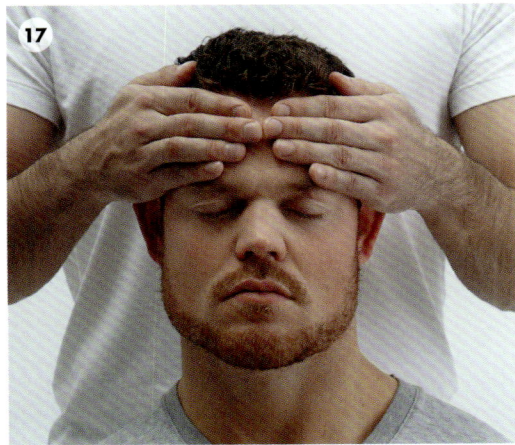

Druck auf das dritte Auge

17 Enden Sie mit der Position auf dem dritten Auge. Behalten Sie den Druck bei, während Sie bis 3 zählen, und lassen Sie langsam los.

SCHULTERN UND HALS
Gebeugtes Sitzen vor allem bei schwierigen Aufgaben am Schreibtisch ist eine typische Ursache für eine Verhärtung der Nacken- und Schultermuskulatur. Die Muskeln werden verspannt und unbeweglich, die Schultern werden zu den Ohren hochgezogen und der gesamte Bereich kann sich steif und schmerzhaft anfühlen.

Eine Massage, die sich auf diesen Bereich konzentriert, ist eine der erwünschtesten und nützlichsten spezifischen Massagen. Durch die Konzentration auf die Lockerung von Knoten und das Dehnen der Muskeln in diesem Bereich kann ein Therapeut helfen, schwere Haltungsprobleme zu mildern, die aus einer langfristigen Vernachlässigung dieser Spannung entstanden sind. Für diese klassische Arbeitsplatzmassage sitzt der Patient und ist angekleidet. Beginnen Sie immer mit ein paar Augenblicken der Erdung, indem Sie Ihre Hände auf die Schultern des Patienten legen.

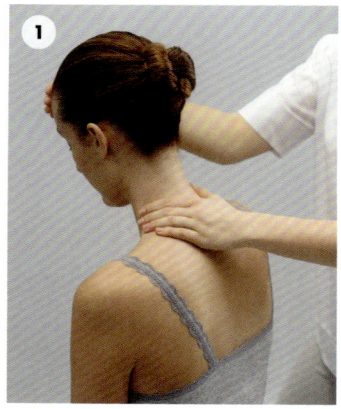
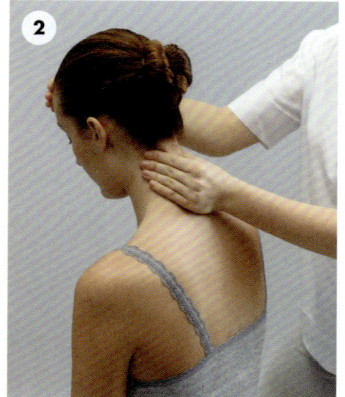

Anheben und Pressen
1 *Stützen Sie die Stirn mit einer Hand ab und üben Sie mit der anderen Hand ein Anheben und Pressen am Nacken aus.*

Daumendruck
2, 3 *Wenden Sie kreisenden Druck mit Ihren Daumen an jeder Seite der Wirbelsäule an der Schädelbasis an.*

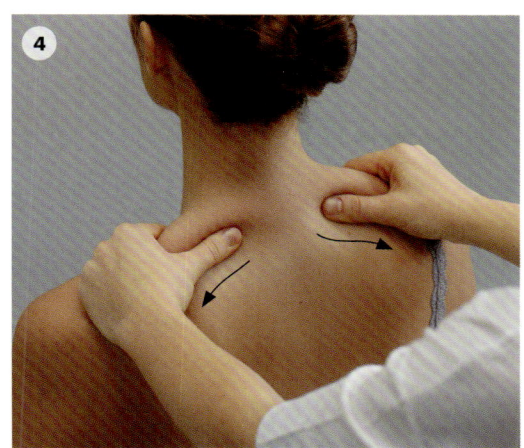

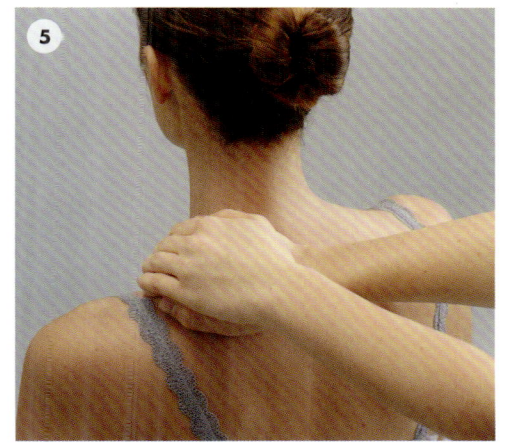

Pressen des Trapezmuskels

4 Pressen Sie den Trapezmuskel zwischen Ihrem Daumen und den Fingern und arbeiten Sie sich vom Nacken aus hoch.

Ziehen am Trapezmuskel

5 Ziehen Sie den Trapezmuskel mit übereinanderliegenden Händen nach hinten und wiederholen Sie dies an der anderen Schulter.

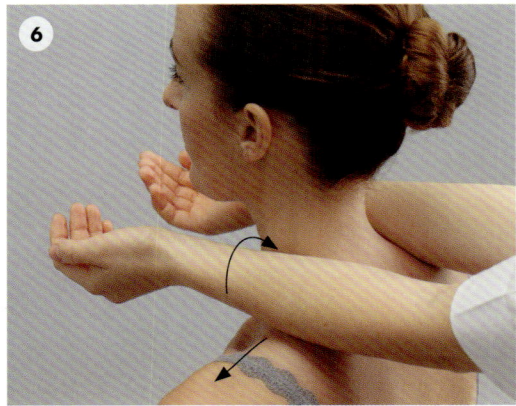

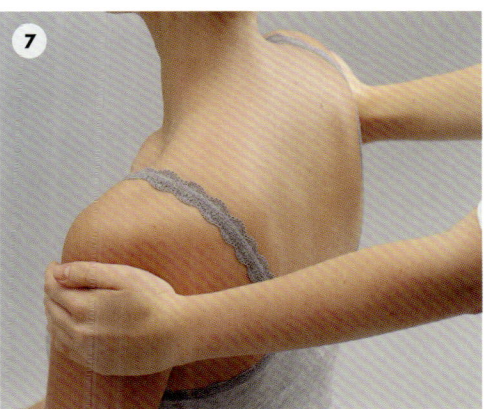

Schulterdruck

6 Drücken Sie beide Schultern mit der Rückseite der Unterarme nach unten und beugen Sie Ihre Knie, um für die Druckanwendung Ihr Körpergewicht zu nutzen. Dabei rollen Sie Ihre Unterarme nach innen und bewegen sie nach außen zur Außenkante der Schultern.

Pressen des Oberarms

7 Pressen Sie die Oberarme mit beiden Händen. Zählen Sie bis drei.

Fortsetzung auf der nächsten Seite

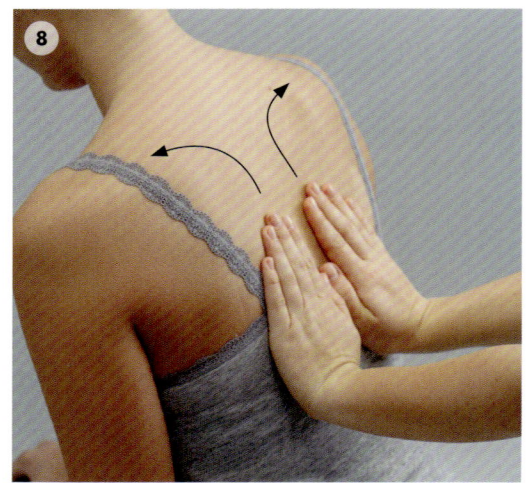

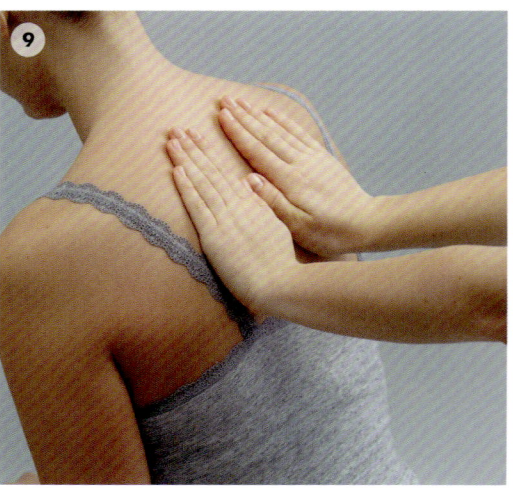

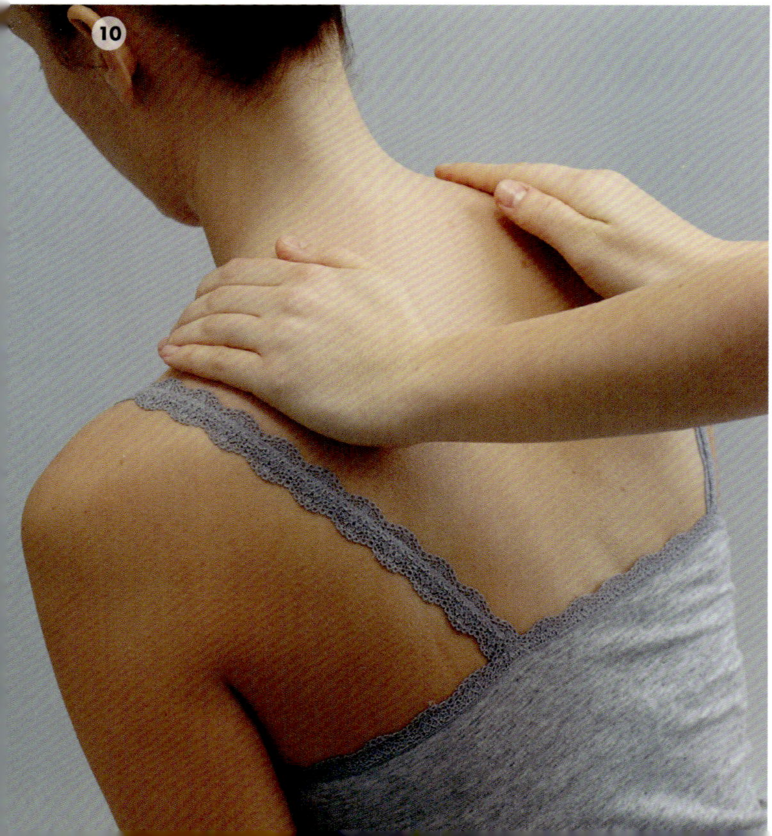

Rücken-Effleurage

8, 9, 10 *Wenden Sie Effleurage-Griffe entlang des Rückens an, während sich der Patient nach vorn beugt.*

Druck mit der Handinnen-fläche

11 *Wenden Sie mit beiden Händen abwechselnd Druck mit der Handinnenfläche entlang des Rückens nach unten an jeder Seite der Wirbelsäule an. Arbeiten Sie sich entlang der Wirbelsäule nach oben und führen Sie Effleurage-Griffe am Rücken nach unten aus.*

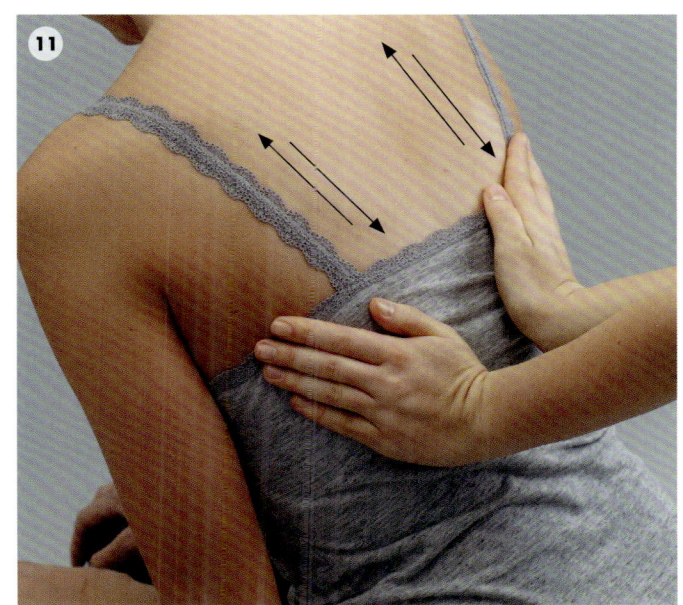

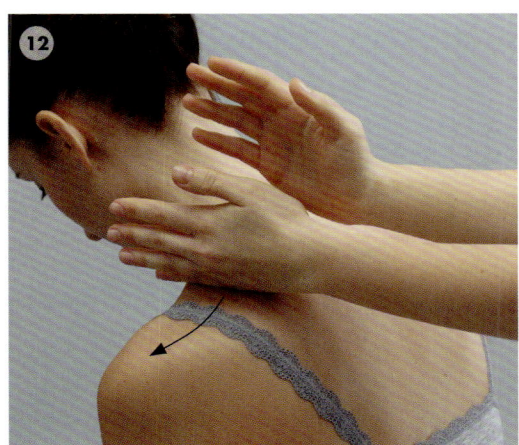

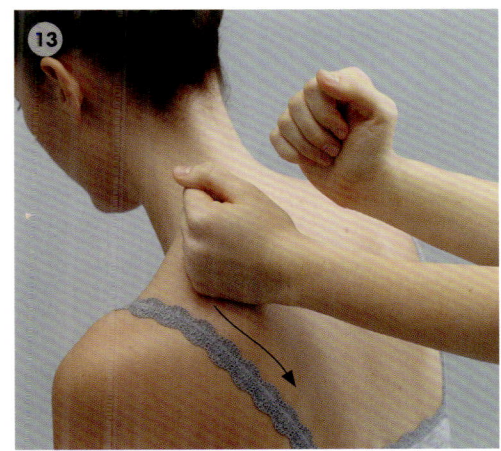

Schulter-Hacken

12 *Wenden Sie Hackgriffe mit den Außenkanten beider Hände am Trapezmuskel oben an jeder Schulter an.*

Schulterhämmern

13 *Wenden Sie mit geschlossenen Fäusten hämmernde Griffe entlang des oberen Rückens an, auf jeder Seite, nach unten und dann nach oben.*

HANDGELENKE UND HÄNDE Selbst wenn Sie ein ruhiges

Leben führen, bewegen Sie ständig Ihre Hände und Handgelenke. Diese Körperteile enthalten eines der komplexesten Netzwerke aus Knochen und Gelenken. In bestimmten Situationen kann diese Arbeitslast allein zu Schmerzen und Unbehagen führen. Probleme in diesem Bereich können verstärkt werden, wenn aufgrund hormoneller Änderungen Flüssigkeit eingelagert wird, was die Nervenbahnen schmerzhaft behindern kann. Dies kann auch durch Gelenksveränderungen aufgrund von Osteoarthritis passieren. Massage kann viele dieser Erkrankungen lindern, wenn nicht sogar heilen. Dazu gehört auch ein sanftes Dehnen zur Lockerung der Gelenke.

Eine sanfte Behandlung der Hände ist häufig beruhigend und angenehm für alle, die keine ganze Massage aushalten.

Trockene Hände

Hände sind häufig trocken, deshalb sollten Sie für diese Massage Öl verwenden. Behandeln Sie beide Hände auf dieselbe Weise.

Erdung
1 *Halten Sie die Hand des Patienten mit der Handfläche nach oben zwischen Ihren Handflächen und zählen Sie bis drei.*

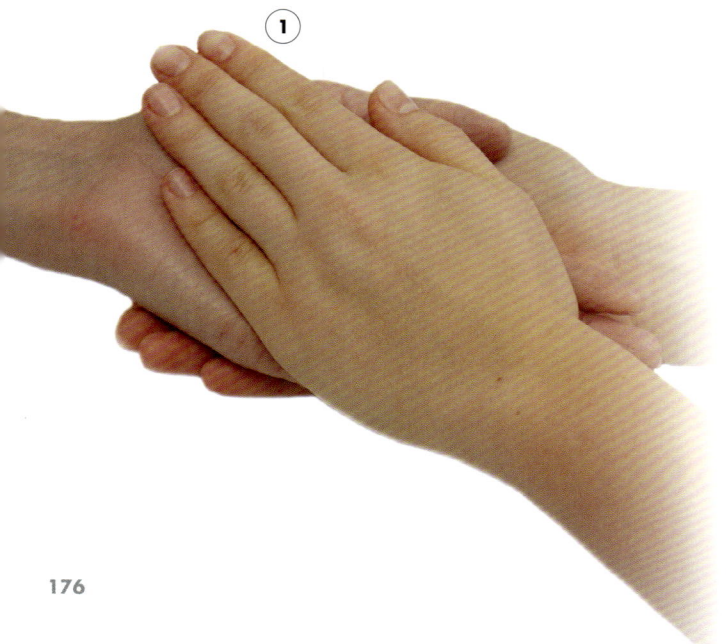

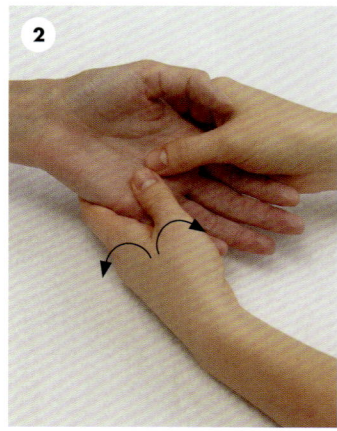

Daumendruck
2 *Wenden Sie kreisenden Druck mit den Daumen auf alle Bereiche der Handfläche an.*

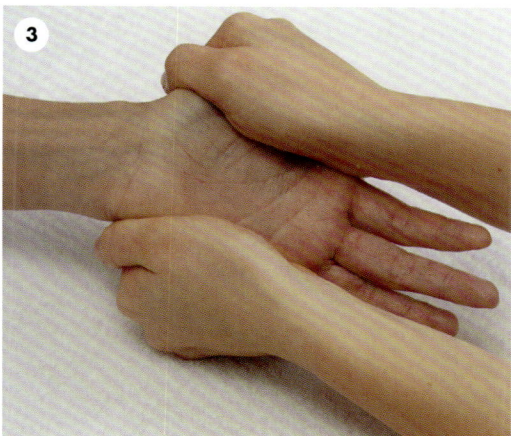

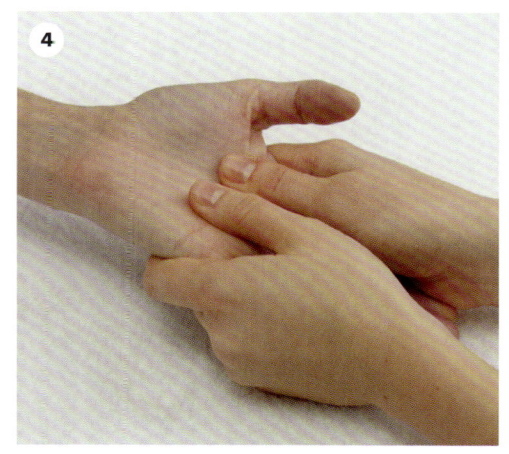

Dehnung der Handinnenfläche

3 *Halten Sie die beiden Seiten der Hand des Patienten und biegen Sie die Handinnenfläche nach außen.*

Verwinden der Handinnenfläche

4 *Halten Sie Ihre Daumen parallel und wenden Sie Druck in einer Auf- und Abwärtsbewegung von einer Seite der Handinnenfläche zur anderen an.*

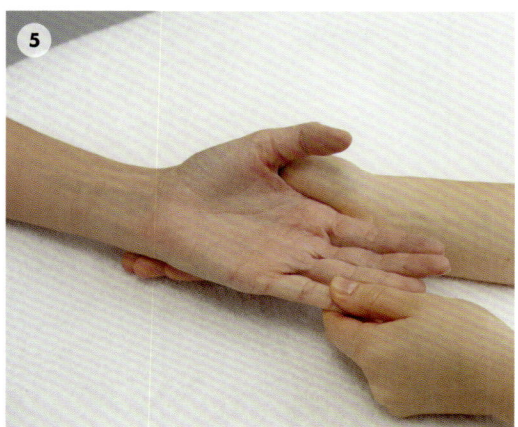

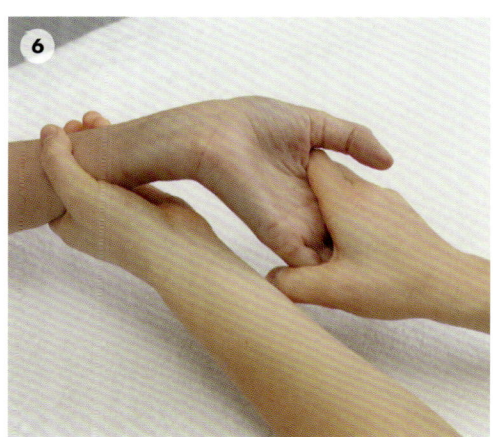

An den Fingern ziehen

5 *Ziehen Sie nacheinander fest, aber sanft an den Fingern. Versuchen Sie nicht, die Gelenke knacken zu lassen.*

Dehnung des Unterarms

6 *Stützen Sie den Unterarm mit einer Hand ab und biegen Sie die Hand des Patienten so weit nach hinten, wie dies für ihn angenehm ist. Wiederholen Sie die Schritte 1 bis 6 an der anderen Hand des Patienter .*

FÜSSE

Man muss nicht betonen, dass eine Massage der Füße nach langem Gehen oder Stehen eine willkommene Linderung von Schmerzen und Unbehagen bringen kann. Viele komplementäre Therapeuten sind jedoch der Meinung, dass die Massage bestimmter Fußregionen sehr viel mehr leisten kann und Vorteile für andere Körperbereiche mit sich bringt. Man spricht auch von der Fußreflexzonentherapie. Die Details der Fußreflexzonentherapie können in diesem Buch nicht besprochen werden und die Therapeuten, die eine klassische Massage anbieten, müssen nicht unbedingt alle Theorien dieses Systems einhalten, um einige der Lehren daraus umzusetzen. Zweifellos kann eine vorsichtige und sorgfältige Fußmassage einen Patienten entspannen und energetisieren.

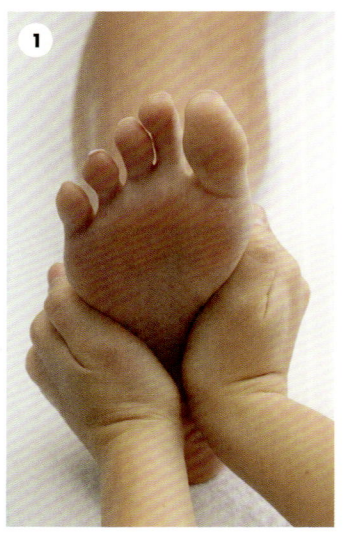 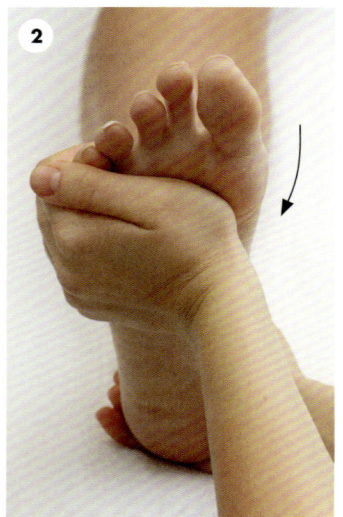 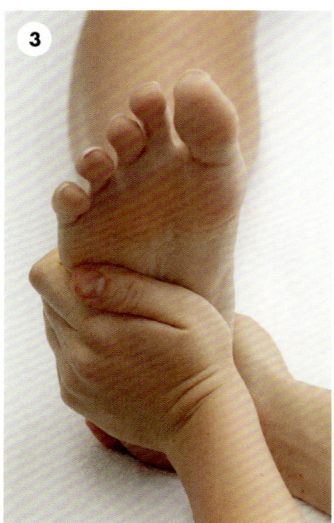

Erdung
1 *Beginnen Sie mit einer Erdung, indem Sie den Fuß mit beiden Händen umschließen und bis drei zählen.*

Effleurage
2, 3 *Wenden Sie mit dem Handballen Effleurage-Griffe von den Zehen bis zur Ferse an.*

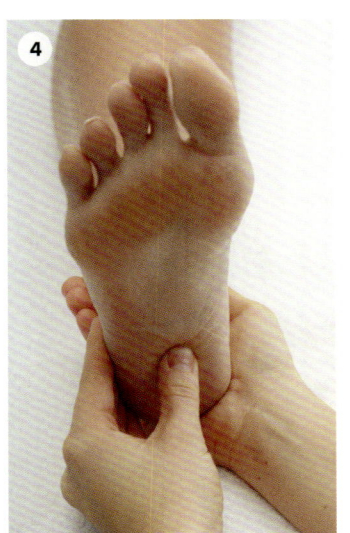 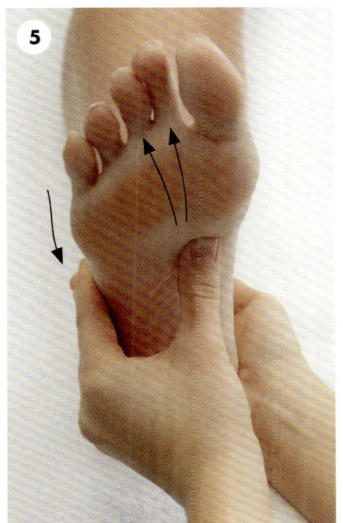 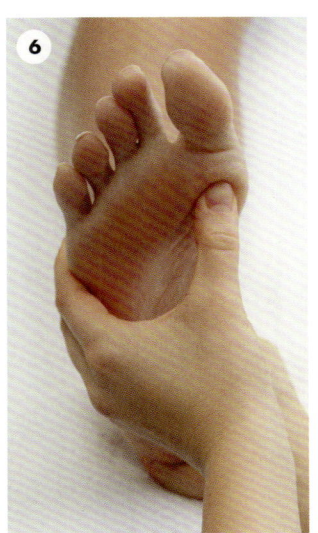

Daumendruck

4, 5, 6 *Pressen Sie den Daumen mit festem Druck an der Fußsohle nach oben, in einer Linie von der Ferse bis zur Basis der großen Zehe. Wiederholen Sie dies in Linien zur Basis der jeweils anderen Zehen.*

Fortsetzung auf der nächsten Seite

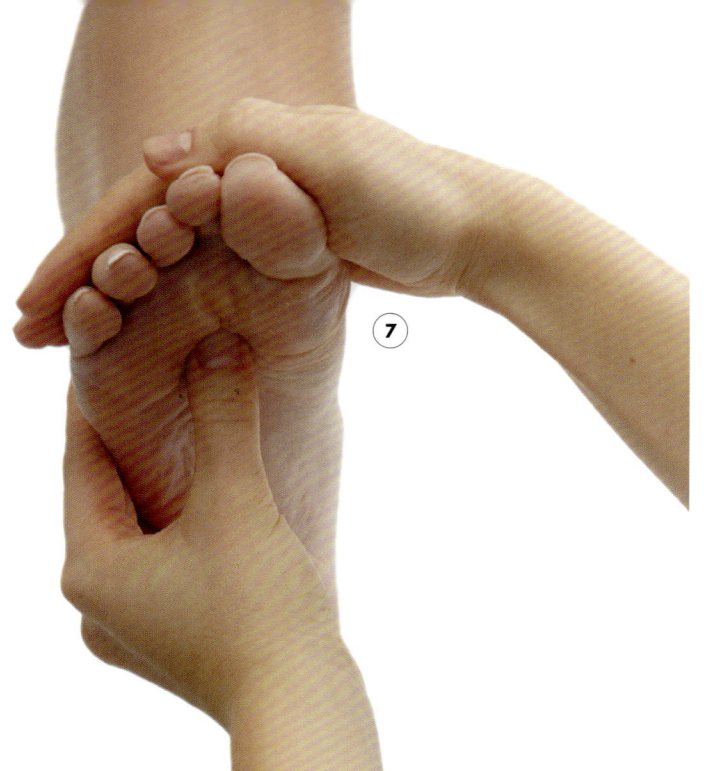

Druck in der Mitte

7 Ziehen Sie den Fuß zu sich und wenden Sie in der Einhöhlung unmittelbar unterhalb der Mitte des Fußballens Druck an – dem Solarplexuspunkt nach der Fußreflexzonentheorie.

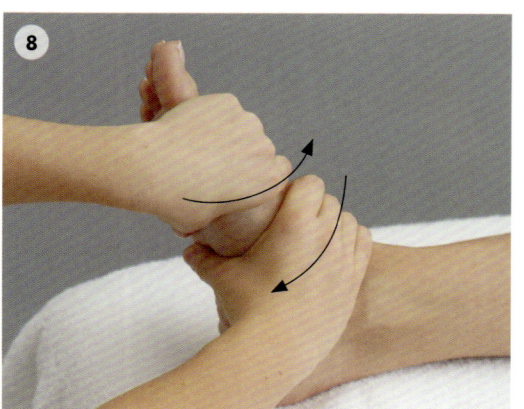

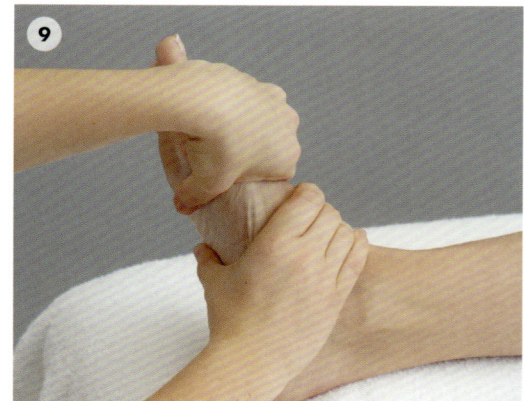

Fußdrehungen

8, 9 Greifen Sie den Fuß mit beiden Händen und drehen Sie die Hände in die entgegengesetzten Richtungen, um den Fuß zu drehen. Wiederholen Sie dies dreimal in jede Richtung.

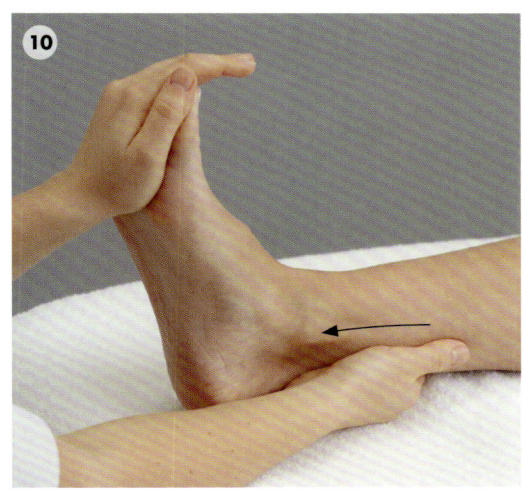

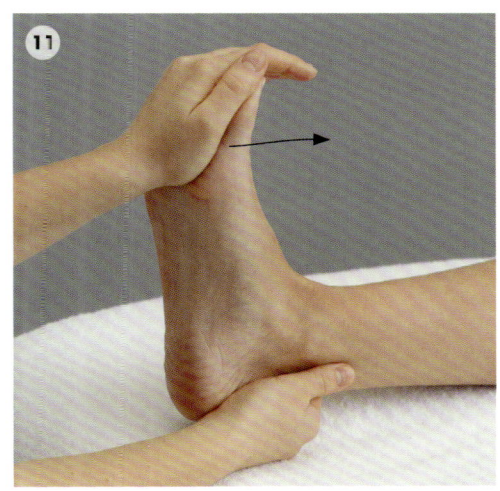

Wadendehnung

10, 11, 12 *Halten Sie die untere Wade und schieben Sie Ihre Hand in Richtung der Ferse, während Sie den Fuß und dann die Zehen mit der anderen Hand nach hinten drücken. Wiederholen Sie die Schritte 1 bis 12 am anderen Fuß.*

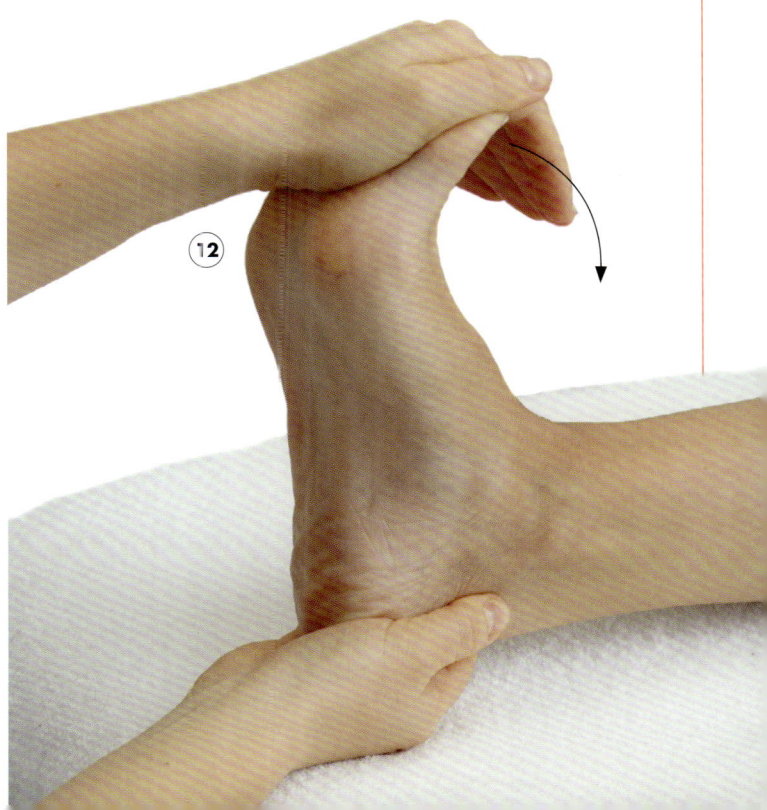

SPORT-MASSAGE

Im Laufe der Jahre ist die Massage zu einer wichtigen Komponente bei Trainings- und Gesundheitsprogrammen für Athleten und Sportler aller Bereiche geworden. Physiotherapeuten, die sich auf Sport spezialisiert haben, kennen die Vorteile der Massage, die die Verletzungswahrscheinlichkeit verringert und eine Erholung fördert. Zum Personal von Athleten und Profiteams gehören Massagetherapeuten, die speziell in bestimmten Techniken geschult sind, die auf Probleme von Elitesportlern zugeschnitten sind. Die Sportmassage ist jedoch nicht nur für Profisportler von Vorteil. Jeder, der anstrengende körperliche Aktivitäten ausführt, kann von sorgfältig angewendeten Massagegriffen profitieren, und zwar sowohl vor als auch nach einer Veranstaltung oder einem Training.

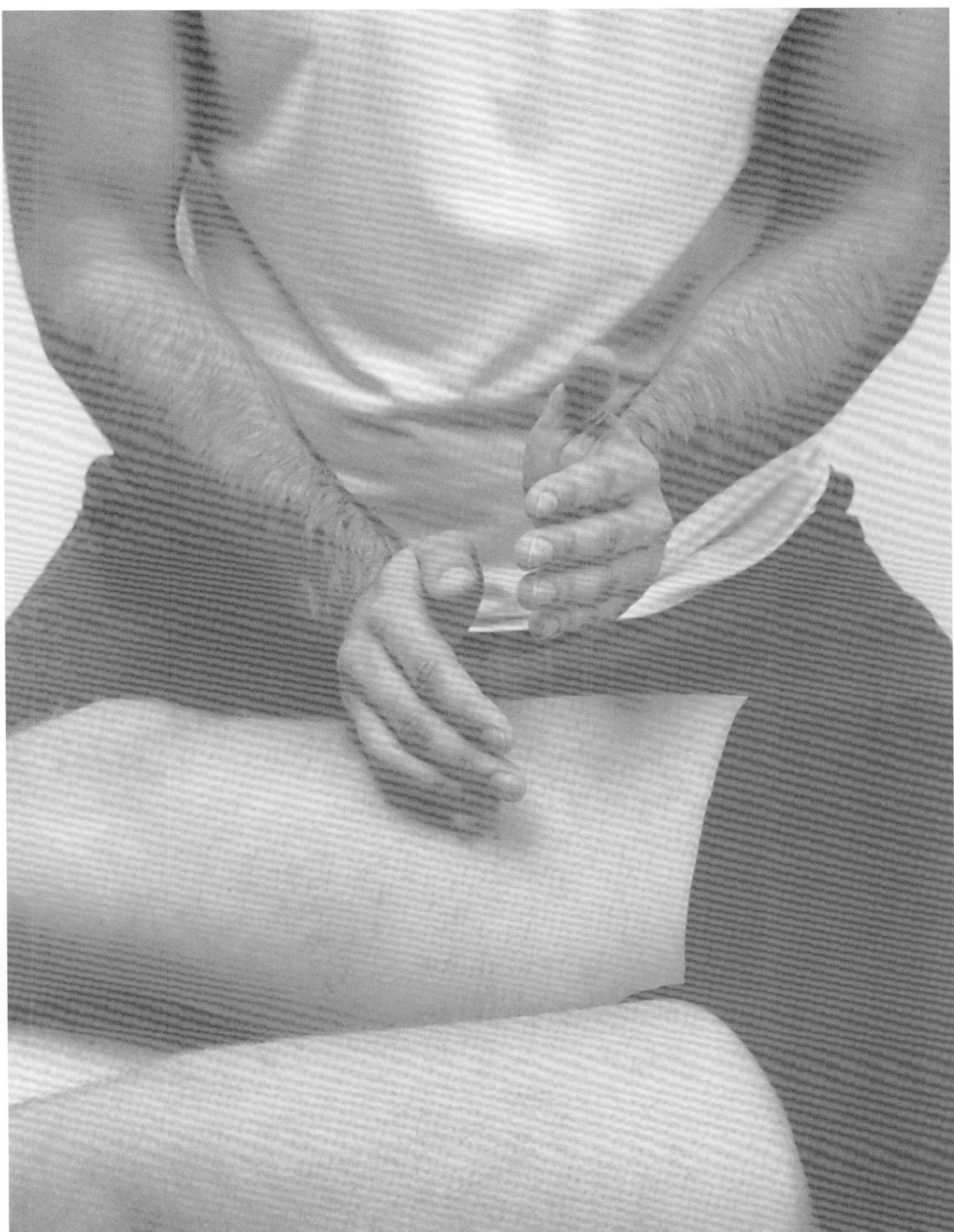

Massage vor und nach einer Veranstaltung

Viele der Techniken der Sportmassage sind zu speziell für dieses Buch, aber einige davon können auch von Anfängern zum Nutzen ihrer Patienten angewendet werden. Auf den folgenden Seiten finden Sie Massageverfahren, die darauf ausgelegt sind, den Körper auf den Sport vorzubereiten und ihn nach dem Sport zu behandeln.

Massage vor einer Veranstaltung

Massagen können stimulierend und entspannend wirken. Diese beiden Vorteile sind bei der Vorbereitung des Körpers auf eine Sportveranstaltung wichtig. In dieser Situation wird angenommen, dass kein vorhandener Krankheitszustand berücksichtigt werden muss (in diesem Fall müsste man von der Teilnahme abraten), und es ist das primäre Ziel, die Muskeln zu „wecken" und auf den Sport vorzubereiten. Ein Massageverfahren, das Griffe zur Stimulation der Blutzirkulation anwendet, insbesondere die verschiedenen trommelnden Griffe, sind am besten geeignet. Die Muskeln und das umliegende Bindegewebe müssen jedoch auch weich gemacht und entspannt werden, um ihre Elastizität zu maximieren und die Wahrscheinlichkeit einer Überbelastung oder Verletzung zu reduzieren. Dafür müssen die beruhigenden langen Griffe der Effleurage angewendet werden und die muskeldehnenden Wirkungen einer leichten Petrissage.

Massage nach einem Wettkampf

Nach einem anstrengenden Sportereignis sind die Muskeln wahrscheinlich sowohl leicht angeschwollen als auch steif. Der erhöhte Blutfluss während der körperlichen Aktivität kann zu einer Anschwellung des Muskelgewebes führen, insbesondere wenn kleine Risse aufgetreten sind.

Nach dem Sport kann eine solche Schwellung die Blutzirkulation behindern, was zu einem weiteren Anschwellen führt. Muskeln können nach einem intensiven Training auch verspannen, was eine ganz natürliche Reaktion ist, die dafür vorgesehen ist, sie vor weiterem Gebrauch zu schützen.

Entspannende Massagegriffe können die Blutzirkulation durch die Muskeln verbessern und durch die Stimulation der Nerven die Spannung und Versteifung lockern, sodass der Muskel wieder lang und beweglich wird.

Knoten behandeln

Wenn ein Muskel oder eine Muskelgruppe stark belastet oder womöglich geschädigt wurde, führt dies zu kleinen Rissen in den Muskelfasern. Das Ergebnis können „Knötchen" sein – wo die Muskeln sich verkrampfen, um den Bereich zu schützen. In einigen Fällen können solche Knoten durch die Bildung winziger Regionen unflexiblen Narbengewebes in einem zuvor geschädigten Muskel entstehen. Bei einer Massage können Sie solche versteiften Bereiche erkennen, in denen die Muskeln nicht in Reaktion auf Ihre Bewegung weicher werden.

Der Patient spürt dies möglicherweise auch, während Sie ihn behandeln. Solche Muskelknoten können durch spezifische Massagegriffe gelockert werden. Setzen Sie die Massage in diesem Bereich jedoch nicht fort, wenn durch Ihre Berührung keine Lockerung, sondern eher ein gesteigertes Unbehagen entsteht.

MASSAGE VOR EINER VERANSTALTUNG

Ein Großteil des allgemeinen Massageverfahrens, wie im vorigen Kapitel beschrieben, kann für die Massage vor einer Veranstaltung verwendet werden, die Geschwindigkeit und der Rhythmus sollten jedoch beschleunigt werden. Hier liegt der Fokus auf Verfahren, die speziell vor einer Sportveranstaltung von Nutzen sind. Der allgemeine Rhythmus der Massage ist schnell. Wenn der Empfänger zustimmt, können Sie Gleitöl mit ätherischen Ölen verwenden, die eine belebende Wirkung haben, wie beispielsweise Ingwer oder Sandelholz.

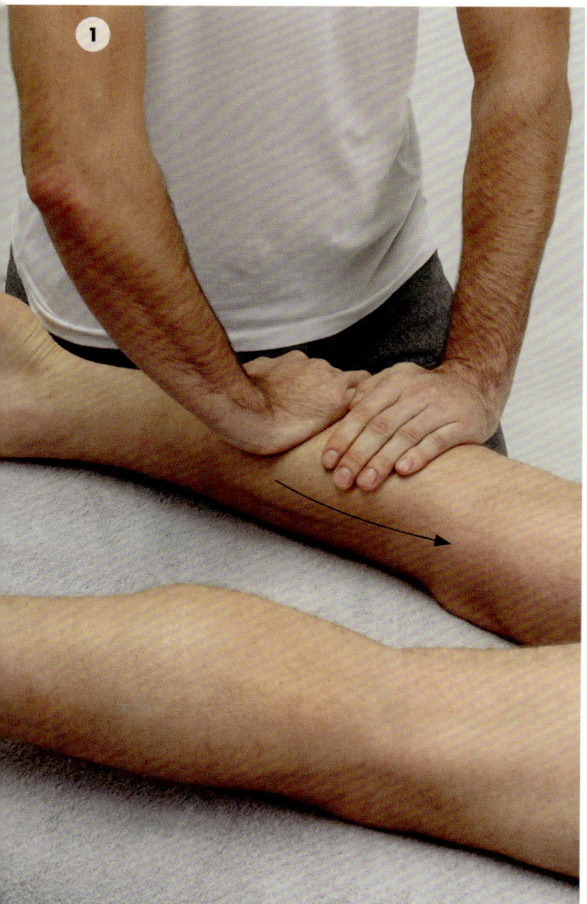

Zweihändige Effleurage

1, 2 *Wenden Sie mit beiden Händen zusammen gleitende Griffe vom Knöchel zum Oberschenkel an und schieben Sie sie dann sanft zurück zum Knöchel. Wiederholen Sie dies fünfmal.*

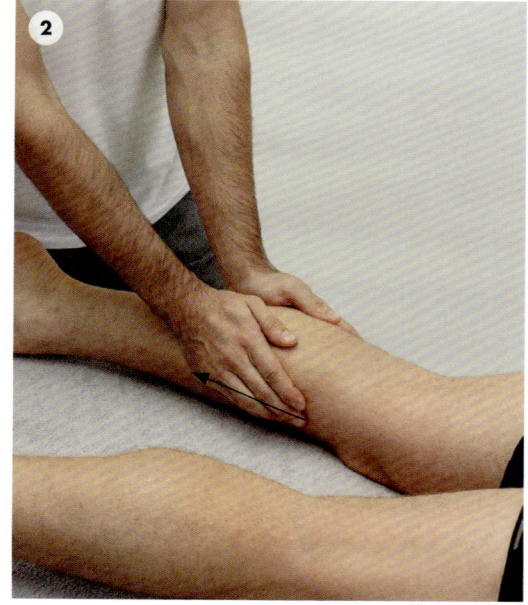

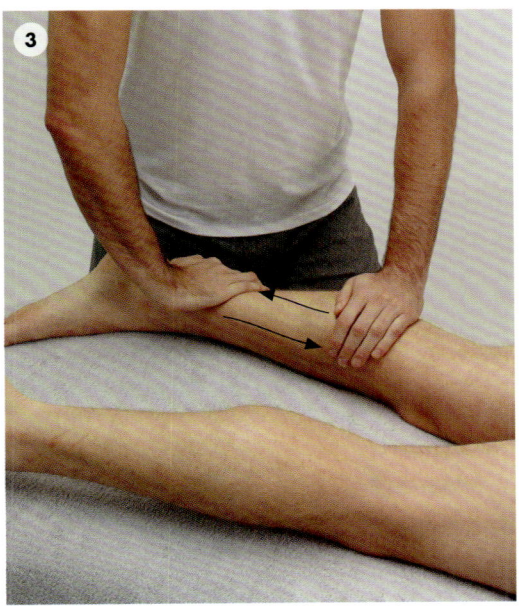

Effleurage mit abwechselnden Händen

3,4 Wenden Sie mit beiden Händen abwechselnd eine Effleurage mit der Handinnenfläche über das gesamte Bein nach oben und unten an. Wenden Sie kreisende Bewegungen an.

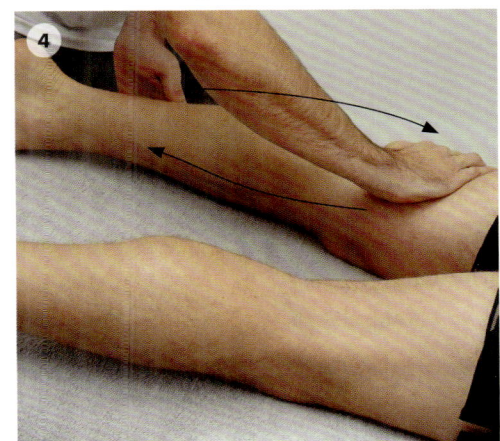

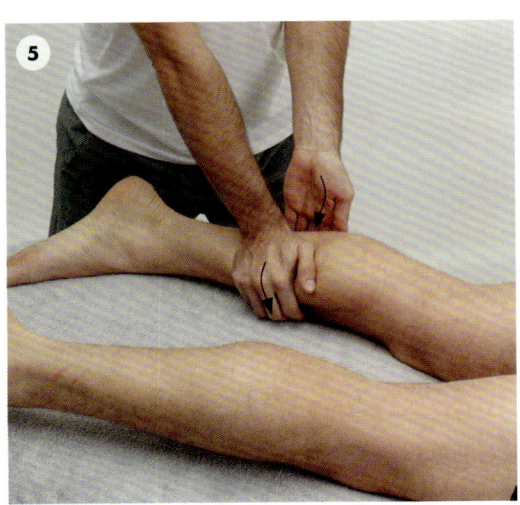

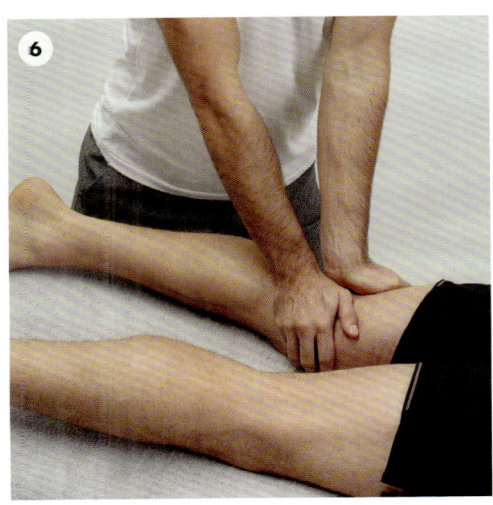

Druck mit der Handinnenfläche

5, 6 Wenden Sie mit beiden Händen abwechselnd Druck entlang des gesamten Beins nach oben und unten an.

Fortsetzung auf der nächsten Seite

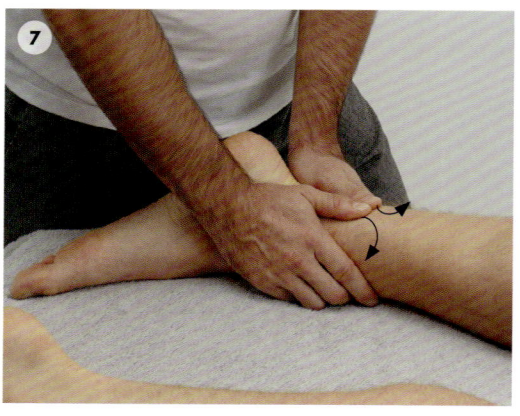 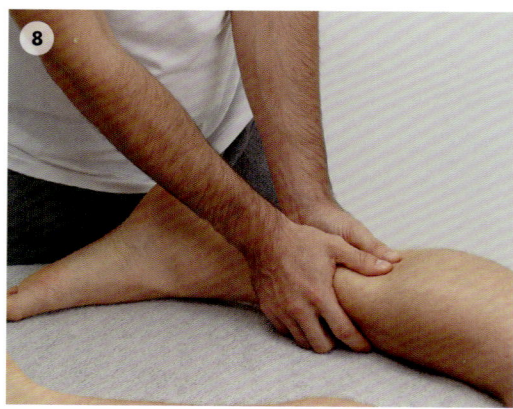

Daumendruck an der Wade

7, 8 *Wenden Sie leicht kreisenden Druck mit den Daumen entlang der Wade nach oben an. Folgen Sie dabei drei Linien: innen, mittig und außen.*

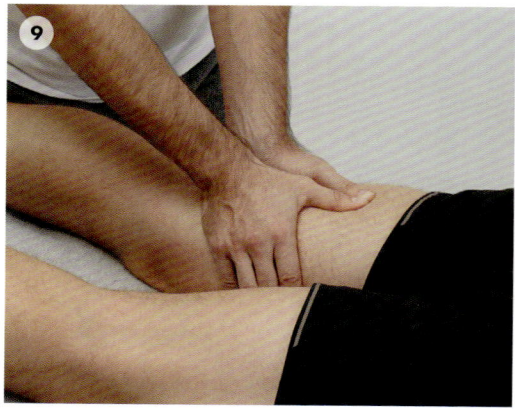 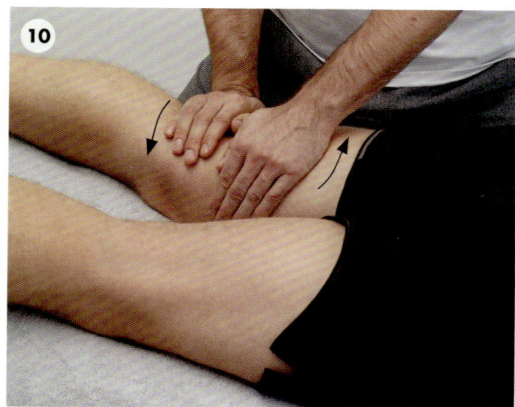

Daumendruck am Oberschenkel

9 *Wiederholen Sie die Anwendung von kreisendem Daumendruck in drei Linien entlang der Rückseite des Oberschenkels.*

Kreuz und quer reiben

10 *Legen Sie beide Hände auf den Oberschenkel. Bewegen Sie sie vor und zurück und behandeln Sie das gesamte Bein nach oben.*

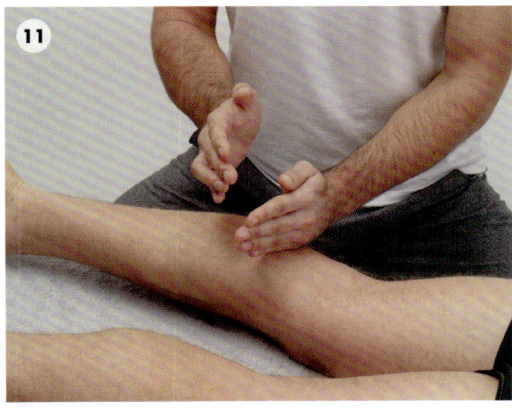

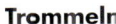

Hacken

11 Hacken Sie mit beiden Händen abwechselnd entlang des gesamten Beins nach oben und unten.

Trommeln

12 Trommeln Sie mit beiden Fäusten abwechselnd auf das gesamte Bein. Setzen Sie dies auch für die Gesäßmuskeln fort.

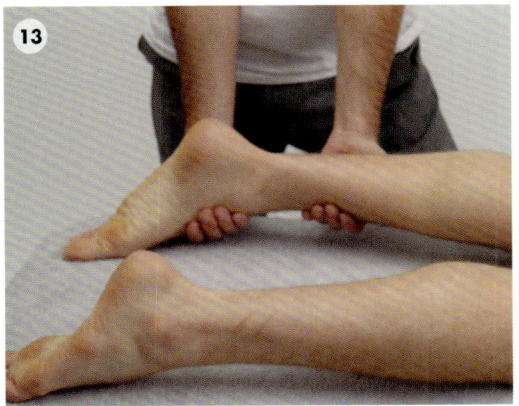

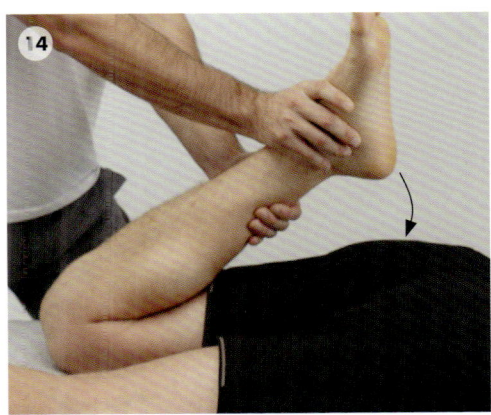

Dehnung des Quadrizeps

13, 14 Legen Sie beide Hände unter den Knöchel. Heben Sie den Unterschenkel an, um das Knie zu beugen, und bewegen Sie die Ferse nach hinten zum Gesäß. Wenden Sie sanften Druck an und zählen Sie bis drei. Wiederholen Sie dies dreimal.

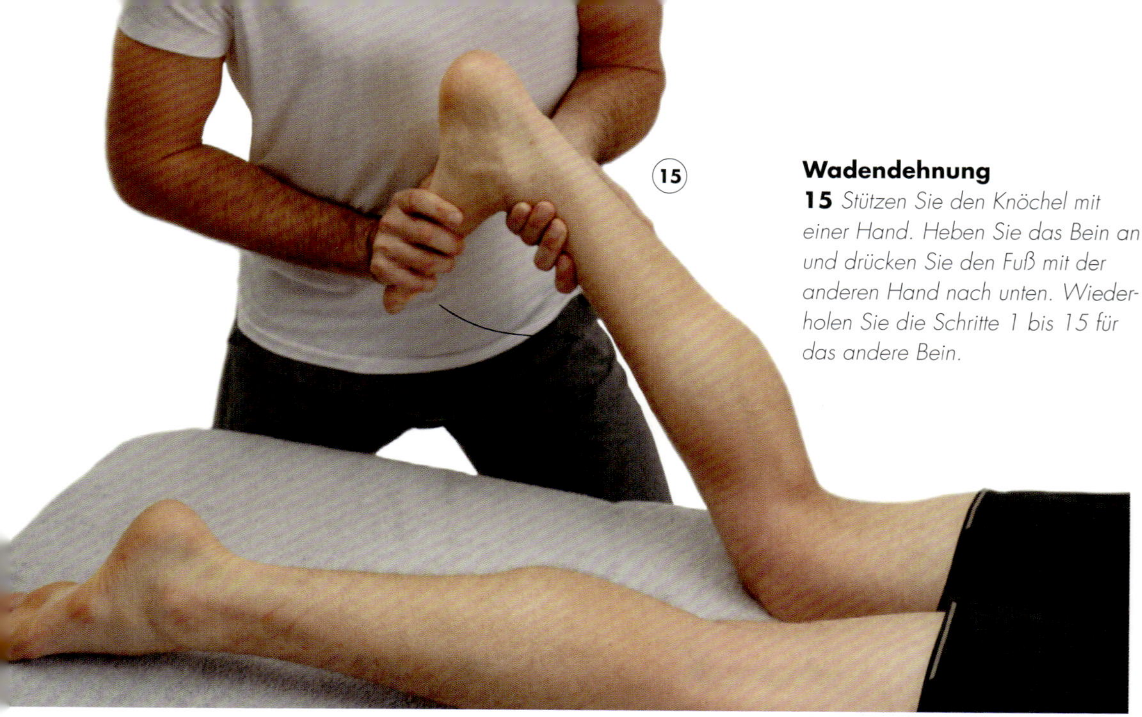

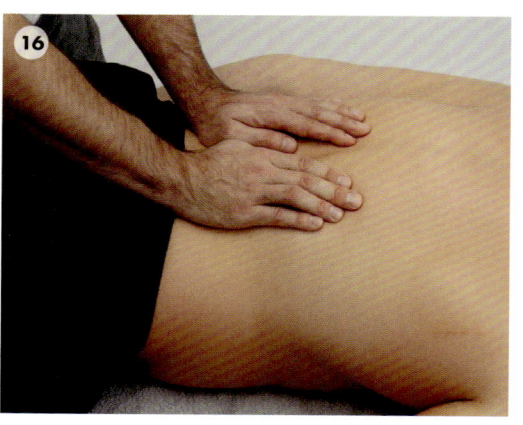

Wadendehnung

15 *Stützen Sie den Knöchel mit einer Hand. Heben Sie das Bein an und drücken Sie den Fuß mit der anderen Hand nach unten. Wiederholen Sie die Schritte 1 bis 15 für das andere Bein.*

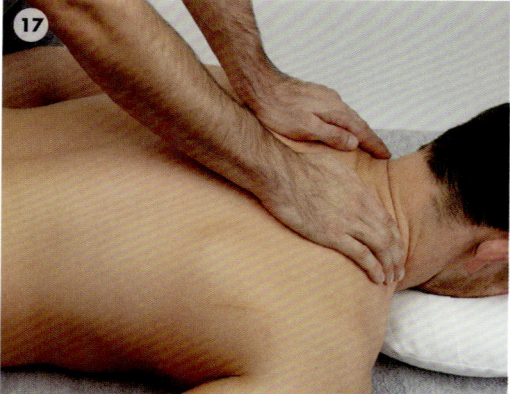

Rücken-Effleurage

16, 17 *Wenden Sie leichte Effleurage-Griffe herzförmig am Rücken an. Folgen Sie einem schnellen Rhythmus.*

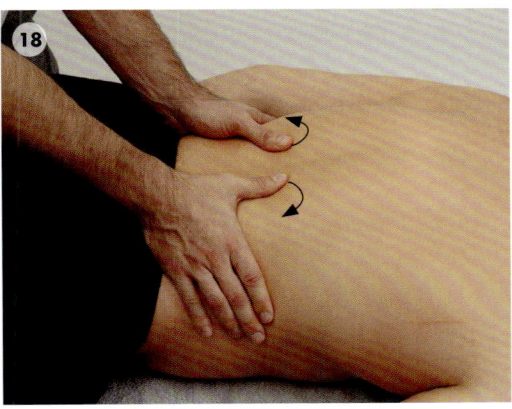

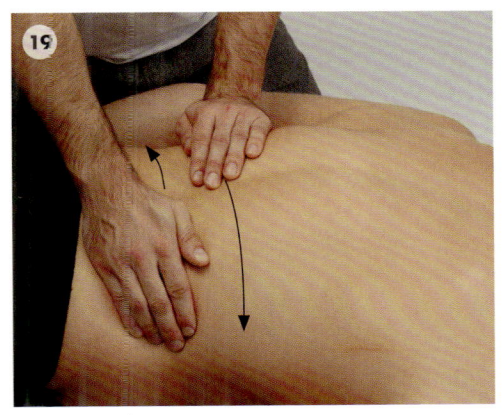

Daumendruck

18 Wenden Sie mit beiden Daumen leicht kreisenden Druck an beiden Seiten der Wirbelsäule an, vom unteren Rücken aus nach oben.

Kreuz und quer reiben

19 Reiben Sie mit kreuz und quer durchgeführten Handbewegungen den Rücken von unten nach oben und dann wieder nach unten.

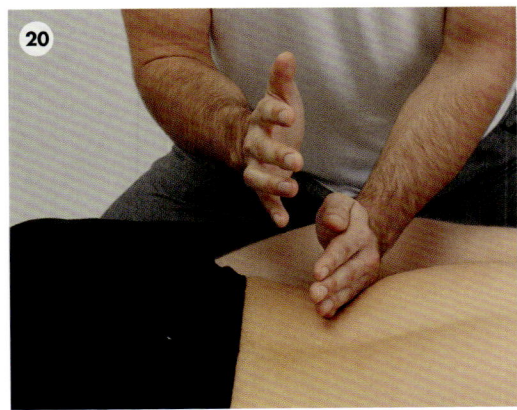

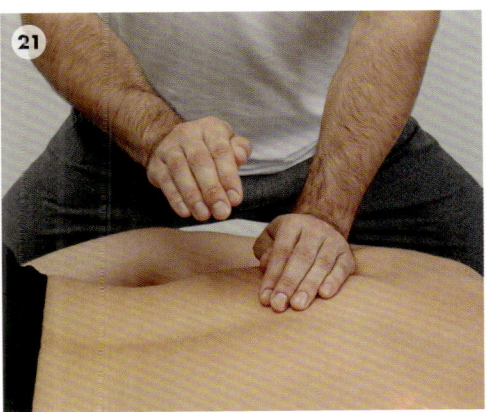

Hacken an der Taille

20 Hacken Sie schnell den gesamten Taillenbereich.

Schröpfen

21 Wenden Sie rasche Schröpfgriffe entlang des gesamten Rückenbereichs an. Konzentrieren Sie sich dabei auf den oberen Rücken, um die Lungen zu stimulieren.

Fortsetzung auf der nächsten Seite

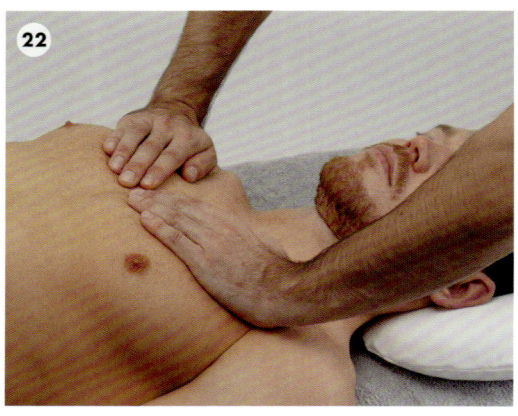 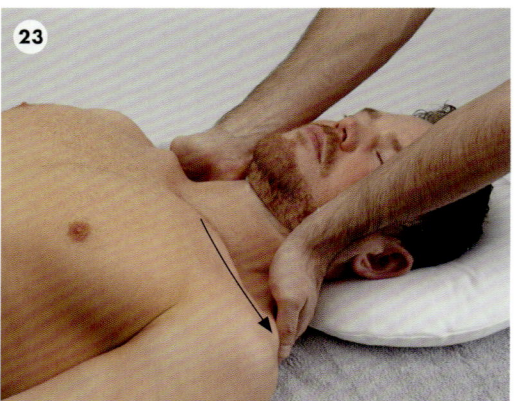

Effleurage der Brust

22, 23, 24 *legen Sie beide Hände in die Mitte der oberen Brust, während der Empfänger auf dem Rücken liegt. Wenden Sie gleitende Griffe an und bewegen Sie sich nach außen zu den Schultern hin. Formen Sie die Hände unter der Schulter zu einer Schale und bringen Sie die Finger zurück an die Ausgangsposition.*

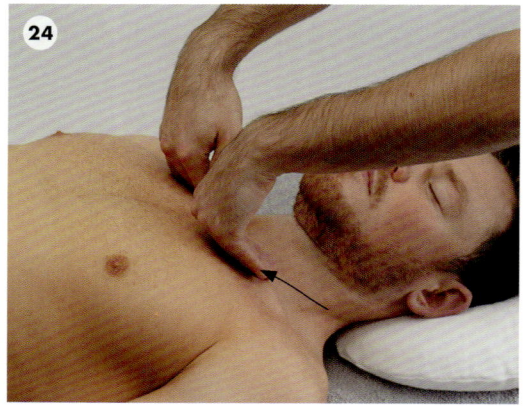 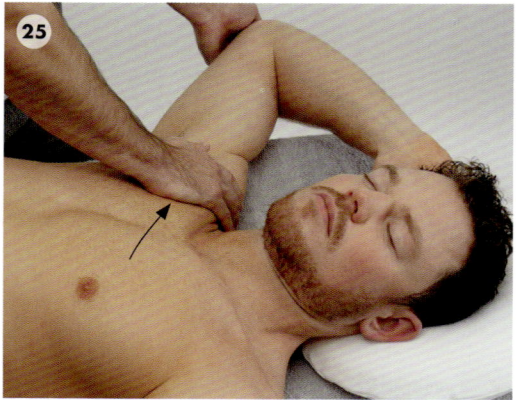

Brustdehnung 1

25 *Biegen Sie einen Arm und legen Sie die Hand des Patienten unter den Kopf. Stützen Sie den Ellbogen mit einer Hand ab. Wenden Sie mit dem Ballen der anderen Hand Druck auf die obere Brust an und bewegen Sie sich nach außen zur Schulter hin. Wiederholen Sie dies dreimal.*

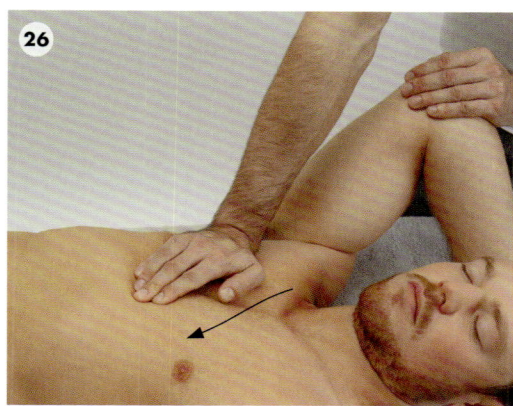

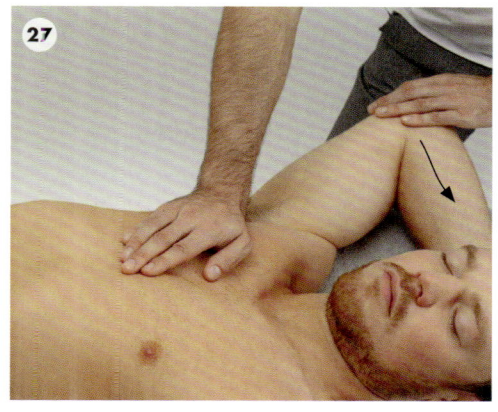

26 Drücken Sie auf den abgebogenen Ellbogen, legen Sie den Ballen der anderen Hand auf die Seite der oberen Brust und üben Sie diagonalen Druck in Richtung Brustmitte aus.

27 Drücken Sie an der Brust nach unten und bewegen Sie den Ellbogen zurück in die Mitte der Liege. Wiederholen Sie die Schritte 25 bis 27 auf der anderen Seite.

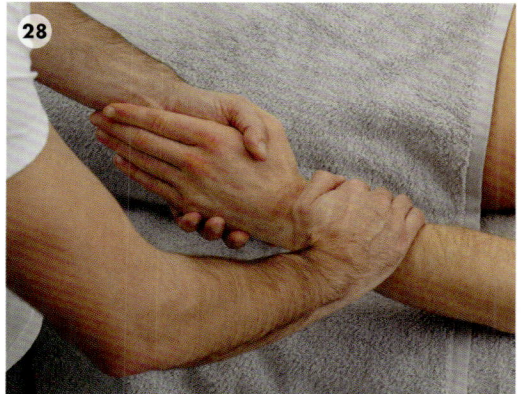

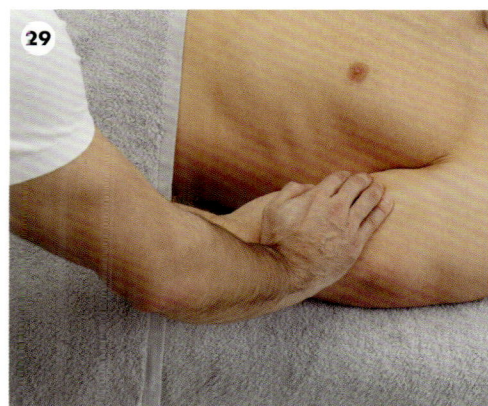

Arm-Effleurage
28, 29 Lassen Sie eine Hand auf der Hand des Patienten liegen und wenden Sie mit der anderen Hand Effleurage-Griffe vom Handgelenk bis zur Schulter an.

Fortsetzung auf der nächsten Seite

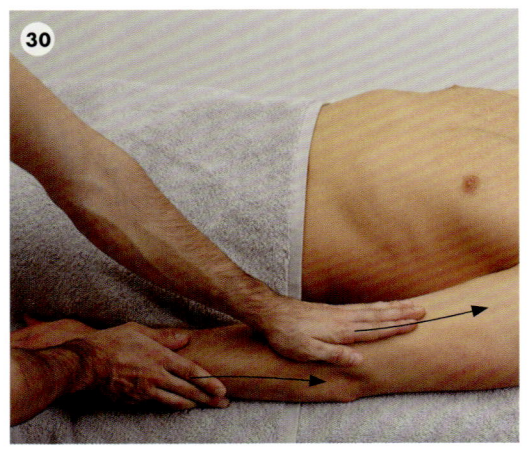

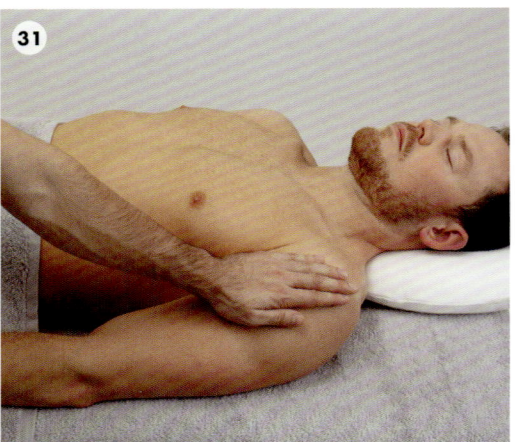

Zweihändige Effleurage

30, 31 *Setzen Sie die Effleurage vom Handgelenk zur Schulter mit abwechselnden Griffen beider Hände fort. Halten Sie den Rhythmus schnell.*

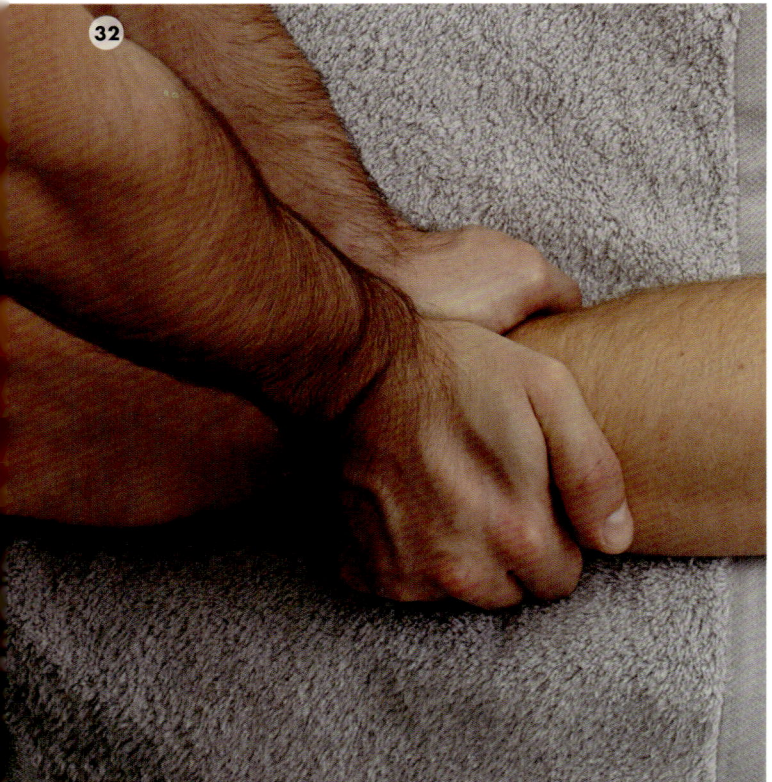

Kompression

32, 33 *Umschließen Sie das Handgelenk mit beiden Händen. Wenden Sie mit abwechselnden Händen Druck an und arbeiten Sie vom Handgelenk zur Schulter.*

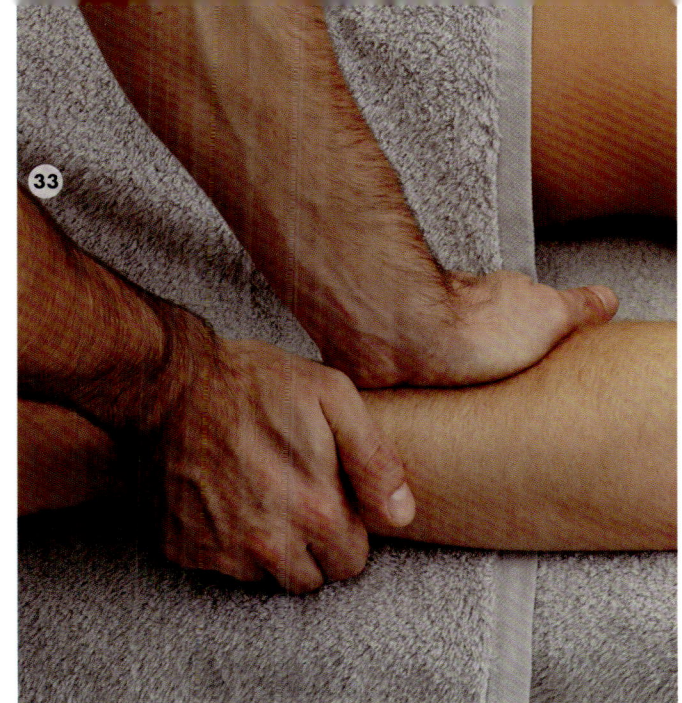

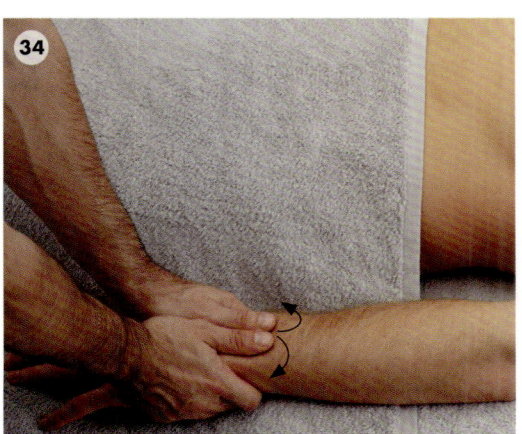

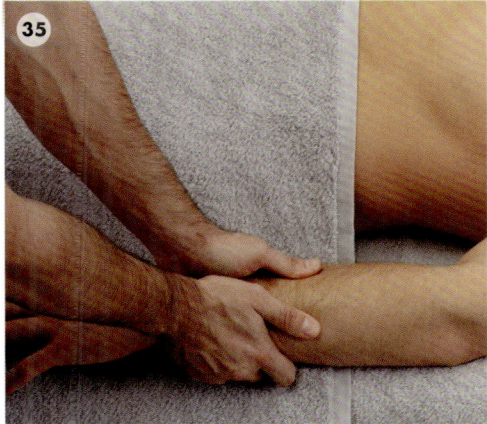

Daumendruck

34, 35 *Machen Sie mit den Daumen kreisende Bewegungen mit mittlerem Druck und arbeiten Sie auf der oberen Oberfläche des Arms vom Handgelenk zur Schulter. Wiederholen Sie die Schritte 28 bis 35 am anderen Arm.*

Fortsetzung auf der nächsten Seite

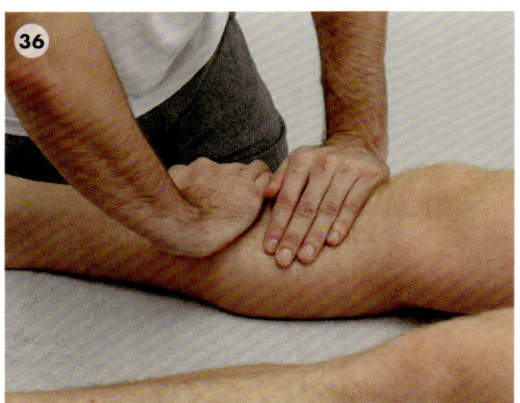

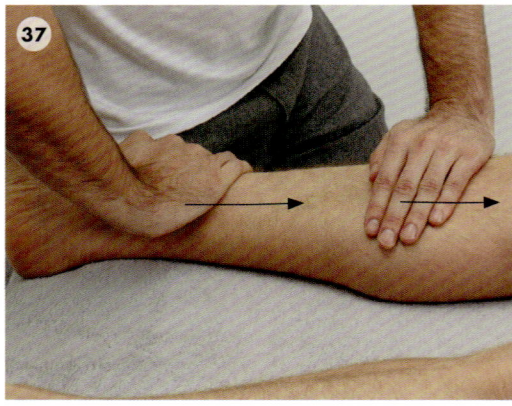

Doppelhändige Effleurage für den Unterschenkel

36 *Wenden Sie mit beiden Händen zusammen schnelle Effleurage-Griffe auf die gesamte Vorderseite des Beins an, vom Knöchel bis zum Oberschenkel.*

Effleurage für den Unterschenkel mit abwechselnden Händen

37 *Wenden Sie kreisende Effleurage-Griffe über das gesamte Bein mit abwechselnden Händen und einem raschen Rhythmus an.*

Kreuz und quer streichen

38 *Wenden Sie kreuz und quer streichende Griffe an der Vorderseite des Oberschenkels an.*

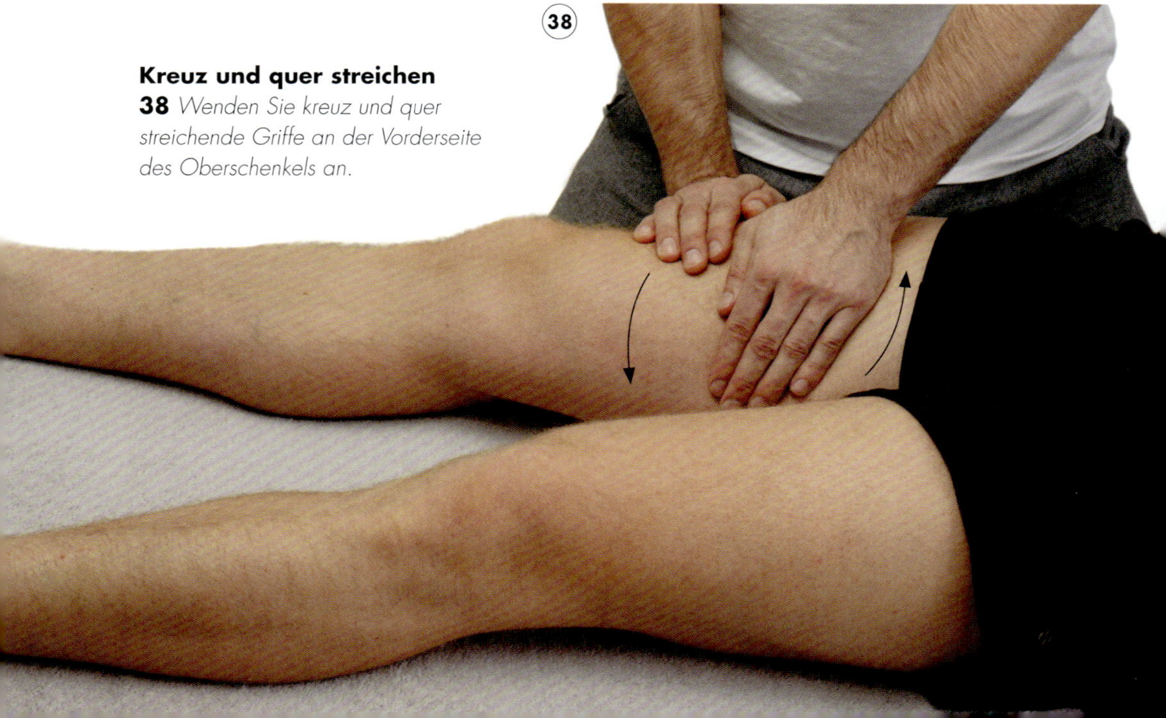

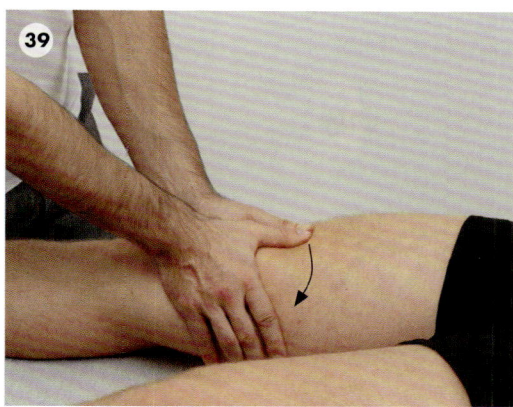

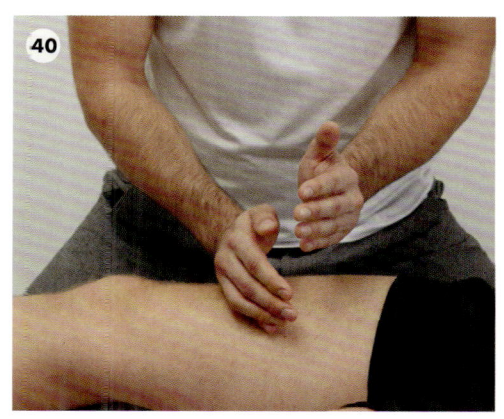

Daumendruck
39 *Wenden Sie kreisenden Daumendruck entlang des Oberschenkels nach oben an, in drei Linien vom Knie bis ganz nach oben am Oberschenkel.*

Hacken
40 *Wenden Sie Hackgriffe in einem schnellen Rhythmus auf den Oberschenkel an.*

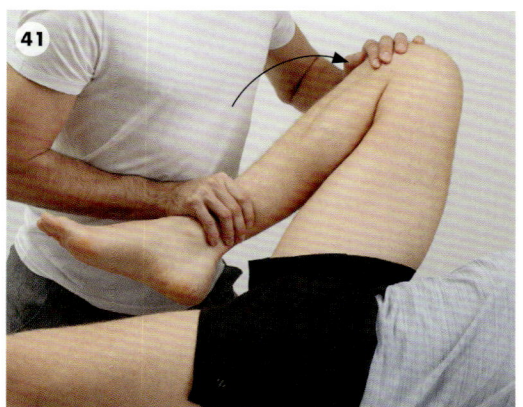

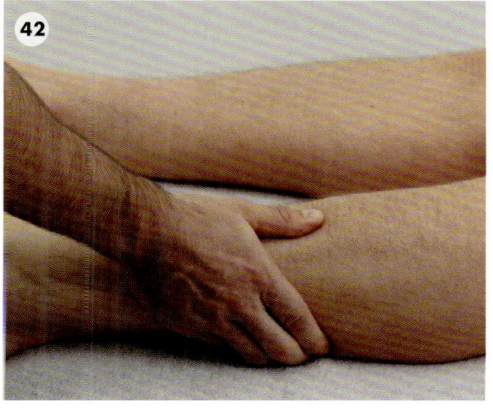

Mobilisierung der Hüfte
41 *Heben Sie das Bein bei gebeugtem Knie an und bewegen Sie es zurück über den Körper. Wenden Sie in der mittleren Position Druck an und bewegen Sie das Bein aann etwa 20 Grad zur Seite und wenden Sie Druck an. Bewegen Sie das Bein auf die andere Seite und wiederholen Sie dies.*

Daumendruck
42 *Wenden Sie schiebenden Daumendruck auf die Außenseite des Unterschenkels am Muskel unmittelbar unterhalb des Knochens an. Wiederholen Sie die Schritte 36 bis 42 auf der anderen Seite.*

MASSAGE NACH EINER VERANSTALTUNG

Bei der Massage nach einer Veranstaltung geht es hauptsächlich um entspannende Griffe, die Ihnen gestatten, Muskeln zu dehnen, die sehr angespannt sind. Diese Griffe können auch die Lymphzirkulation fördern und helfen, einer Entwicklung von Muskelschmerzen und Versteifungen entgegenzuwirken. Der Rhythmus sollte langsam sein. Ätherische Öle mit beruhigender oder entzündungshemmender Wirkung, wie beispielsweise Geranie oder Lavendel, können Ihrem Gleitmittel hinzugefügt werden, wenn dies dem Patienten angenehm ist.

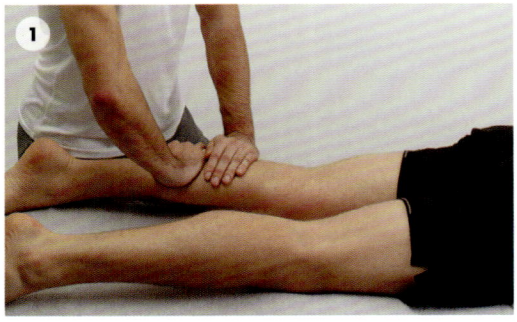

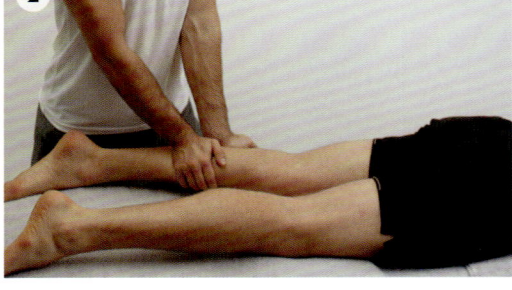

Effleurage des ganzen Beins

1 *Wenden Sie doppelhändige Effleurage-Griffe auf das ganze Bein an, vom Knöchel bis zum Oberschenkel.*

Kompression

2 *Wenden Sie Druck der Handinnenfläche mit abwechselnden Händen auf den Wadenmuskel und auf die Rückseite des Oberschenkels an.*

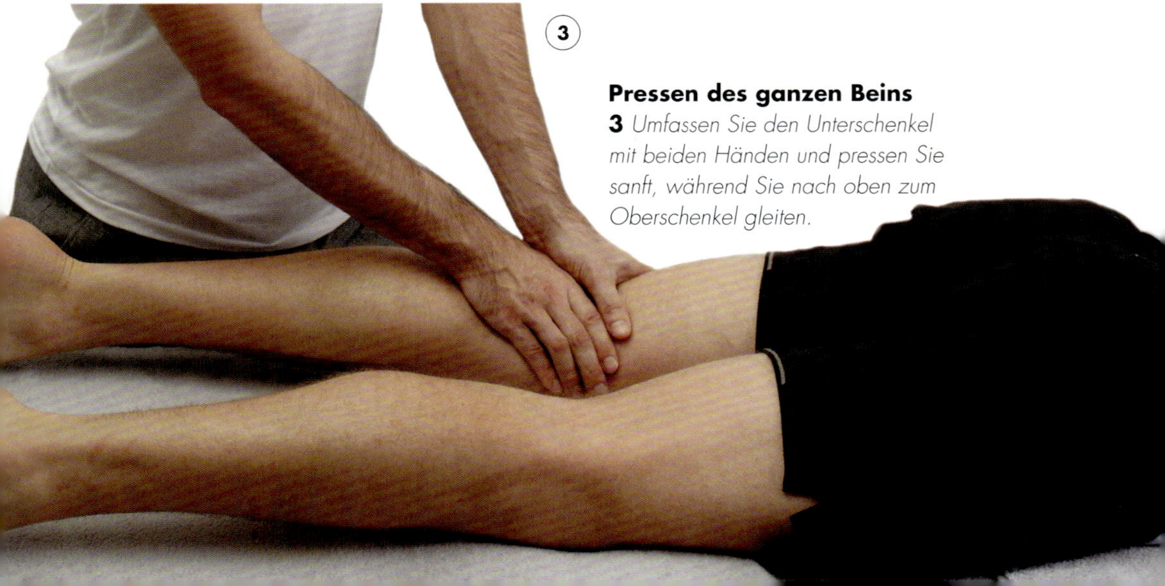

Pressen des ganzen Beins

3 *Umfassen Sie den Unterschenkel mit beiden Händen und pressen Sie sanft, während Sie nach oben zum Oberschenkel gleiten.*

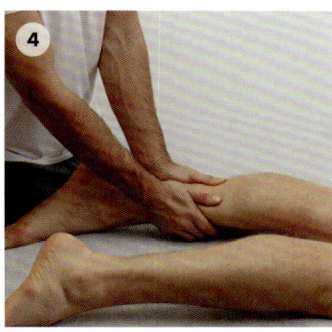
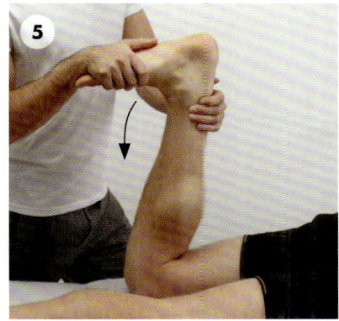
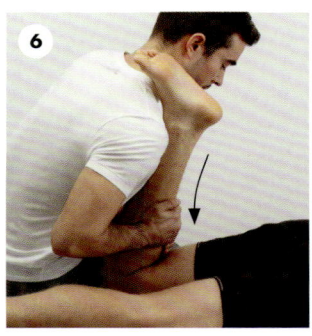

Daumendruck

4 *Wenden Sie einen kreisenden Daumendruck in drei Linien entlang des Unterschenkels nach oben an, und dann dasselbe an der Rückseite des Oberschenkels.*

Wadendehnung

5 *Heben Sie den Unterschenkel an, sodass sich der Knöchel über dem Knie befindet, und drücken Sie den Fußballen dann sanft nach unten, um den Wadenmuskel zu dehnen.*

Effleurage des Unterschenkels

6 *Stützen Sie in derselben Position den Fuß mit Ihrer Schulter und wenden Sie mit beiden Händen Effleurage-Griffe entlang des Wadenmuskels nach unten an. Wiederholen Sie die Schritte 1 bis 6 am anderen Bein.*

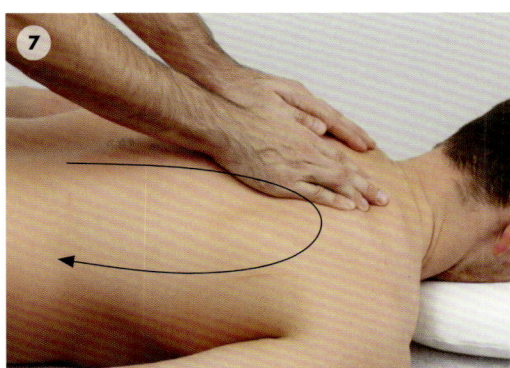
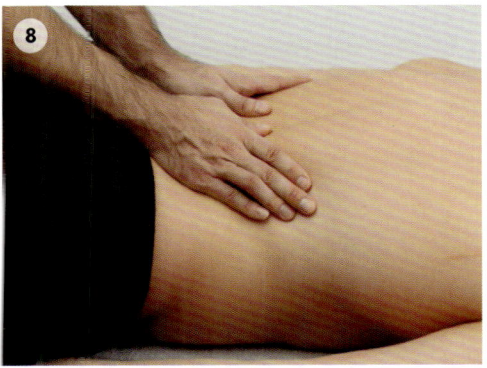

Rücken-Effleurage

7 *Wenden Sie Effleurage-Griffe mit beiden Händen herzförmig über den Rücken an.*

Druckgriffe

8 *Wenden Sie Druck an beiden Seiten der Wirbelsäule vom unteren Rücken zum oberen Rücken an, wobei Sie zuerst Ihre Daumen mit kreisender Bewegung verwenden, anschließend Ihre Handballen.*

Fortsetzung auf der nächsten Seite

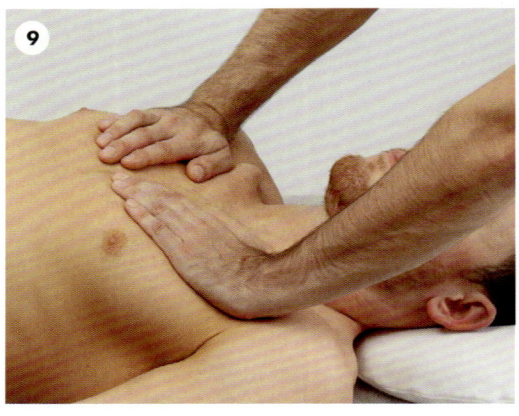

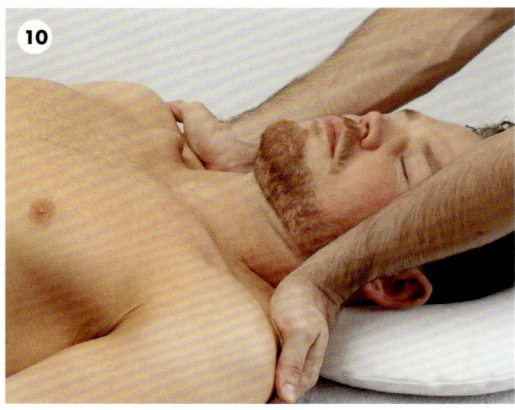

Effleurage der Brust
9 *Wenden Sie Effleurage-Griffe im langsamen Rhythmus auf die Brust an, während der Empfänger auf dem Rücken liegt. Führen Sie den kreisenden Griff bis nach oben zum Nacken. Wenden Sie leichten Druck an.*

Druck mit den Fingerspitzen
10 *Wenden Sie Druck mit den Fingerspitzen auf die obere Brust an. Bewegen Sie sich dabei von der Mitte zur Schulter.*

Rückseite des Nackens
11 *Legen Sie beide Hände auf die Rückseite des Nackens, jeweils seitlich von der Wirbelsäule. Ziehen Sie den Muskel von den Schultern zur Schädelbasis im abwechselnden Rhythmus mit den Fingerspitzen nach oben.*

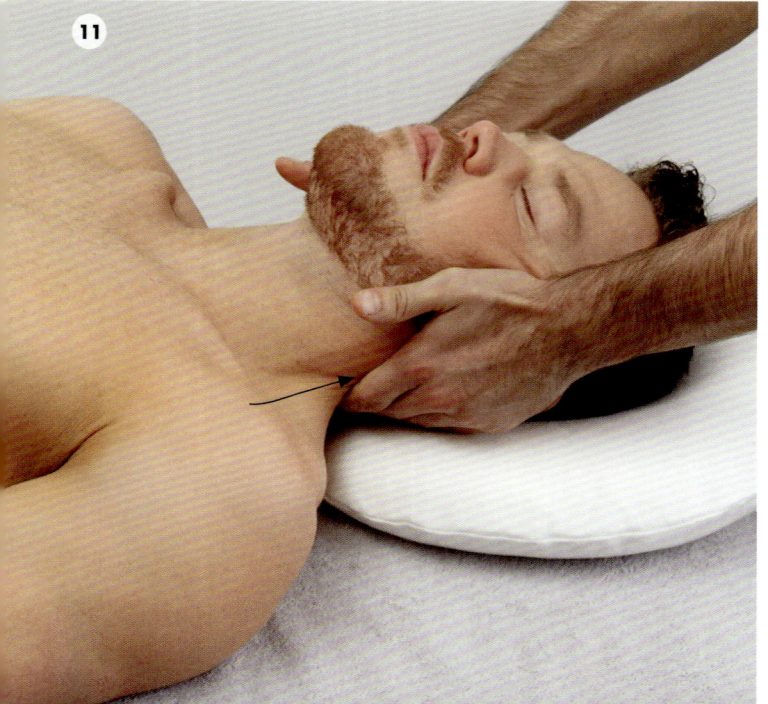

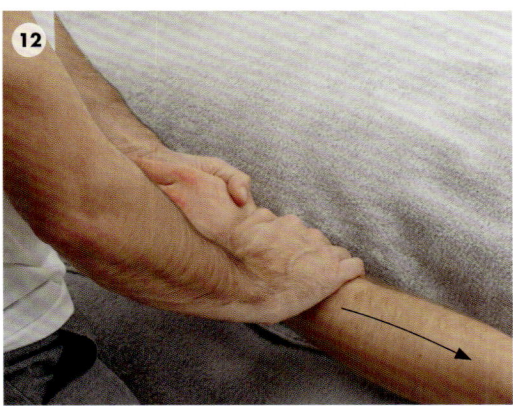

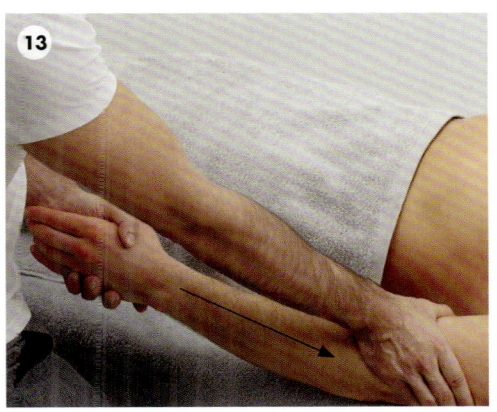

Arm-Effleurage
12 Halten Sie die Hand der massierten Person und wenden Sie mit Ihrer anderen Hand Effleurage-Griffe über die gesamte Armlänge an.

Armpressen
13 Wenden Sie einen gleitenden und pressenden Griff entlang des Arms nach oben an.

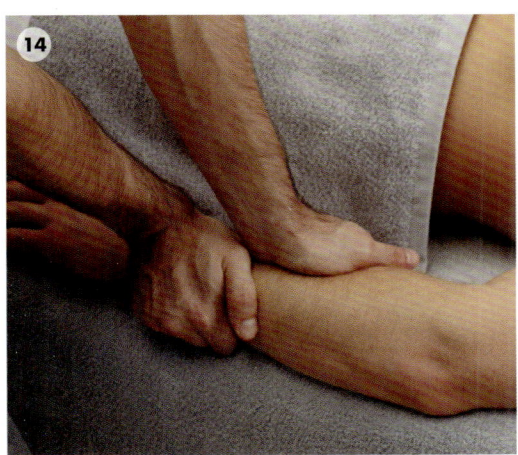

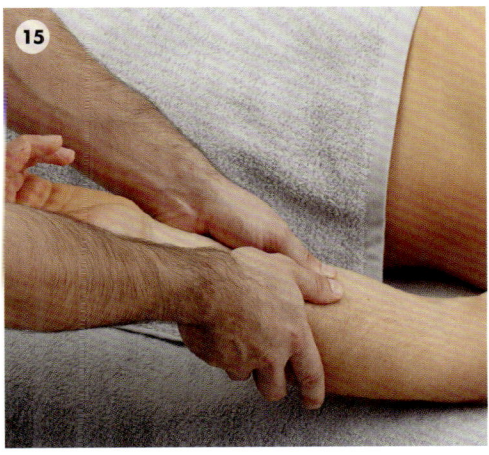

Armkompression
14 Wenden Sie abwechselnde Kompressionsgriffe mit dem Handballen entlang des Arms nach oben an.

Daumendruck
15 Wenden Sie kreisenden Daumendruck in drei Linien vom Handgelenk zur Schulter an. Wiederholen Sie die Schritte 12 bis 15 für den anderen Arm.

Fortsetzung auf der nächsten Seite

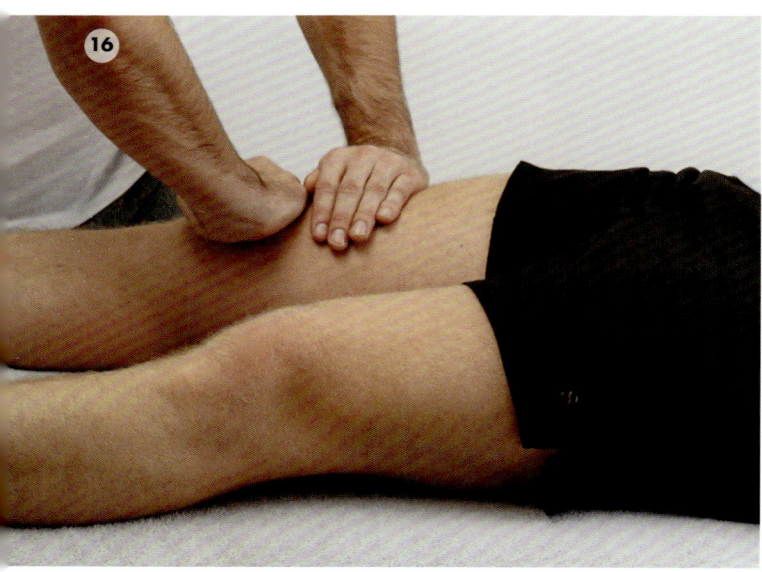

Effleurage des gesamten Beins

16 Wenden Sie Effleurage-Griffe für das gesamte Bein in einem langsamen Rhythmus an.

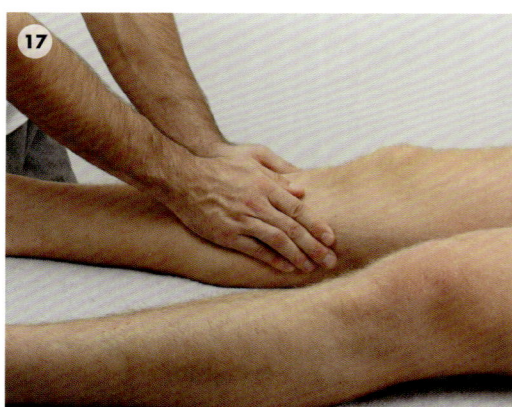

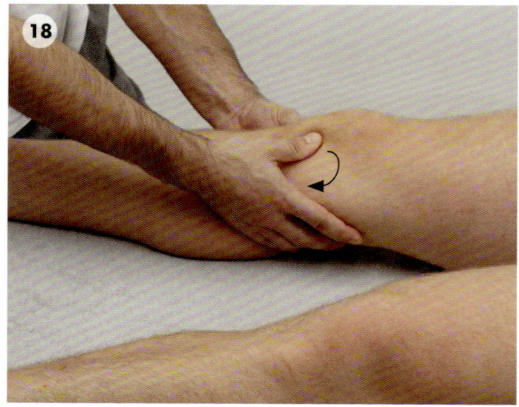

Beinpressen

17 Umschließen Sie den Unterschenkel mit beiden Händen. Wenden Sie einen sanften, pressenden Griff entlang des gesamten Beins an.

Daumendruck

18 Wenden Sie kreisenden Daumendruck vom Knie zum Oberschenkel an. Arbeiten Sie sich in drei Linien nach oben: mittig, außen und innen am Oberschenkel.

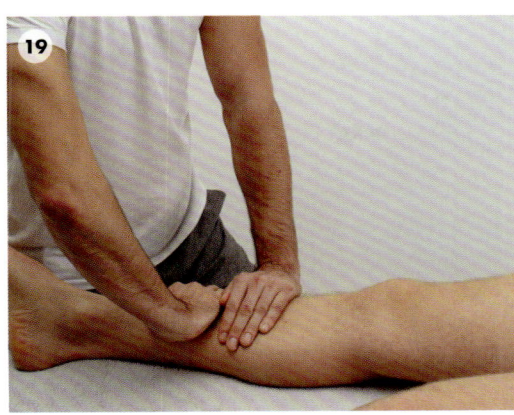

Daumendruck um das Knie

19 *Wenden Sie kreisenden Daumendruck um den Kniebereich an.*

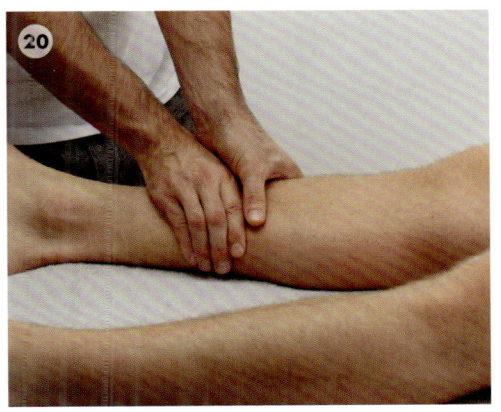

Effleurage des Unterschenkels

20 *Wenden Sie doppelhändige Effleurage-Griffe auf den Unterschenkel an.*

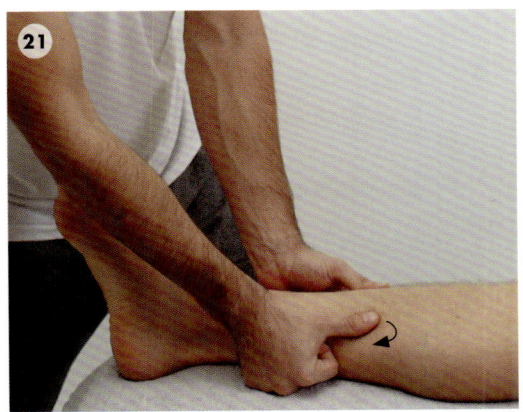

Daumendruck auf den Unterschenkel

21 *Arbeiten Sie an beiden Seiten des Unterschenkels gleichzeitig und wenden Sie kreisenden Daumendruck an jeder Seite des Schienbeins an.*

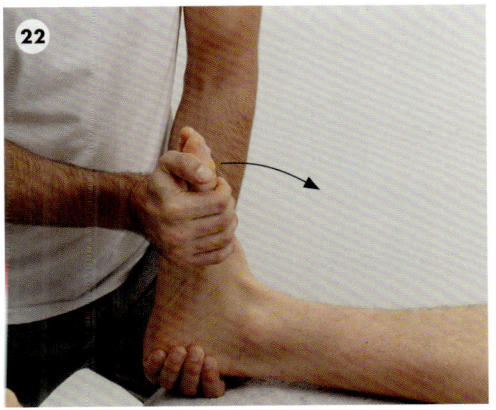

Wadendehnung

22 *Stützen Sie die Ferse in einer Hand und bewegen Sie mit der anderen Hand den Fuß nach hinten. Versuchen Sie nicht, eine volle Dehnung auszuführen, sondern führen Sie eher eine sanfte Pumpbewegung durch. Wiederholen Sie die Schritte 16 bis 22 am anderen Bein.*

SELBST-MASSAGE

Die Sicherheit und die Annehmlichkeit durch die Hände eines erfahrenen Masseurs führt zu unvergleichlichen therapeutischen Vorteilen. Es gibt jedoch Situationen, in denen Sie einen Massagegriff benötigen, um Schmerzen oder Verspannungen zu lösen, wenn kein Masseur in greifbarer Nähe ist. Angenommen, Sie sind zu Hause und bekommen Kopfschmerzen oder fühlen eine schmerzhafte Schulterverspannung. In solchen Situationen ist es gut zu wissen, dass Sie sich auch selbst eine Massage geben können, um das Problem zu beheben.

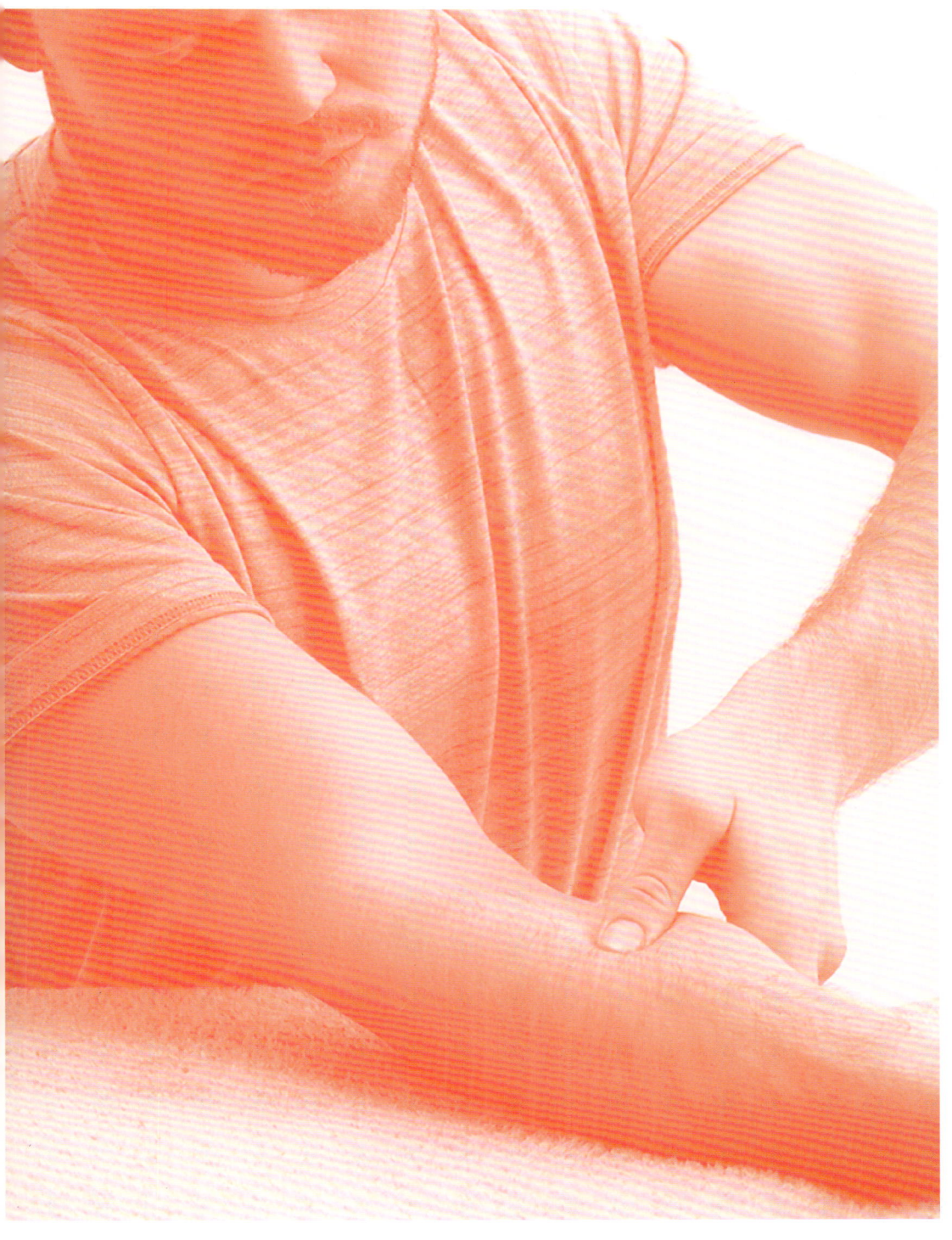

SCHLÄFEN UND KIEFER

Die Schläfen und der Kiefer sind häufig allgemeine Ursache für Verspannung. Die Schritte 1 bis 3 auf dieser Seite können oft erfolgreich von Kopfschmerzen befreien und zusammen mit den Schritten 4 bis 6 ausgeführt werden, um eine Verspannung im Kiefer zu lockern. Diese Massagen werden am besten aufrecht sitzend auf einem Stuhl durchgeführt.

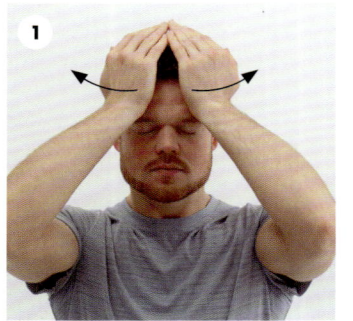 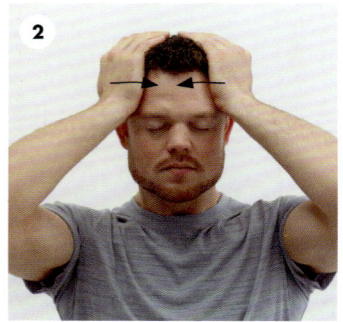

Druck

1, 2 *Legen Sie beide Handballen in die Mitte der Stirn und ziehen Sie sie nach außen in Richtung der Schläfen. Nutzen Sie Ihre Handballen, um Druck auf die Schläfen auszuüben.*

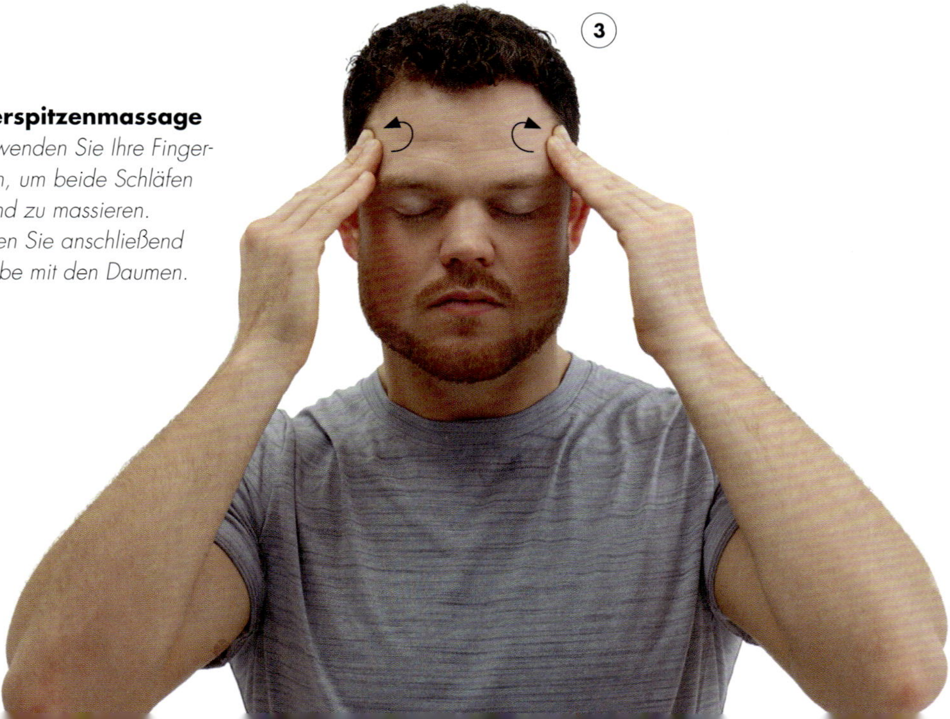

Fingerspitzenmassage

3 *Verwenden Sie Ihre Fingerspitzen, um beide Schläfen kreisend zu massieren. Machen Sie anschließend dasselbe mit den Daumen.*

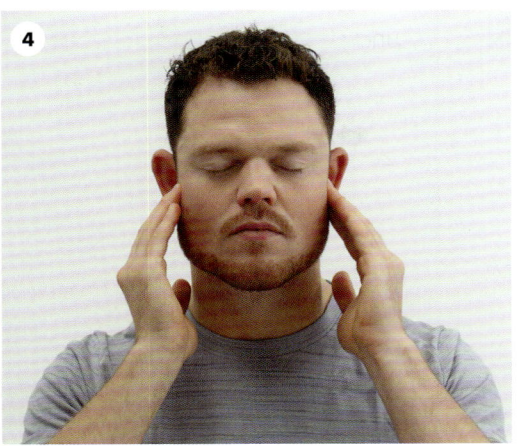

Die Massage durch eine andere Person hat viele Vorteile gegenüber der Selbstmassage, aber wenn Sie sich selbst massieren, haben Sie die volle Kontrolle über den Druck und die Dauer des Griffs. Sie erkennen sofort, ob der Kontakt die gewünschte Wirkung hat und können die Massage nach Bedarf fortsetzen oder beenden.

Unter den Wangenknochen

4 *Legen Sie Ihre Finger auf den oberen Teil des Kiefers unter den Wangenknochen.*

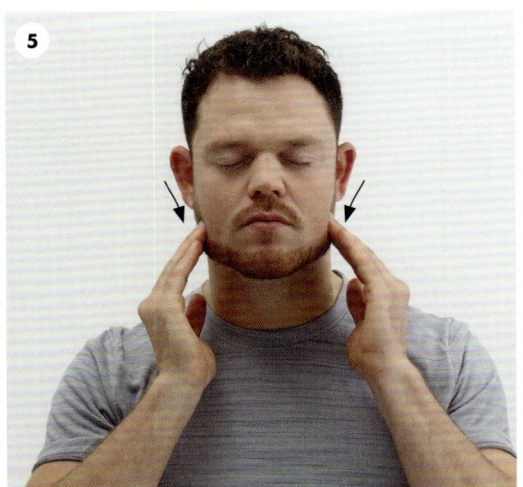

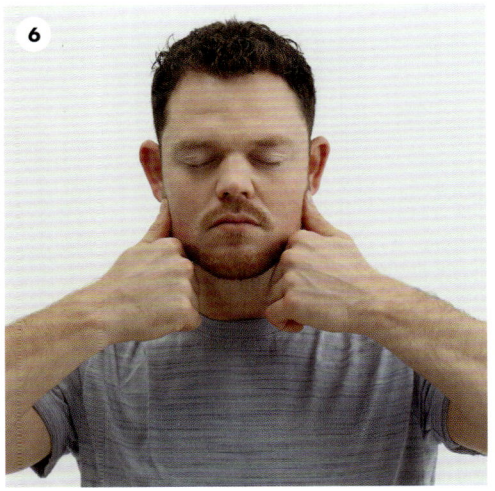

Nach unten gleiten

5 *Gleiten Sie mit Ihren Finger unter mittlerem Druck nach unten bis zum Kiefergelenk.*

Kreisender Druck

6 *Machen Sie mit Ihren Daumen kreisende Bewegungen, um Druck unter den Wangenknochen anzuwenden.*

NACKEN UND SCHULTERN
Die Muskeln des Nackens und der Schultern können aufgrund ungewohnter Belastung verspannen und schmerzen, unter anderem durch schweres Heben und Tragen oder durch sportliche Aktivitäten. Massage kann in beiden Fällen Erleichterung verschaffen. Setzen Sie sich für diese Massagen aufrecht auf einen Stuhl.

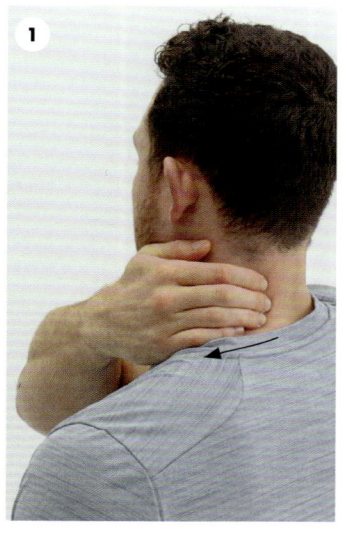
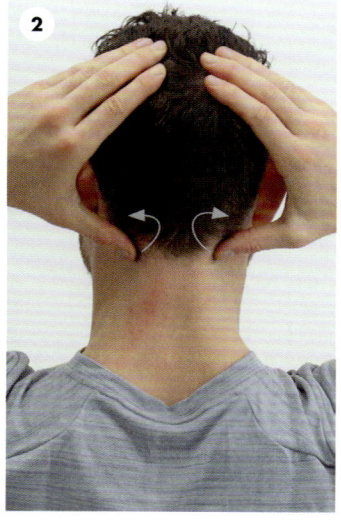
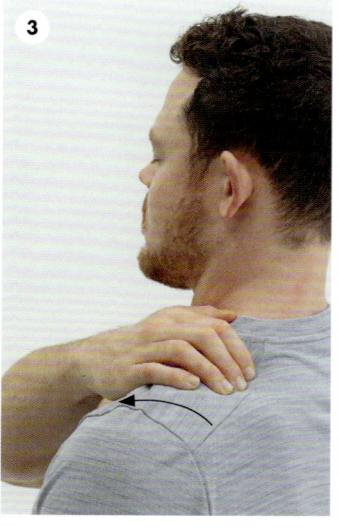

Nackenzüge
1 *Kreuzen Sie Ihre Arme über dem Körper und legen Sie Ihre Finger seitlich neben die Wirbelsäule. Ziehen Sie das Gewebe mit den Fingern zur Vorderseite des Halses. Wiederholen Sie dies für die andere Seite.*

Daumenkreisen
2 *Legen Sie Ihre Daumen an die Schädelbasis und machen Sie kreisende Bewegungen.*

Schulterzüge
3 *Kreuzen Sie die Arme über Ihrem Körper. Fassen Sie mit der Hand Ihre Schulter und ziehen Sie den Muskel nach vorn. Wiederholen Sie dies für die andere Seite.*

Die Selbstmassage kann nicht nur spezielle Schmerzen in den erreichbaren Regionen lindern, sondern auch die Möglichkeit zur mentalen Entspannung in Ihrem vielbeschäftigten und möglicherweise stressigen Tagesablauf bieten. Wenn Sie sich die Zeit nehmen, verspannte Muskeln zu behandeln, können Sie sich auf die Gefühle im Hier und Jetzt konzentrieren und aufhören, an Sorgen und Ängste zu denken. Egal welchen Körperteil Sie behandeln, Sie werden auch psychologische Vorteile erkennen.

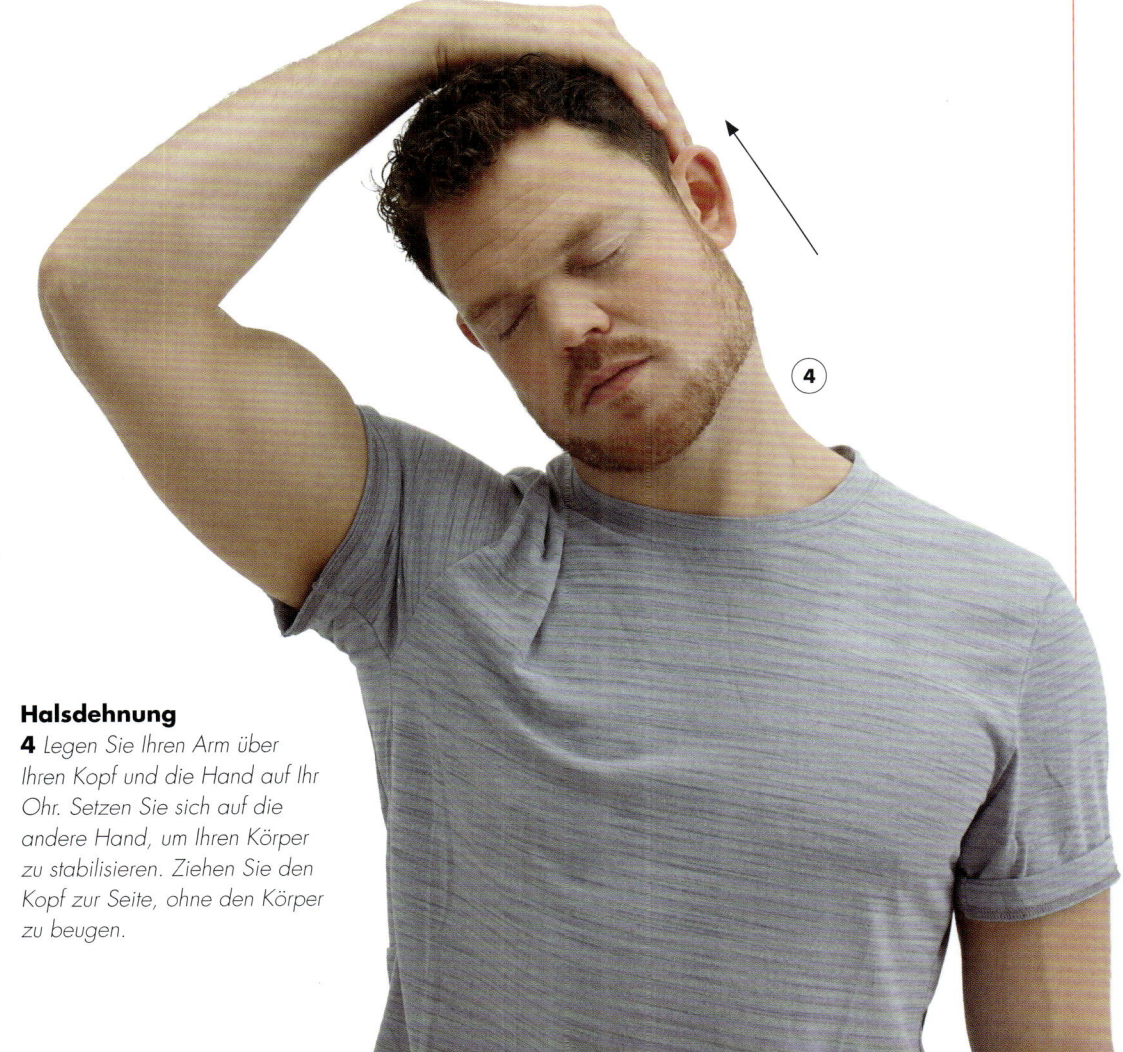

Halsdehnung

4 *Legen Sie Ihren Arm über Ihren Kopf und die Hand auf Ihr Ohr. Setzen Sie sich auf die andere Hand, um Ihren Körper zu stabilisieren. Ziehen Sie den Kopf zur Seite, ohne den Körper zu beugen.*

HÄNDE UND UNTERARME

Menschen, die in einem Büro oder in einer Fabrik arbeiten, wo wiederholte Bewegungen ein Belastungsrisiko darstellen, das im Extremfall bis zur Unbeweglichkeit führt, haben immer mehr Probleme mit Muskelverspannungen, die sich auf Hände und Arme auswirken. Wenden Sie diese Technik an, um eine Ermüdung und Steifheit Ihrer Muskeln aufzulösen, wann immer Sie dies für erforderlich halten.

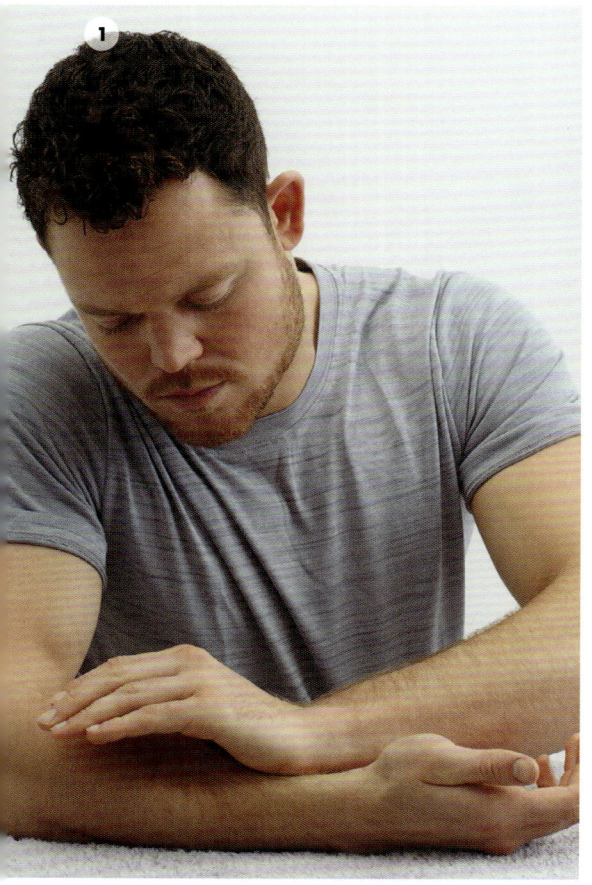

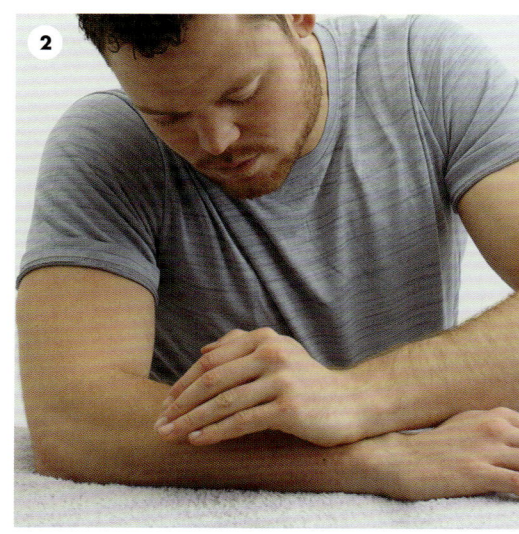

Kompression des Innenarms

1 *Legen Sie Ihren Arm mit der Handfläche nach oben auf eine Stütze, und wenden Sie mit dem Ballen der anderen Hand Druck vom Handgelenk bis zum Ellbogen an.*

Kompression des Außenarms

2 *Drehen Sie die Handinnenfläche nach außen und wiederholen Sie die Übung, wobei Sie Druck oben am Arm anwenden. Wiederholen Sie die Schritte 1 bis 2 am anderen Arm.*

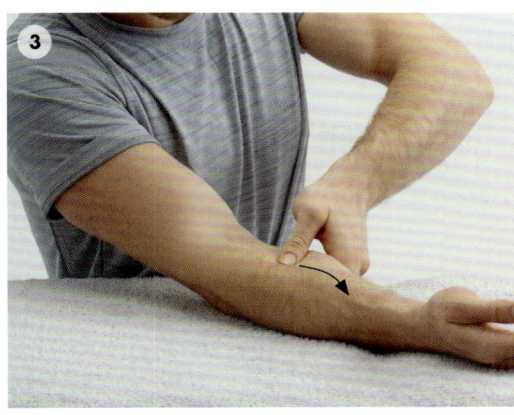 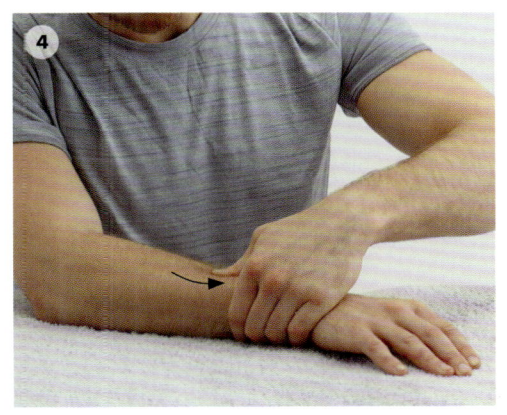

Daumendruck – innerer Arm

3 *Wenden Sie mit der Handfläche nach oben kreisenden Druck mit Ihren Daumen an, von unmittelbar unterhalb des Ellbogens bis zum Handgelenk.*

Daumendruck – äußerer Arm

4 *Wenden Sie mit der Handfläche nach unten kreisenden Druck mit den Daumen an, vom Ellbogen bis nach ganz oben am Arm. Wiederholen Sie die Schritte 3 bis 4 am anderen Arm.*

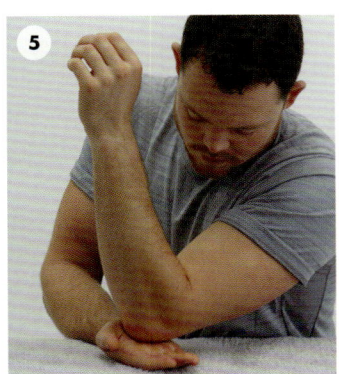 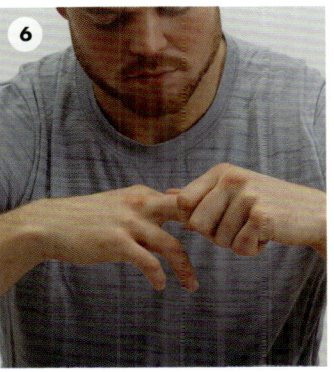 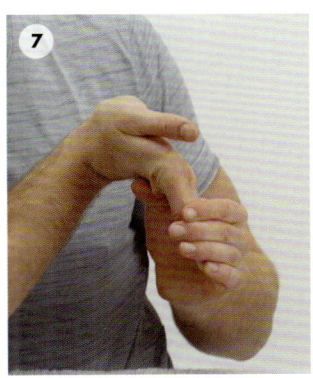

Druck auf die Handinnenfläche

5 *Üben Sie mit der Ellbogenspitze Druck in der Mitte der Handfläche der anderen Hand aus. Wiederholen Sie dies für die andere Hand.*

An den Fingern ziehen

6 *Ziehen Sie an jedem Finger beider Hände, aber nicht zu fest.*

Handgelenksdehnung

7 *Drücken Sie mit der Hand die Finger der anderen Hand nach hinten, um die Knöchel am Handgelenk zu dehnen. Halten Sie diese Position, während Sie bis drei zählen. Wiederholen Sie dies für die andere Hand.*

WADE UND FUSS

Wenden Sie die hier beschriebenen Techniken an, um Müdigkeit und Belastung entgegenzuwirken, die durch ungewohnte Bewegung unterschiedlichster Art entstehen können. Für diejenigen, die häufig lange stehen müssen, können insbesondere die Füße von einer regelmäßigen Selbstmassage profitieren. Um die auf diesen Seiten beschriebenen Massagen auszuüben, setzen Sie sich auf einen geraden Stuhl.

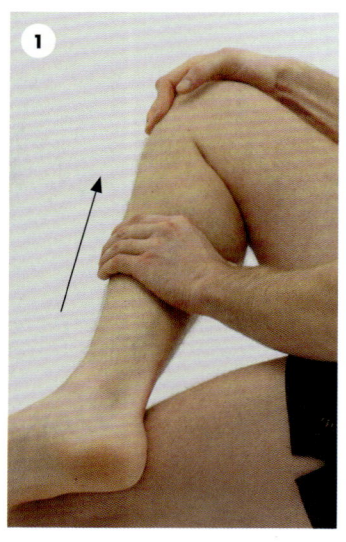 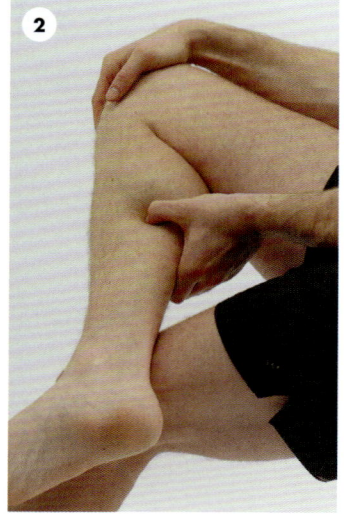 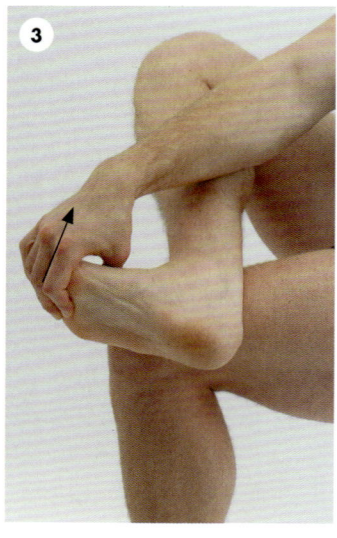

Wadendruck

1 *Legen Sie ein Bein über das andere, wobei der Knöchel auf dem Oberschenkel liegt. Umgreifen Sie die Wade mit ihrer Hand und üben Sie Druck auf das Gewebe zwischen Ihrem Daumen und den Fingern aus. Gleiten Sie vom Knöchel nach oben bis unterhalb des Knies.*

Wadenpressen

2 *Pressen Sie den Muskel zwischen Ihrem Daumen und den Fingern und arbeiten Sie sich hoch bis zum Knie.*

Wadendehnungen

3 *Ziehen Sie den Fußballen sanft nach oben, um den Wadenmuskel zu dehnen. Wiederholen Sie die Schritte 1 bis 3 am anderen Bein.*

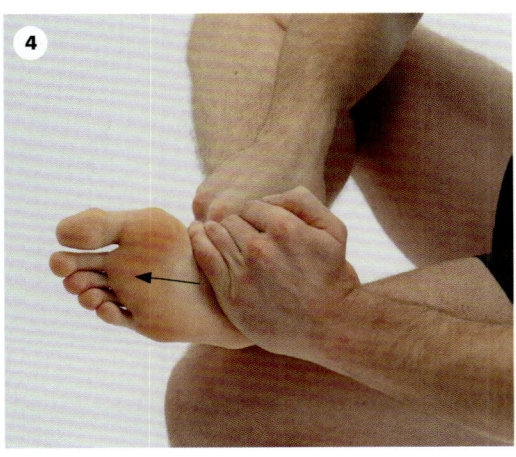 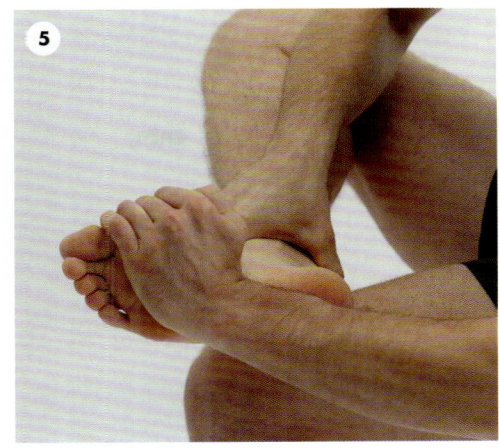

Handballendruck

4, 5 *Setzen Sie sich und legen Sie einen Fuß auf den anderen Oberschenkel.*
Stützen Sie den Knöchel mit einer Hand ab, üben Sie mit dem Handballen Druck
entlang der Sohle des Fußes von der Ferse bis zum Fußballen aus.

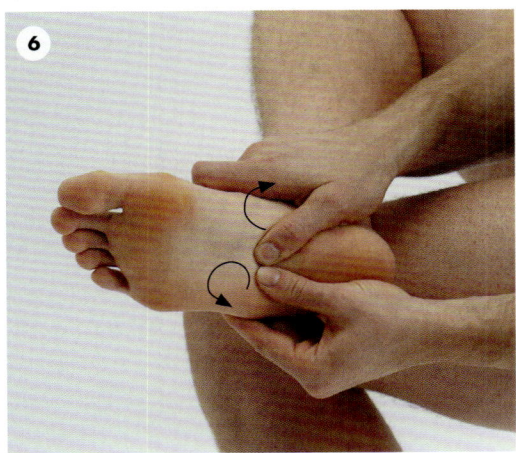 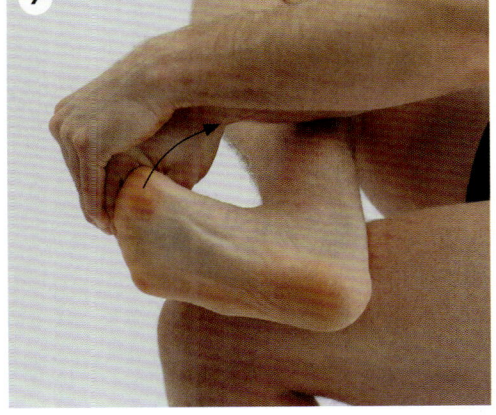

Daumendruck

6 *Wenden Sie mit beiden Daumen in kreisenden*
Bewegungen Druck auf die Fußsohle an.

Fußdehnung

7 *Greifen Sie die Zehen und ziehen Sie sie nach*
oben, um die Unterseite des Fußes zu dehnen.
Wiederholen Sie die Schritte 4 bis 7 am anderen
Fuß.

Weitere Schritte

Sie haben jetzt die wichtigsten Fertigkeiten der Massage erlernt. Vielleicht wollen Sie aber noch mehr wissen. Es gibt verschiedene Richtungen, in die Sie gehen könnten.

Massagekurse

Für die meisten Menschen ist der nächste Schritt, sich bei offiziellen Massagekursen anzumelden. Weitere Informationen über Schulungsorganisationen finden Sie im Ressourcen-Abschnitt. In diesen Kursen lernen Sie, Ihre Fertigkeiten zu verbessern und in einem professionelleren Kontext zu arbeiten. Außerdem lernen Sie mehr über die therapeutischen Aspekte der Massage und erhalten umfangreiches Hintergrundwissen über die menschliche Anatomie und Physiologie. Sie sollten sicherstellen, dass die angebotenen Zertifikate Ihren beruflichen Perspektiven entsprechen.

Weitere ergänzende Therapien

Ihr Interesse an Massage kann Sie zu ergänzenden Therapien weiterführen. Dies könnte beispielsweise die Aromatherapie sein (das Wissen über die Wirkung und den Einsatz ätherischer Öle) oder die Fußreflexzonentherapie. Auch Kenntnisse aus anderen Kulturen können Ihre Erfahrung erweitern. Beispiele dafür sind etwa Shiatsu, die indische Kopfmassage oder die hawaiianische Lomi-Lomi-Massage.

Sportmassage

Viele Masseure spezialisieren sich auf die Vorbeugung und Heilung von Sportverletzungen. Dafür sind umfangreiche Zusatzschulungen erforderlich. Dort lernen Sie, wie Sie Verletzungen behandeln und die Rehabilitation verbessern. Außerdem müssen Sie zusätzliche Massagetechniken erlernen.

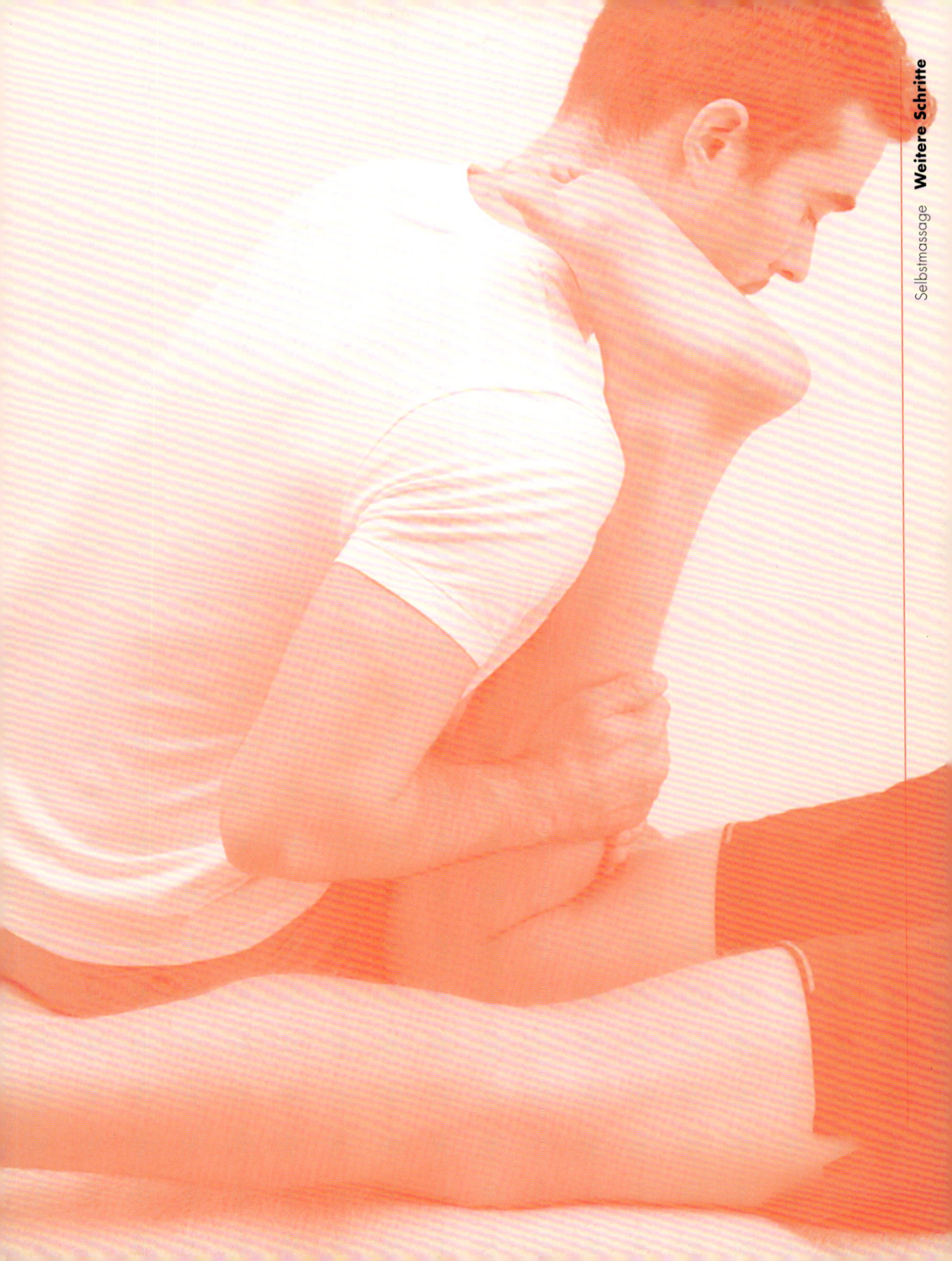

GLOSSAR

Akupressur Altes chinesisches Verfahren, bei dem durch Druck mit einem Daumen, Finger oder anderem Körperteil der Energiefluss durch den Körper stimuliert wird.

Anma Die traditionelle Form der chinesischen Massage, von der sich das Shiatsu ableitet.

Aromatherapie Einsatz von ätherischen Pflanzenölen, um körperliche und psychologische Vorteile zu erzielen.

Ätherisches Öl Hochkonzentriertes Duftöl, das aus verschiedenen Pflanzen und Blumen gewonnen und in der Aromatherapie eingesetzt wird. Solche Öle können einem Trägeröl als Gleitmittel für die Massage hinzugefügt werden.

Austastung Die Bewertung von Körpergewebe, hauptsächlich Muskeln, durch Berührung, um ihren Zustand zu beurteilen und eine geeignete Behandlung festlegen zu können.

Ayurvedische Medizin 3000 Jahre altes indisches Heilsystem, das auf den im alten Sanskrit-Text, dem Ayurveda, beschriebenen Ideen basiert. Dabei werden pflanzliche Medikamente und spezielle Ernährungsformen angewendet, um Krankheiten zu behandeln und die Gesundheit zu fördern.

Effleurage Ein streichender Massagegriff, der häufig zu Beginn und zum Ende einer Massagesitzung angewendet wird. Effleurage fördert die Entspannung.

Erdung Der anfängliche statische Kontakt, um den Patienten an die Berührung des Masseurs zu gewöhnen.

Friktion Massagegriffe, bei denen Körperbereiche fest gerieben werden, um versteifte Muskeln zu lockern.

Fußreflexzonentherapie Eine komplementäre Therapie, die auf der Idee basiert, dass Teile des Fußes mit bestimmten Körpersystemen zusammenhängen. In der Reflexologie sollen die Massage und Manipulation bestimmter Regionen des Fußes auf die Funktion des zugehörigen Körpersystems oder Organs einwirken.

Gleitmittel Eine Substanz, häufig ein Öl oder eine Creme, die bei der Massage eingesetzt wird, damit die Hand des Masseurs glatt über die Haut des Patienten gleiten kann.

Indische Kopfmassage Eine Massageform, bei der verschiedene Reibegriffe angewendet werden, häufig mit Duftölen.

Klopfen Energische Griffe, bei denen rasch mit verschiedenen Teilen der Hand aufgeschlagen wird.

Kompression Ein Massagegriff, bei dem Druck auf Muskeln ausgeübt wird. Kompression hilft, Muskeln weich und lang zu machen und stimuliert den Blutfluss in die Region.

Lymphdrainage Eine spezielle Massageform, die darauf abzielt, den Lymphefluss durch das Lymphsystem zu fördern.

Meridiane Die Kanäle im Körper, durch die nach der chinesischen Medizin die Lebensenergie – das Chi – fließt. Shiatsu und Akupressur wirken auf diese Kanäle ein, um das Wohlbefinden zu fördern.

Milchsäure Ein Nebenprodukt der Muskelaktivität, das entsteht, wenn die Sauerstoffvorräte geleert werden. Es kann Schmerzen und verhärtete Muskeln verursachen. Therapeuten sind davon überzeugt, dass die Massage dazu beitragen kann, überschüssige Milchsäure aus den Muskeln abzutransportieren.

Ödeme Eine Ansammlung von Flüssigkeit in Körpergewebe, die häufig durch einen schlechten Kreislauf entsteht.

Petrissage Eine Gruppe von Griffen mit mittlerem Druck, die verwendet werden, um die Muskelfasern zu dehnen und den Kreislauf zu verbessern.

Schwedische Massage Ein Begriff, mit dem häufig das Massagesystem beschrieben wird, von dem man annimmt, es wurde vom schwedischen Therapeuten Per Henrik Ling entwickelt. Heute wird diese Form der Massage allgemein als klassische Massage bezeichnet.

Shiatsu Ein Massagesystem, das sich aus dem alten chinesischen Anma ableitet, das einen Druck auf bestimmte Punkte des Körpers ausübt, die sogenannten Tsubos, um den Fluss der Lebensenergie zu fördern.

Tapotement (Klopfmassage) Ein anderer Begriff für klopfende Griffe.

Trägeröl Ein neutrales Öl, wie beispielsweise Sonnenblumenöl, das als Basisöl dient, und dem ätherische Öle hinzugefügt werden können.

Vibration Eine Technik, bei der Muskelregionen sanft, aber schnell bewegt werden, um einen stimulierenden oder entspannenden Effekt zu erzielen.

REGISTER

A

Abdomen siehe Bauch
Abschließen der Sitzung 80-81, 110
Abschlusstechniken 110
Achillessehne 120, 123
Adrenalin 46
Allergien 84, 85
anfängliche Unterhaltung 74-75
Anheben und pressen
   Arm 153
   einhändig 102-103
   Nacken 134, 172
   Oberschenkel 124, 156
   Wade 121
   zweihändig 101, 121
Arme 193-194, 201
   Selbstmassage 210-11
   Unterarm 150-151, 177, 210-211
Aromatherapie 84, 88, 214
   siehe auch Öle
Arterien 40, 41
Arthritis 35, 148, 176
ätherische Öle siehe Öle
Atmen 48-9, 57
Atmungssystem 48-49
Augenbrauen 141
Ausdauer 58-59
Ayurvedische Medizin 12-13

B

Badezimmer 64-65, 69, 76
Bauch 73, 154-155

Bein
   ganzes Bein 126-127, 186-187, 198
   Krampfadern 42, 73
   siehe auch Wade; Oberschenkel
Beleuchtung 66
Benzoeöl 90
Bizepsmuskel 152
Blutkörperchen 42, 43, 33
Blutfluss 26, 30, 33, 40, 42, 43
Blutdruck 22, 42, 43
Blutgefäße 29, 36, 37, 134
Brust 144-147, 192-193, 200
Brustbein 132
Buddhismus 92

C

Clavicula 132
Checkliste für die Vorbereitung 53

D

Daumendruck 103
   Achillessehne 123
   Arm 151, 153, 195, 201, 211
   Augenbrauen 141
   Füße 162, 179, 213,
   Hände 148, 176
   Knie 158, 202, 203
   Nacken 134, 172, 208
   Rücken 129, 191
   Schläfen 141
   Schultern 133
   Wade 121, 123, 159, 188, 197, 199, 203

Dermis 36, 37
Diät 58
Druck 18, 33, 78-79, 95, 199, 212
Druck auf das dritte Auge 142, 169, 171
Duft 66

E

Effleurage 95, 96-97, 110
   Abschluss 110
   Arm 150, 152, 193–194, 201
   Bauch 154
   Brust 192, 200
   doppelhändig 196
   Füße 161, 178
   ganzes Bein 127, 186, 198, 202
   Gesicht 143
   Hand wechseln 187, 196
   Handfläche 148
   Kiefer 171
   Knie 158
   Oberschenkel 124, 156
   Rücken 128, 174, 190, 199
   Schultern 132
   Wade 121, 159, 196, 199, 203
   zweihändig 186, 194
Einrichtung des Umfelds 72
Ellbogen 35
Empfehlung für nach der Massage 81
Endorphine 46
Entkleiden 65, 74, 76-77
Epidermis 36, 37
erdende Berührung 57, 119, 139

Erklärung des Verfahrens 74-75

F

Fasern 34, 158
Faustdruck 133
Fibula 158
Finger 35, 60
Fingerdruck 145,
Fingerklopfen 136
Fingernagel 63
Fingerzug 149, 177, 211
Fingerspitzendruck 200
Fitness 58-59
Flüssigkeitsstau 44
Fokus 54, 55, 56, 92-93
Füße 160-163, 178-181, 214
   Selbstmassage 212-213
Fußzug 163
Fußdrehungen 180

G

Gastrocnemius 120
Gate-Control-Theorie 27
Gehirn 46, 88
Gelenke 30, 33, 34-35
Gelenkmobilisierung 30, 34, 109, 197
Geschichte 12-18
Gesundheit 22, 58–59, 114
Geranienöl 90
Gesicht 71, 140–143, 166–171
Gewebereparatur 43
Glätten 140, 170

gleitend pressen 151
Grapefruitöl 91

H

Hacken 104-105
   ganzes Bein 126
   Oberschenkel 189, 197
   Rücken 131, 191
   Schultern 175
Haare 62
Haare reiben 167
Haargriffe 137, 168
Haltung 60-61
Hämoglobin 42
Hämmern 106, 126, 175, 189
Hände 60, 63
   Fingernägel 63
   trockene Hände 63, 176
Handgelenk 35, 149, 176-177, 211
Handmassage 148-149, 176-177
Handballendruck 125, 162, 213
   Selbstmassage 210-11
Handballendruck 175, 177, 187, 211
Handtücher 65, 68, 69, 70, 72, 76–77, 80,
   110, 138
Haut 26, 36-39, 46, 96
   Erkrankungen 73
   trockene Hände 63, 176
Hormone 26, 46
Hüfte 35
Hüftmobilisierung 197
Hypodermis 36, 37

I

Indische Kopfmassage 13,167, 214
Infektionen 39, 44, 73
Ingweröl 90
Intention 55, 92
interkostale Muskeln 48, 154, 155

J

Jasminöl 167
Jojoba 87

K

Kämmen 135, 166
Kapillargefäße 40, 41
Kellogg, John Harvey 16
Kiefer 143, 171
   Selbstmassage 206-7
klassische Massage 16, 17, 18
Kleidung 62
klopfende Griffe 104-107, 116
Kompression 194,198, 201, 210
Kneten 98–9
   Bauch 155
   Rücken 130
   Wade 122
Knie 158-159, 203
Knochen 28, 30-1
Knochenmark 30
Knorpel 34
Knoten 185
Knöchel 35, 160-163
Kontinuität 94, 139

Kopfhaut 134-137, 166–171
Kopfhautzupfen 136
Kopfmassage 71
   Indisch 13, 167, 214
   Kopfhaut 134-137, 166–171
Kopfschmerzen 140
körperliche Fitness 58-59
körperliche Vorbereitung 60-61
Krampfadern 42, 73
Krankheiten 72, 73
Krebs 44, 73
kreisender Druck 145, 151, 154, 170, 171
Kreislaufsystem 24, 40-43, 48
kreuz und quer Reiben 188, 191,196
Kugelpfannengelenke 34, 35

L

Lavendelöl 66, 91
Ling, Per Henrik 16
Loslassen 55
Lunge 48-49
Lymphgefäßsystem 33, 40-43, 44–45, 96

M

Massageraum 64-67, 72
Massageliege 64, 64, 68, 77
Meditation 9, 56
Menstruation 73
mentale Vorbereitung 54-57
Meridiane 12
Mezger, Johann Georg 16, 17, 18
Milchsäure 33

Mobilitätsprobleme 71, 77
Musik 67
Muskelknoten 185
Muskeln 24, 28-29, 31, 32-33
   Bauch 154
   Bein 120, 124
   Bizeps 152
   Gastrocnemius 120
   interkostal 48, 154, 155
   Narbengewebe 32, 185
   Quadrizeps 28, 189
   rückseitige Oberschenkelmuskulatur 124
   Trapezius 132, 134, 173
   Trizeps 152
   unwillkürlich 29

N

Nacker 32, 35, 714, 144-147
   Rückseite 134-137, 172-175, 200, 208–209
   Selbstmassage 24, 208-209
Nackerdehnung 147, 209
Nägel 63
Nebenhöhlenverstopfung 140
Nervensystem 46-47, 48

O

Oberarm 152-153, 173
Oberschenkel 125, 157, 188, 197, 199, 202

Oberschenkel
    Rückseite 124-5, 188, 199
    Vorderseite 156-157
Oberschenkelknochen 158
Ödeme 44
Öle 26, 27, 38, 74, 84-91
    Allergien 84, 85
    ätherische Öle 13, 66, 88–91, 167, 214
    Epikutantest 85
    Gleitende Öle 84-87
    Trägeröl 13, 84, 88, 91
    trockene Hände 176
Olivenöl 87
Orangenblütenöl 91, 167
Oxytocin 46

P
Palmarosaöl 91
persönliche Hygiene 62-63
Petrissage 98-103
Privatsphäre 65, 69, 74, 76-77, 138

Q
Quadrizepsmuskeln 28, 189

R
Raum 64-67, 72
Reflexologie 13, 214
Regentropfen-Technik 104
Rhythmus 94
Richtung 95
Rippen 48, 128, 154

Römisches Kamillenöl 91
Rücken 128-131, 174, 190-191, 199
rückseitige Oberschenkelmuskulatur 124

S
Sandelholzöl 91
Sauberkeit 62-63, 68
Sauerstoff 33, 40, 42, 43, 48
Schamponieren 136, 167
Schläfen 141, 170
    Selbstmassage 204-213
Schlüsselbein 132
Schmerzlinderung 27, 34
schreitende Haltung 61
Schröpfen 107, 131, 191
Schulterblatt 132
Schulterblattanhebung 133
Schultern 32, 132-133, 172-173
    Selbstmassage 208-9
Schwangerschaft 73, 88
Schwedische Massage 16
Schweiß 36, 37, 38
Seitenstand 61
sich zentrieren 56-57, 72
Sicherheit 39, 43, 44, 52, 72-73, 88
Sehnen 28, 158
Shiatsu 12, 18, 108, 214
Sitzen 71
Sonnenblumenöl 84, 86
Sport 52, 214
Sportmassage 18, 24, 25, 32

Massage nach einem Wettkampf 25, 184, 198–203

Massage vor einem Wettkampf 25, 184, 186–197

Muskeknoten 185

Sport 214

Stärke 58-59

statischer Druck 108-109

stehende Haltung 60-61

Sternum 132

Stuhl 71

Sport 58-59

Süßmandelöl 87

Synovialflüssigkeit 30, 34, 35

T

Tai Chi 59

Talg 38, 96

Talgdrüsen 36, 37, 38

Temperatur 64, 84

Tibia 158

Timing 116

Toilette 64-65, 76

Toxine 29, 33, 38, 96, 98

Trapezmuskeln 132, 134, 173

Traubenkernöl 86

Trizepsmuskel 152

U

Umgebung 64-67, 72

Umkleidebereich 65, 76-77

V

Venen 40, 41

Vertrauen 54, 72

verzögert auftretende Muskelschmerzen 32

Vibration 108, 131

vier Juwelen 92-94, 114

Visualisierung 57

W

Wade 120-123, 159, 188

Selbstmassage 212-213

Wadendehnung 180, 190, 199 203, 212

Waschraum 64-65, 69

Walken 100

Oberschenkel 125, 157

Rücken 129

Wade 122

Weihrauchöl 90

Wirbel 28, 134, 144

Wirbelsäule 46, 128, 132, 134

Y

Yoga 59

Z

Zehenzuge 163

Zuhören 74, 75

DANKSAGUNGEN

Der Herausgeber möchte für die folgenden Zustimmungen zur Veröffentlichung von dem Copyright unterliegendem Material danken:

Alamy/Historische Bildersammlung von Bildagentur-online: 17.

Bridgeman Images/Kuhn-Regnier, Joseph (1873-1940)/Private Collection/The Stapleton Collection: 11.

Getty/DEA/G. DAGLI ORTI/Beitrag: 14u; Werner Forman/Beitrag: 13; Dorling Kindersley: 12; Genevieve Naylor/Beitrag: 19; Julian Winslow: 67.

iStock/andresr: 55; KatarzynaBialasiewicz: 71lu; dcdebs: 69HG; deliormanli: 70o; dolgachov: 70u; imagestock: 85; jacoblund: 39; Lilkin: 68; najin: 95; nico_blue: 30u; OSTILL: 32T; pixdeluxe: 24o; robertprzybysz: 75; Squaredpixels: 38u; velllena: 83.

Shutterstock/Africa Studio: 66, 91l, 113; all_about_people: 6; Antonina Vlasova: 90R; BezierMagic: 56o, 88; Goran Bogicevic: 73; brovkin: 42o; Rommel Canlas: 18u; Chin Kit Sen: 60o; focal point: 27; goir: 69o; Hanzi-mor: 64; Image Point Fr: 24u; itor: 87ru; kazmulka: 91r; Elvira Koneva: 79; LAUDiseno: 4–5; lightwavemedia: 77, 81; Microgen: 185; NORUEN: 44, 52, 72; Hein Nouwens: 86l, 87o;

nuwatphoto: 71ru; ostill: 2, 8, 21, 32u, 42u, 51, 54u, 56u, 58, 71ro; picturepartners: 87lu; PPVector: 34o; puhha: 89; Robert Przybysz: 63; Giorgio Rossi: 18o; Benjavisa Ruangvaree: 92; Norjipin Saidi: 57o; Rostislav_Sedlacek: 23; sukiyaki: 9, 109l; Swapan Photography: 90l; Evgeniya Usynina: 28o; venimo: 36, 46, 48, 54o; Ivan Veselinovic: 30o; Vshivkova: 38o; wasanajai: 91m; wavebreakmedia: 22o, 25, 26–27, 53, 93; Mahathir Mohd Yasin: 86r.